北京妇产医院专家王琪

怀孕一天一读

王琪 主编

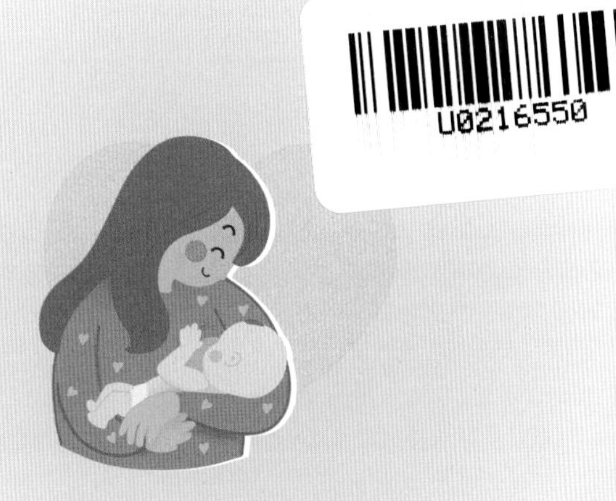

中国轻工业出版社

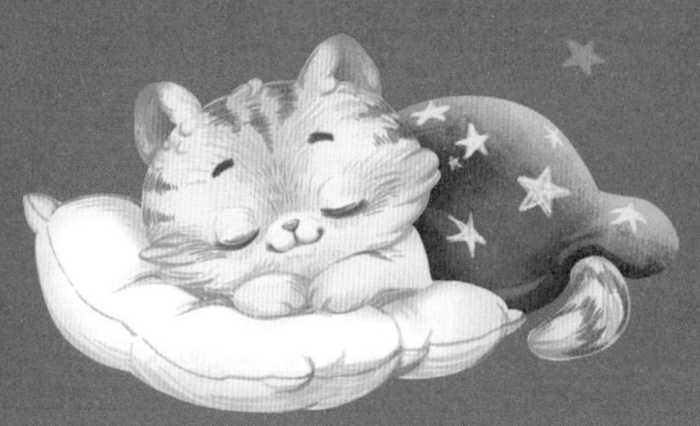

前言

怀着欣喜与期盼，一颗种子悄悄在妈妈的肚子里“发芽”，他（她）是浪漫与充满爱的二人世界里的新成员，是即将在爸爸、妈妈的期盼中来到这个家的“小豆丁”。

他（她）是怎样成长为一个小小的、有着爸爸妈妈眉眼痕迹的“小人儿”呢？在漫长而又短暂的十个月里，他（她）发生了怎样的变化，孕妈妈又要经历些什么，准爸爸要准备些什么呢？……所有的这些，准爸妈都想知道呀。

从备孕开始，到欣喜地发现他（她）“扎根”于妈妈的肚子里，然后慢慢成长，在家人真心的期盼中出生，每天增加一点点对他（她）的了解，最终成为宝宝和爸爸、妈妈之间最深的牵挂。

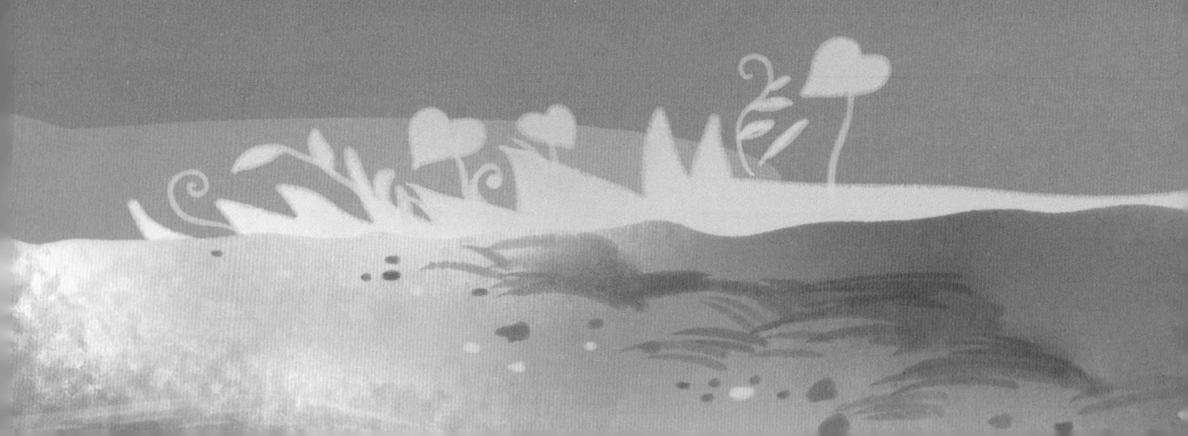

翻开这本书，就像陪伴着胎宝宝成长，陪着孕妈妈经历一次孕育的旅程，从字里行间感受孕妈准爸的辛苦和甜蜜，也陪着孕妈妈再次成长。

从年轻、独立的男性、女性，到成为一个“小人儿”真正的爸爸妈妈，组成一个充满更多爱的家，这也是人生的难忘旅程。孕育的过程也是一个将爱传递的过程，通过准爸爸的关心与体贴，通过孕妈妈的开怀、焦虑与平静，胎宝宝也在了解爸爸妈妈，每天一点点、一点点加深，最终成为在出生后完全信任并依赖爸爸妈妈的小宝贝，这就是爱的传递与成长。

每天读一点怀孕知识，让孕妈妈和胎宝宝每天彼此多了解一点，让这个甜蜜的小家充满更多的爱，让怀孕的旅程，成为真正的爱的成长过程。

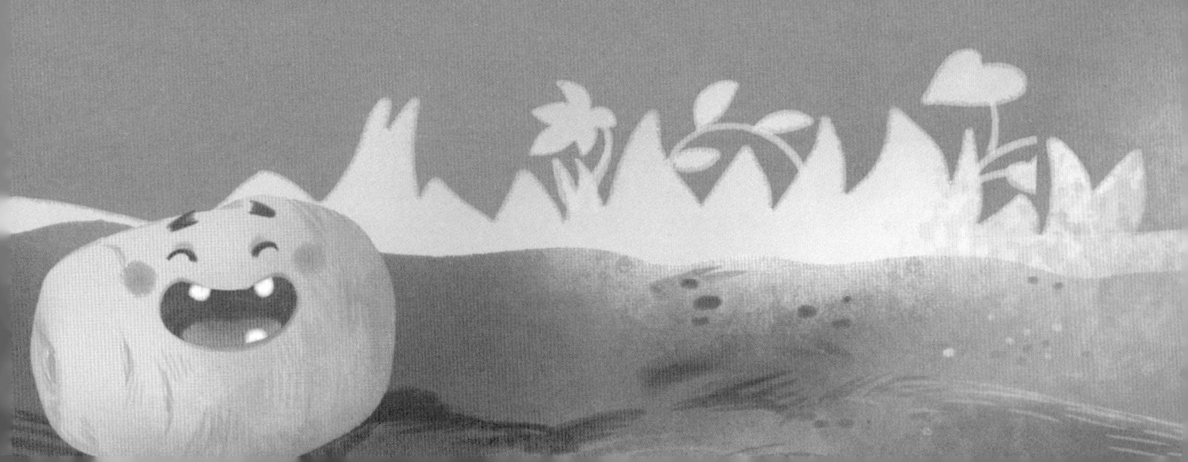

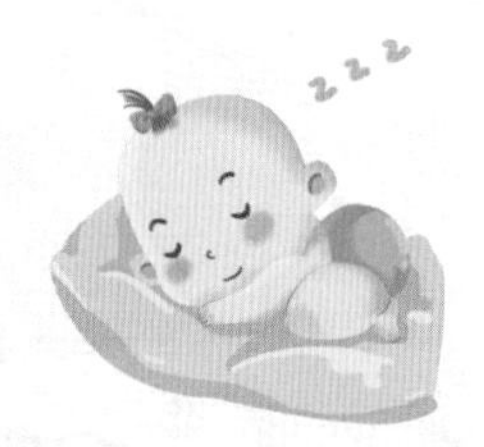

目录

孕1月（第1~4周）

孕2月（第5~8周）

第5周

第7周

第6周

第8周

孕3月（第9~12周）

第9周

第10周

第11周

第12周

孕4月（第13~16周）

第13周

第14周

第15周

第16周

孕5月（第17~20周）

第17周

第18周

第19周

第20周

孕6月（第21~24周）

第21周

第22周

第23周

第24周

第25周

第26周

第27周

第28周

孕8月（第29~32周）

第29周

第30周

第31周

第32周

孕9月（第33~36周）

第33周

第34周

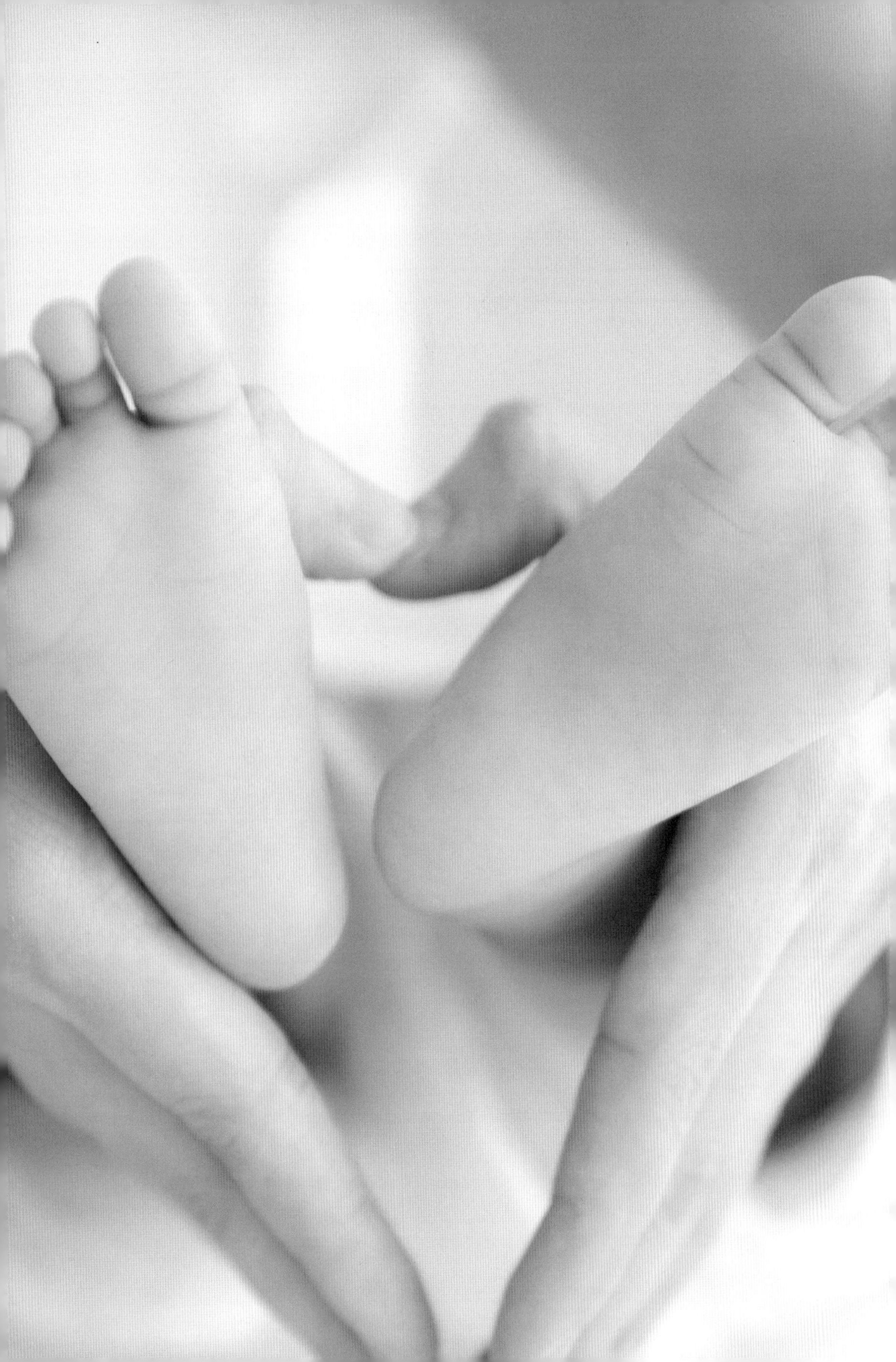

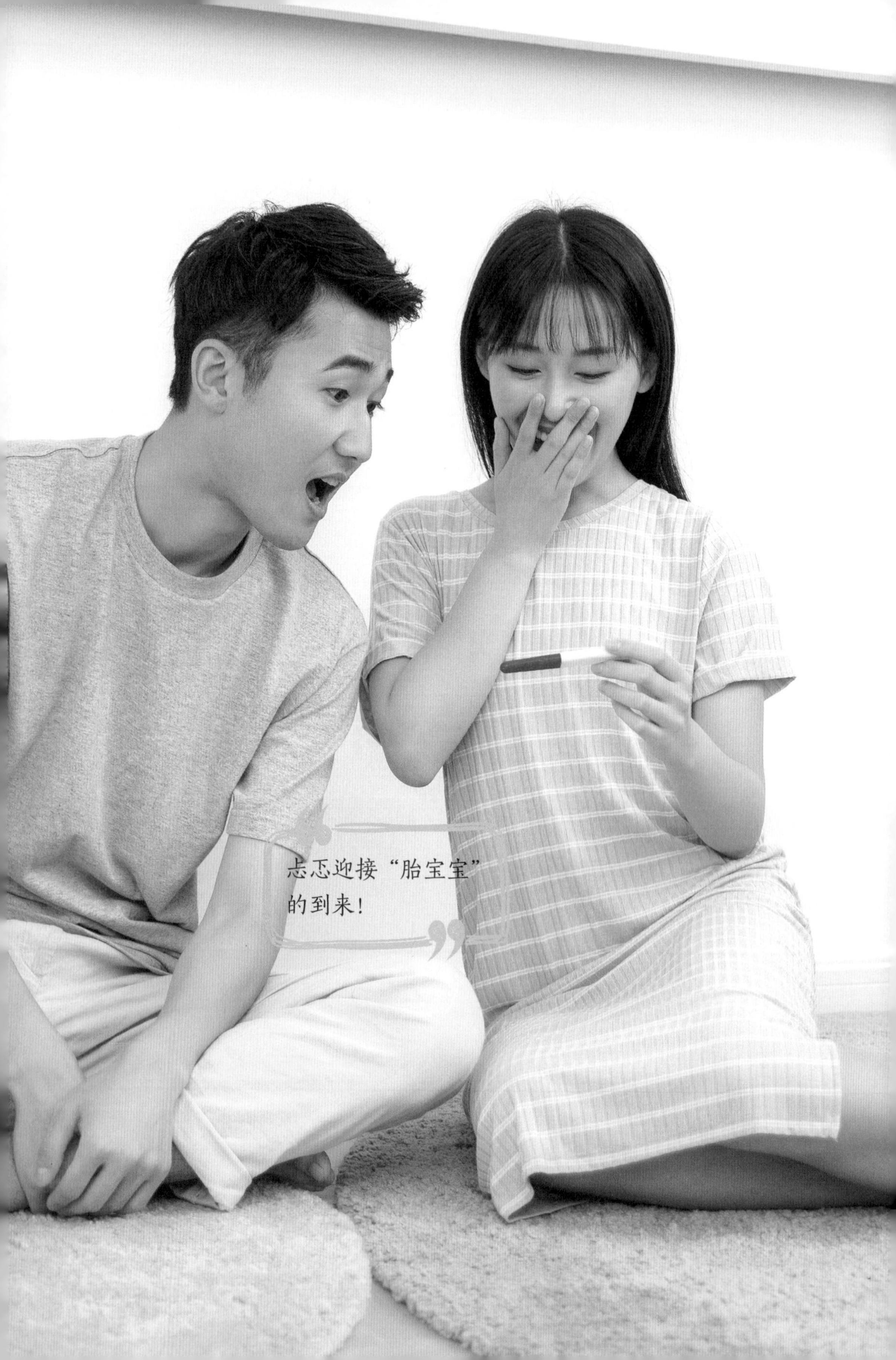
忐忑迎接“胎宝宝”
的到来！

孕1月（第1~4周）

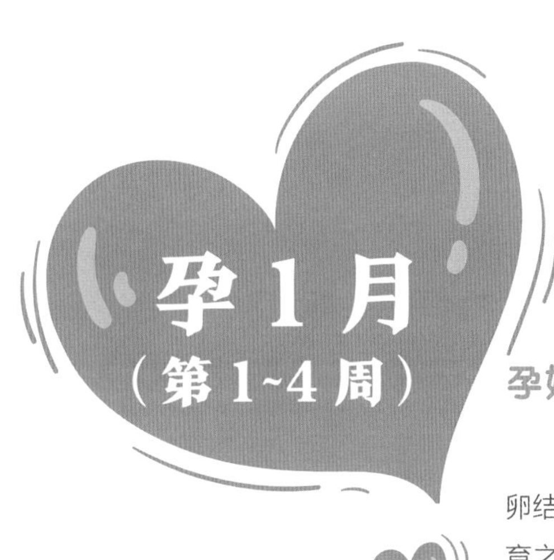

孕妈妈：生理变化不易察觉

孕1月，孕妈妈的身体经过“准备期”“受精卵结合”“胚泡着床”等一系列变化，正式开启孕育之旅。本月，孕妈妈身体发生的变化并不明显，不仔细体会不易察觉。子宫大小和怀孕前没有明显差别，子宫壁因受精卵着床而变得柔软并且稍微增厚。因为黄体激素的原因，孕妈妈会感觉乳房有些刺痛，少数孕妈妈会有类似感冒的症状。

胎宝宝：可爱的模样

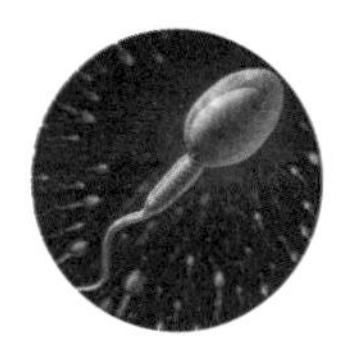

第1周

以卵子和精子的形式存在

本周的胎宝宝还没影儿呢，以卵子和精子的形式分别存在于夫妻双方的体内。本周末次月经结束后，备孕女性体内新的卵子逐步发育成熟，等待着孕育一个新的小生命。

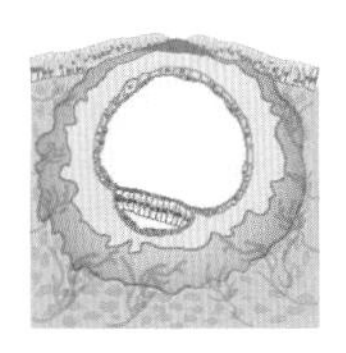

第2周

精子与卵子相遇

这一周，备孕女性体内发育成熟的卵子将从卵泡中排出，正等待着那个最努力的精子冲破重重障碍，与其结合形成受精卵。至此，一个小天使宣告“诞生”。

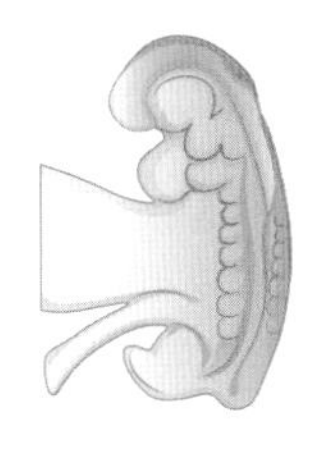

第3周

受精卵着床

受精卵经过不断分裂，形成一个球形细胞团（称为“胚泡”），游进孕妈妈的子宫腔，并与子宫内膜接触，埋在子宫内膜里，完成“着床”。

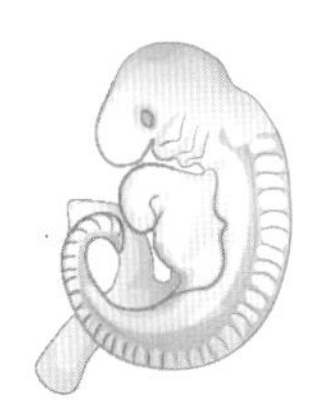

第4周

胚泡分化成胎盘和胎宝宝

胚泡已完成植入，绒毛膜形成，但这时的胚泡还没有胎宝宝的模样。未来几周，这个带着爸爸妈妈“基因密码”的胚泡将以惊人的速度分裂，逐步分化成不同的组织和器官。到本周末，胎盘逐渐形成。

第1周

第1-2天

做足准备再受孕

胎宝宝还没影儿呢，分别以卵子和精子的形式存在。

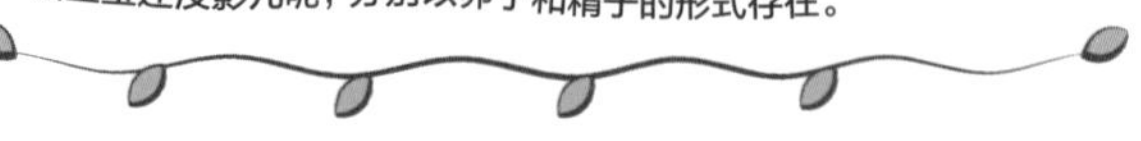

本周正处于末次月经期，距离真正的受孕还有一段时间，夫妻两人要抓住这宝贵的最后备孕时光，从身体、情绪、营养等多方面进行准备。

先调整状态，再迎接小生命

决定孕育小生命是重大的决定，备孕女性要积极同丈夫沟通，双方一起规划孕育大事，首先要调整各自的身体到健康状态，改掉不良的生活习惯，比如不按时吃饭、熬夜、吸烟、喝酒等。做到三餐按时，早睡早起，另外最好每天锻炼身体。

心情要放松，不能将“一定要怀上宝宝”当成任务，不给自己和丈夫增加不必要的精神负担。家中有宠物的最好先送走，避免宠物身体携带的病毒、寄生虫感染孕妈妈造成健康风险。如果备孕期间身体出现不适，要第一时间去医院检查，在医生的建议下决定是否继续备孕或确诊是否怀孕。营养方面也要保持均衡，荤素搭配、粗细搭配，不挑食、不偏食。

出现以下情况不宜盲目怀孕

1. 孕前曾接触过对人体有害的物质，比如有毒物质、化学制品、重金属污染物等。
2. 孕前曾吃过禁忌药品或长期服用避孕药超过半年。
3. 备孕期间长期吸烟或饮酒。
4. 没有做过孕前健康检查和遗传咨询。

以上情况处理不当，可能对怀孕造成较高的风险，一定要到医院寻求专业的指导，医生允许怀孕再决定要宝宝，切不可因为心急而盲目怀孕。

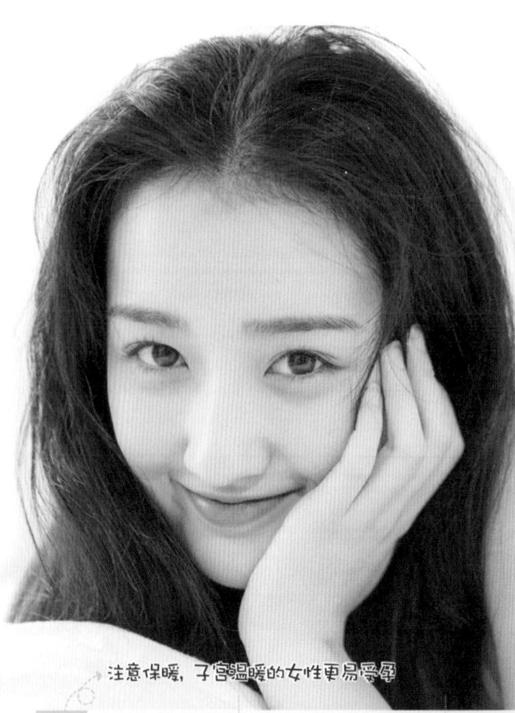

注意保暖，子宫温暖的女性更易受孕

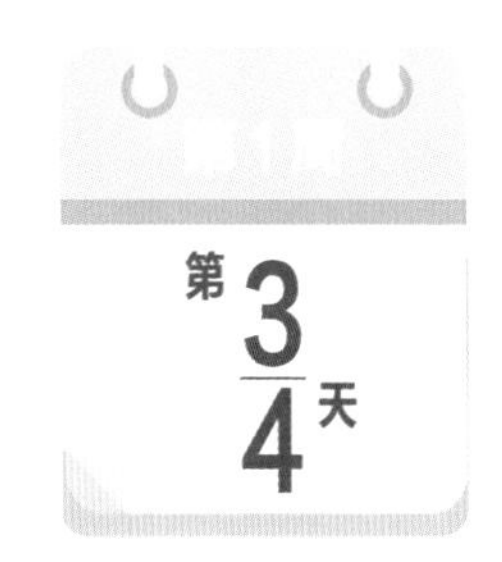

用心记录末次月经

备孕期间，女性应养成记录月经周期的好习惯。如果平时月经周期很有规律，突然出现了月经停止的情况，一定要重视起来，可能是怀上了宝宝哦。

记录末次月经，推算预产期

末次月经第1天是最重要的月经周期数据，是推算孕程的关键。从医学角度讲，从卵子遇到精子再到胎宝宝分娩，整个过程实际上是266天左右，但通常我们将整个孕程按照40周来计算，这便是从末次月经的第1天算起。

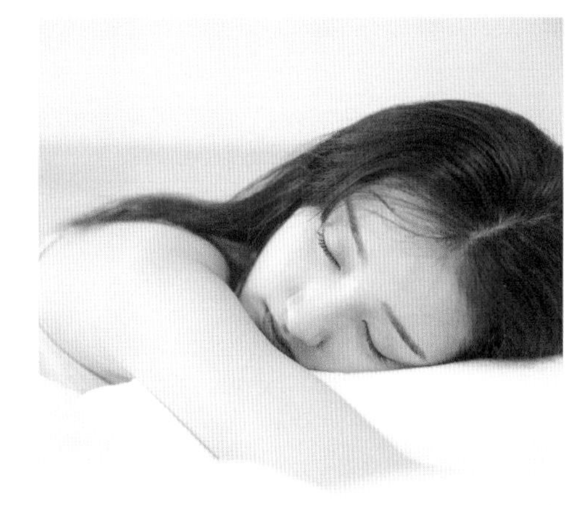

另外，预产期的推测也和末次月经息息相关。预产期的月份等于末次月经的月份加9，如果大于12，则减去12。预产期的日期等于末次月经日期加7，如果大于30则再减去30，但月份再加1。

忘了末次月经怎么办

很多备孕女性平时没有记录月经周期的习惯，可能记不清月经来的具体日期，如果真是这样也不需要担心，可以到医院请医生用B超来推算预产期。

做B超时，可以测得胎宝宝坐高、胎头双顶径及股骨长度的径线等数据，医生可根据这些数据估算出孕周，并推算出预产期。

本周仍处于备孕备育期，丈夫要注意营养的摄入。蛋白质有助于改善精子质量，对精子活力和数量都有很大的好处。锌，能提高精子质量和活力，有助于受孕。

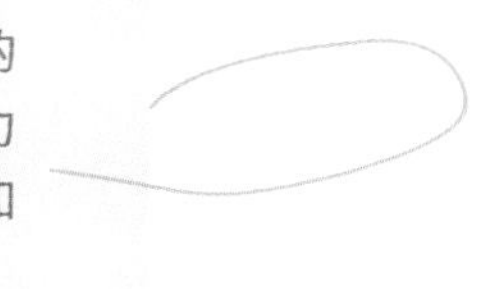

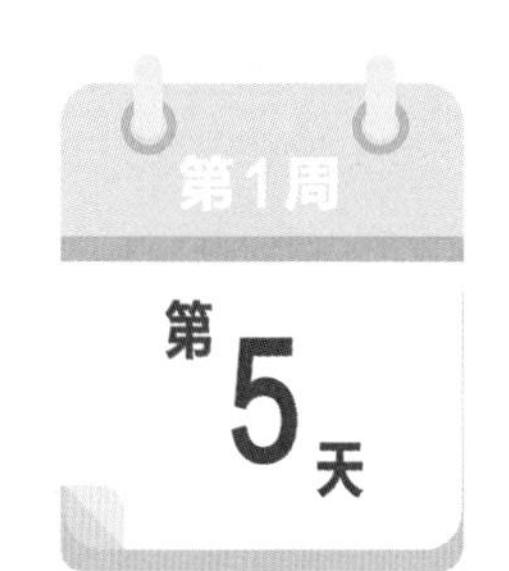

每天补充400微克叶酸

在备孕期和怀孕后，孕妈妈需补充适量叶酸，这样才能保证胎宝宝在进行器官分化、脑神经发育的关键时期获得足够的叶酸，预防畸形。

叶酸对胎宝宝发育的影响

叶酸是一种水溶性维生素，是胎宝宝生长发育过程中保证细胞正常生长、分裂必不可少的维生素。多种新生儿缺陷疾病的发生都与缺乏叶酸有关。

孕早期须重点补叶酸

很多孕妈妈都知道备孕时补充叶酸的重要性，其实怀孕后的前3个月是胎宝宝中枢神经系统发育的关键期，这个时期也需要补充足够的叶酸，才能有效预防胎宝宝神经管发育畸形。通常而言，每天补充400微克叶酸即可满足胎宝宝生长需求和孕妈妈自身需要。进入孕中期后，视情况可停服叶酸，但需注意多从食物中摄取。

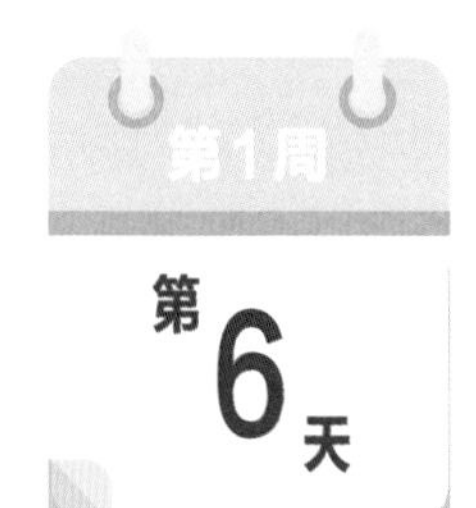

补充叶酸的原则

大部分孕妈妈都知道补充叶酸的重要性，但如何科学、合理地补充叶酸才是重点。

科学补充叶酸三步走

要在医生的指导下，选择、服用适量的叶酸补充制剂。若孕妈妈在孕前长期服用避孕药、抗惊厥药，需向医生说明用药情况，长期服用叶酸会干扰体内微量元素锌的代谢。

含叶酸较多的食物

奶白菜、油菜、菠菜、莴笋、柑橘、草莓、樱桃、黄豆、动物肝脏等食物含有丰富的叶酸。但由于过度加热容易破坏食物中的叶酸，所以尽量少吃炖煮的蔬菜，可适当将蔬菜凉拌着吃。

第1周

第7天

备孕二胎需要更多准备

越来越多的家庭打算要二宝，虽然爸爸妈妈已经有了孕育宝宝的经验，但怀二胎比头胎有更多的注意事项，提前知道这些有助于更从容地怀上二宝。

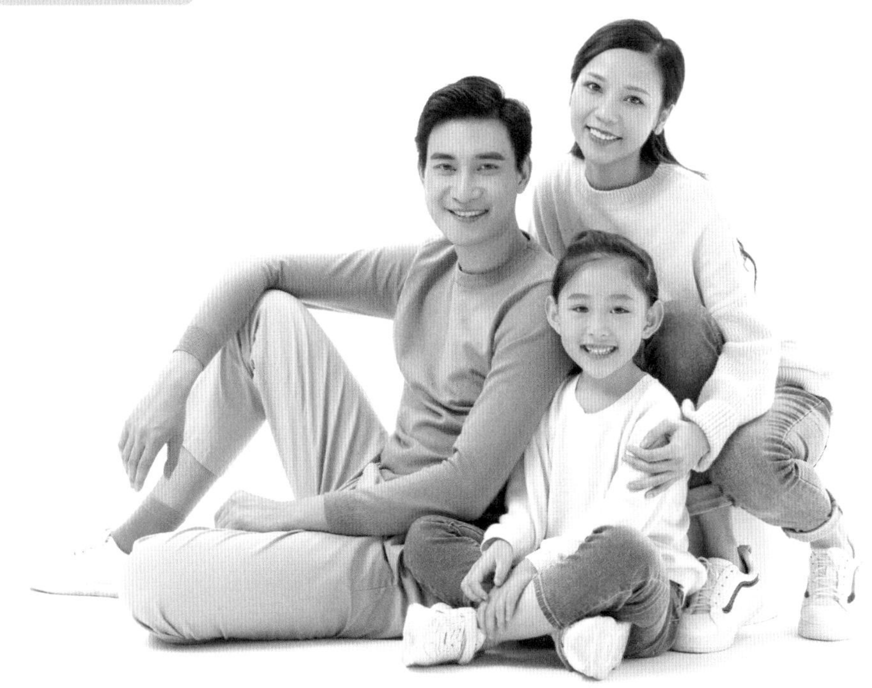

生二宝的最佳时间

生育过宝宝的爸爸妈妈都知道，养育宝宝是非常劳心劳力的工作。如果确定要二胎，建议趁夫妻身体和精力比较充沛的年轻时期要，这样更利于照顾两个宝宝。而且随着年龄的增大，夫妻两人的身体和精子、卵子质量会发生变化，胎宝宝的发育风险也提高了。单从年龄方面来说，无论男性还是女性，35岁之前要二宝最好。

征得大宝同意

有的大宝对即将到来的二宝存在抵触心理，主要是担心二宝的出现会影响爸爸妈妈对自己的关爱。所以，要提前将怀二宝的消息告诉大宝，让他知道即便有了二宝，爸爸妈妈一样是爱他的。在平日也要多给大宝关怀，不要忽略了他的感受，只有他从心理上接受了，才能有和谐温馨的家庭关系，这也对两个孩子未来的身心健康至关重要。

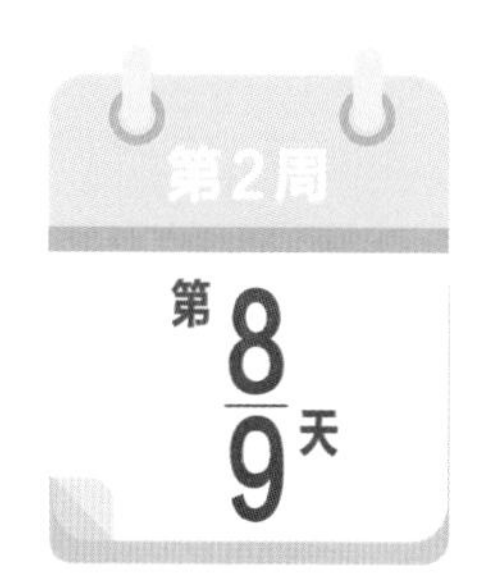

第2周
第8天
第9天

好习惯带来“好孕”

本周末受精卵形成，新的生命开始啦！

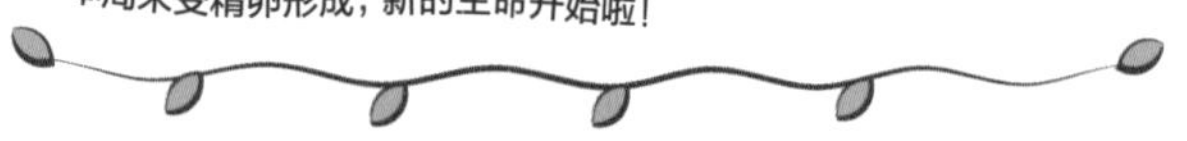

本周，备孕女性的末次月经已经结束，排卵期已经到来。好好把握受孕时机，与丈夫一起孕育一个可爱的宝宝。

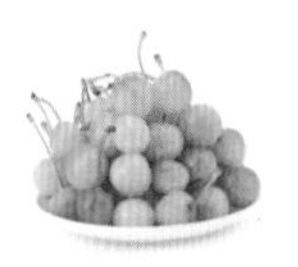

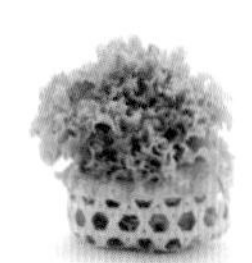

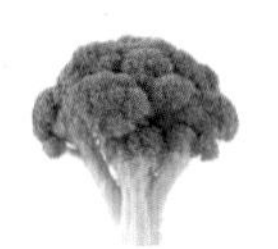

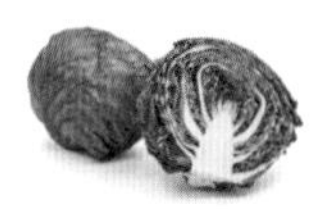

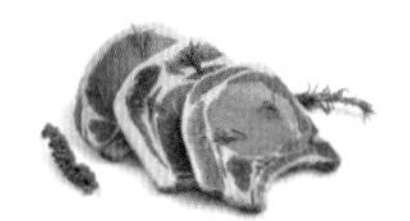

培育优质卵子和精子

虽然此时的胎宝宝还没有正式在子宫里安家，但妻子还是要把自己当作一个真正的孕妈妈看待，在生活、饮食、心理等诸多方面谨慎规划，从而使备孕期间的卵子和丈夫的精子质量尽可能达到最优，孕育健康、聪慧的宝宝。

尤其注意不要熬夜，保持规律作息。尽量每天抽出 30~60 分钟进行适当的运动，使身体时刻处于“电量充足”的状态，用健康的身心状态迎接关键时刻的到来。

补充营养从饮食习惯开始

备孕期间，女性要保证饮食多样化，荤素搭配，尤其多吃新鲜的绿叶蔬菜补充叶酸，适当吃牛肉、鱼类或虾类等富含蛋白质的食物。

爱的氛围孕育爱的结晶

夫妻两人多做情感上的交流，保持甜甜蜜蜜的状态，让妻子有一种幸福感、安全感和归属感，这对稳定情绪，培养良好的心境是十分有益的。和谐美满的性生活，会让妻子时刻处于愉悦状态，有利于排出高质量的卵子，增加受孕概率。

准爸爸
这样做

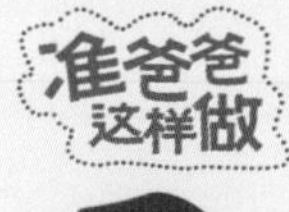

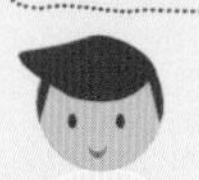

男性不要以为备孕只是女性一个人的事，精子质量对宝宝未来的发育成长同样至关重要。备育期间，男性要注重营养，同时保持乐观轻松的情绪，为孕育一个健康聪慧的胎宝宝做出努力。

第2周 第10天

牙齿检查别忽略

在怀孕前，大部分备孕女性会忽略牙齿的健康检查。怀孕期间的激素变化，很容易引起潜在的牙疾爆发。所以早检查、早治疗，才能保证孕期牙齿健康。

孕前牙齿检查注意事项

1. 检查牙齿是否洁净，提前一个月洗一次牙，否则怀孕后可能会因牙菌斑、牙结石过多而导致牙齿问题。
2. 检查是否有牙龈炎、牙周病等。孕妈妈在孕期时由于雌激素增加，可能会引起牙龈出血，进而引发其他牙周疾病。孕妈妈如果牙疼，会影响进食，导致胎宝宝和自己都无法获得足够的营养。

第2周 第11天

督促丈夫坚持戒烟戒酒

丈夫在备育期间要坚持远离烟酒，整个孕期，准爸爸也不要在孕妈妈面前抽烟，要给孕妈妈和胎宝宝营造良好的环境。

戒烟戒酒重在坚持

男性的精液生成周期为 80~90 天，为保证精子质量不受烟酒干扰，至少应该在准备怀孕前 3 个月戒掉烟酒。

清咽利肺的好食物

胡萝卜、大白菜等食物具有清咽利肺，保护气管的功效。男性多吃绿色蔬菜、动物内脏、花生等富含的 B 族维生素的食物可以修复酒精损害的胃黏膜。

抵御烟酒诱惑的小妙招

戒掉烟酒的确需要很大的意志力，妻子可以在丈夫想要吸烟喝酒的时候，劝说他多想一想烟酒对胎宝宝的危害。日常生活中为他准备一些小零食，比如瓜子、糖果、口香糖等，来缓解因戒烟酒引起的烦躁情绪，同时远离吸烟和喝酒的环境。

排卵期要来啦

对于准备怀孕的女性来说，在排卵期同房，可以提高受孕率。排卵期一般发生在两次月经中间。通常，月经周期为 28 天的女性，在月经周期的第 11~14 天排卵。

排卵期有哪些症状

轻微腹痛

部分女性在排卵期有轻微腹痛的症状，常发生在一侧下腹部，有的持续时间短，有的持续时间长。

阴道出血

部分女性在排卵期会有少量阴道出血现象，这是由排卵前雌激素波动，导致红细胞渗出造成的。

乳房有沉重感

由于黄体酮的影响，排卵期女性的乳房和乳头会有沉重感，情绪也会发生改变，欲望变得更强。

体温稍微升高

排卵后，由于孕激素的影响，女性的基础体温会稍微上升。

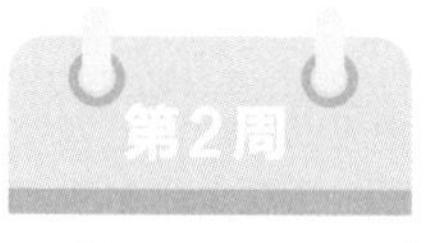

月经不规律，基础体温推测排卵期

排卵期可以根据基础体温的变化来进行推测，这种方法很适合月经周期不准确的女性。

基础体温变化

在一个正常的月经期内，体温会呈周期性变化。排卵前基础体温大多在 36.5℃以下，然后过渡到高温期后，再返回低温期。以分界点那天为中心，前 2 天和后 3 天为排卵期，也是易孕阶段。

怎么测量基础体温

早晨起床后，不说话、不下床，第一件事就是测量体温，并将测量出的基础体温记录下来。

将基础体温做成一目了然的图表，排卵期也就显而易见了。

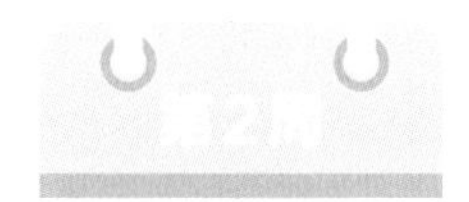

第14天

抓住受孕好时机

大多数女性每月只排出一枚卵子，所以卵子就显得尤为“珍贵”。当卵子进入输卵管后，只能存活 18~30 个小时，因此夫妻双方一定要抓住受孕的最好时机。

别把要宝宝当任务

孕育新生命本来是一件伟大而幸福的事情，是夫妻双方爱的见证，可许多夫妻由于“求子心切”，反而多次同房却无法结出“爱的结晶”。平和轻松的心态是保证孕育成功的基础，要相信在合适的时机，宝宝一定会自然而然地到来。

而且，当夫妻双方在良好的心理状态时，精力、体力、智力、性功能都处于巅峰，精子和卵子的质量也很高。此时受孕，受精卵的质量有保障。

营造甜蜜氛围

为缓解夫妻二人对怀宝宝这件事的紧张感，在同房之前，可以将房间布置得温馨一点，营造一个浪漫的氛围，放一首恋爱时的音乐，一起回忆初识时的趣事，都能有助于情趣的提升，让受孕更轻松自然。

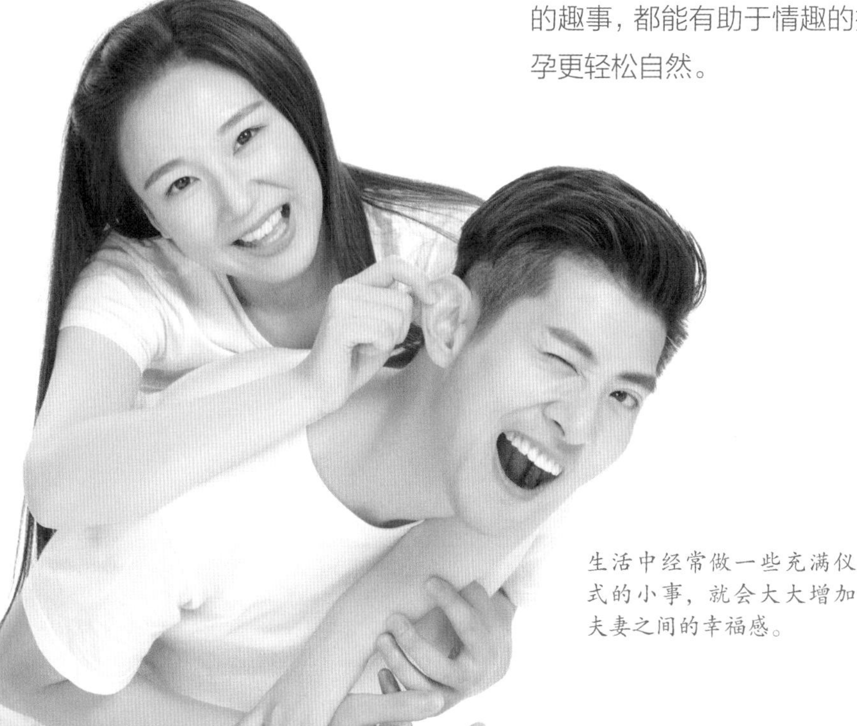

生活中经常做一些充满仪式的小事，就会大大增加夫妻之间的幸福感。

第3周

第15 16天

孕期十不宜，孕妈妈需谨慎

本周末，胎宝宝正式入住孕妈妈的子宫。

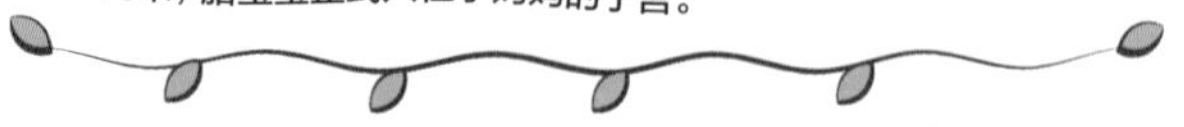

本周末，胎宝宝将在孕妈妈的子宫“安家落户”，但此时的胎宝宝还不稳，有些情况容易影响胎宝宝发育，孕妈准爸要注意。

1. **不宜长期情绪低落**：孕妈妈的情绪会影响体内激素分泌。长期处于低落的情绪下，可能会给胎宝宝发育造成一些不可逆的影响。情绪低落时要多做让自己高兴的事，准爸爸也要多关心妻子，两人多交流。
2. **不宜进行X射线检查**：如胸片、CT等。由于X射线存在“电离作用”和“生物效应”，可能会影响胎宝宝发育。
3. **不宜饮酒**：酒精会通过胎盘进入胎宝宝体内，对神经发育产生影响，造成在宫内与出生后生长发育障碍。
4. **不宜吸烟**：孕早期是胎宝宝神经系统发育关键期，烟中的尼古丁、焦油等有害物质不仅损害孕妈妈身体健康，还可能会导致胎宝宝缺氧，影响其神经系统发育。所以孕妈妈自己不要吸烟，还要注意避免吸入二手烟。
5. **不宜做危险动作**：孕3周，胚胎着床还不稳，孕妈妈提取重物、搬运重物以及向高处取物等动作会拉伸到腹部，影响胚胎着床。
6. **生病不宜硬扛**：孕妈妈生病了要及时看医生，不能因为担心用药影响胎宝宝发育而硬扛，以免耽误病情，给孕妈妈、胎宝宝造成更大的伤害。
7. **除特殊情况外，不宜静养**：女性怀孕后，除非特殊情况医嘱要求静养的，其他情况应尽量保持备孕时的生活状态。在得知怀孕后，还要保证每天进行30分钟到1小时的运动，以利于胎宝宝发育。
8. **不宜随意用药**：许多药物可通过母体血液进入胎宝宝体内，尤其以一些抗生素、解热镇痛药、抗癌药对胎宝宝影响最大。
9. **不宜体重增长过快**：过快增长的体重不但可能导致胎宝宝过大，严重的导致“巨大儿”，还会增加分娩难度。
10. **不宜不按时产检**：产检能及时发现妊娠过程中的问题并及时纠正，也能定期了解胎宝宝发育状况，是为孕妈妈和胎宝宝保驾护航的医学措施，孕妈妈一定要按时产检。

受精卵正在迅速分裂，形成“细胞球”（胚泡）

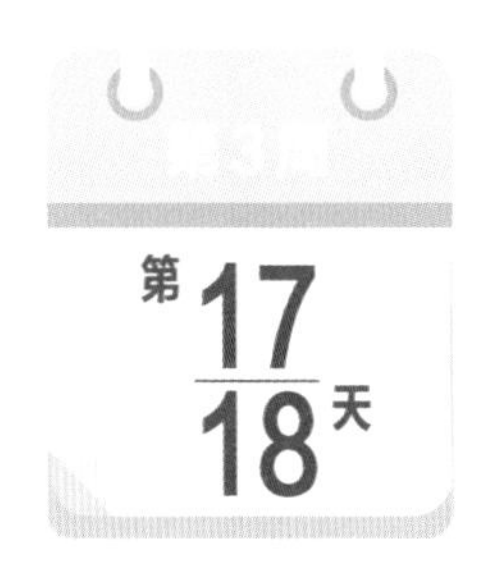

宝宝性别和血型已经确定

在受精卵形成的那一刻，宝宝的性别已经确定，不管是可爱暖心的女宝宝，还是勇敢活泼的男宝宝，都是爸爸妈妈的心头爱。

男宝还是女宝？由性染色体决定

人类的性染色体分为两种，男性是XY，女性则是XX。受精卵发育成男孩或者女孩，取决于准爸爸的精子是含Y染色体，还是含X染色体。如果X型精子与卵子结合，最后就形成XX，胚胎发育为女宝宝。如果是Y型精子与卵子结合，最后则形成XY，就是男宝宝了。这一切，在受精卵形成的那一刻已经确定，不管孕期吃什么、做什么，都不能更改。

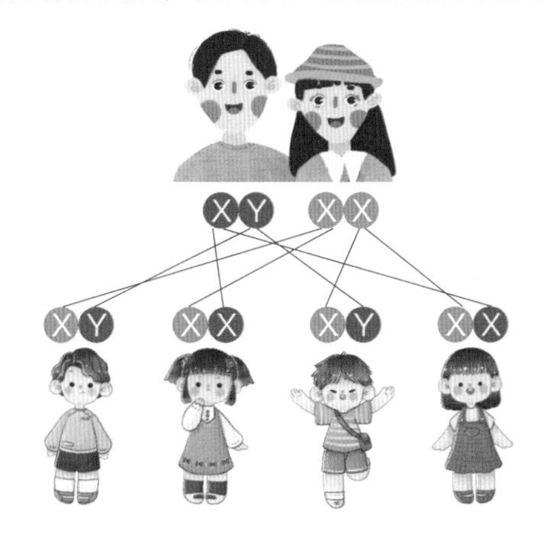

宝宝的血型

在医学和遗传学上，常利用父母的血型来推断子女血型。宝宝的血型是与父母的血型密切相关的，很多情况下，根据父母的血型，是基本可以判断出子女的血型的。

父母子女血型遗传对照表

父母血型	子女有可能的血型	子女不可能的血型
O+O	O型	A型、AB型、B型
O+A	A型、O型	AB型、B型
O+B	B型、O型	A型、AB型
O+AB	A型、B型	O型、AB型
A+A	A型、O型	AB型、B型
A+B	A型、B型、AB型、O型	-
A+AB	AB型、B型、A型	O型
B+B	B型、O型	A型、AB型
B+AB	B型、A型、AB型	O型
AB+AB	AB型、A型、B型	O型

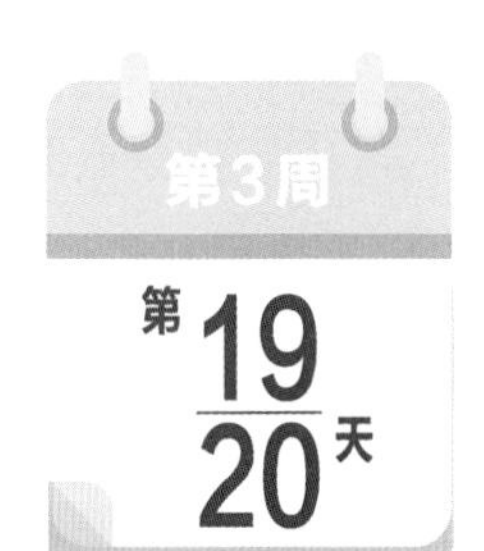

远离对胎宝宝不利的食物

本周受精卵着床，孕妈妈的腹中正式“入住”了一颗“爱的种子”。孕早期是胎宝宝发育的关键时期，孕妈妈要远离对胎宝宝不利的食物。

孕期慎吃的食物

孕妈妈要掌握健康饮食原则，同时远离以下对胎宝宝不利的食物。

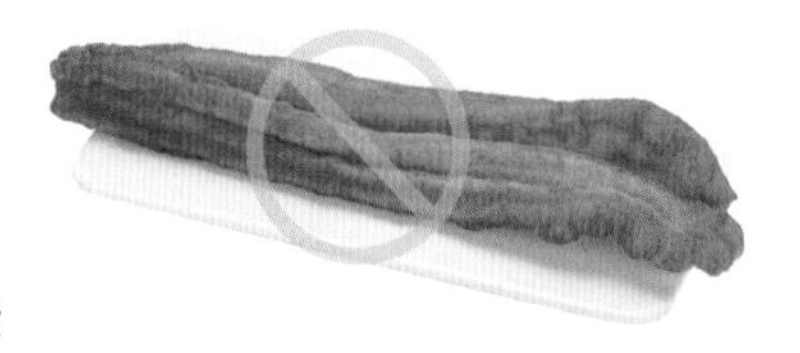

油条

孕期不宜吃油条是因为油条的制作过程中需要加入大量明矾，明矾是含有铝的无机物，对胎宝宝的大脑发育不利。

松花蛋

松花蛋美味可口，但含有铅的无机物，会对胎宝宝大脑发育造成影响。

苦杏仁

苦杏仁中含有的微毒物质，孕妈妈不适合食用。巴旦木、大杏仁等是甜杏仁，孕妈妈可少量食用，有助于补充不饱和脂肪酸，有利于身体健康。

螃蟹

螃蟹性寒，具有活血的作用，体质虚寒的孕妈妈不适宜吃，会增加孕早期身体不适感。

甲鱼

甲鱼性寒凉，具有活血通络、散瘀化结的作用，不利于孕早期孕妈妈食用。

山楂

许多孕妈妈胃口不佳的时候喜欢吃酸酸甜甜的山楂，山楂中含有的成分会刺激子宫收缩，孕早期胎宝宝还不稳，孕妈妈最好慎吃。

咖啡和茶

咖啡和茶中均含有咖啡因，如果在怀孕期间长期大量饮用，会影响胎宝宝神经发育。同时摄入大量咖啡因会刺激胃酸分泌，有利尿作用，进而加重孕妈妈的孕期不适感。

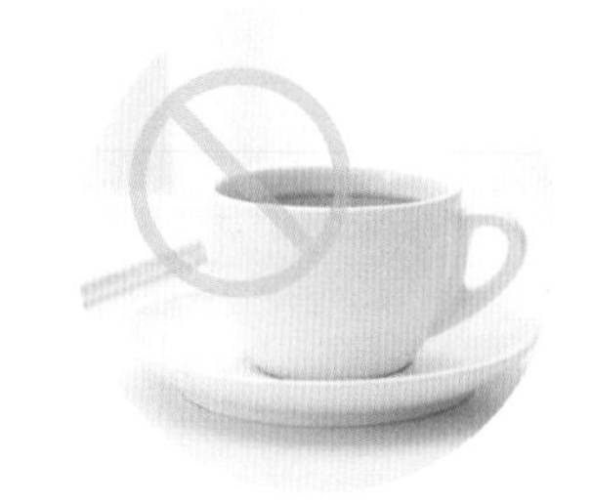

“胚泡”游进子宫腔与子宫内膜接触，完成“着床”

1 2 3 4 5 6 7 8 9 10 11 12 13 14 15 16 17 18 19 20

孕1月 孕2月 孕3月 孕4月 孕5月

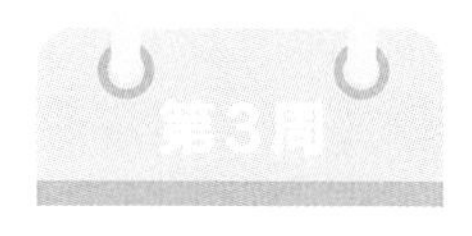

胎宝宝“着床”啦

本周是孕妈妈身体内部发生巨大变革的一周，从现在开始，“胎宝宝”正式入住孕妈妈的子宫内，开始了一段与孕妈妈亲密无间、相依为命的生命历程。

什么是“着床”

受精卵从输卵管分泌的液体中吸取营养和氧气，不断进行细胞分裂，由最开始的一个细胞迅速分裂成多个细胞，并逐渐成为一个实心球一样的细胞团，称为“胚泡”。胚泡经过3天左右的时间，慢慢游进孕妈妈的子宫腔，再经过大约3天时间，子宫内膜已做好了准备，此时胚泡与子宫内膜接触并埋在子宫内，这一过程称为“着床”。

“着床”的征兆

胚泡从着床开始，孕妈妈的身体会出现各种征兆，但有些征兆并不明显，有的孕妈妈出现，有的孕妈妈不出现，只要身体没有不适，都属于正常现象。

流血

在着床过程中，部分孕妈妈会有阴道出血现象，多为淡淡的粉红色，像月经刚刚来潮时的样子，同时伴有下腹轻微胀痛。

感觉疲倦

怀孕后分泌大量黄体素，这种激素会让孕妈妈觉得疲倦，甚至有感冒的症状出现，此时不要轻易吃药。

乳房胀痛

孕妈妈的乳房发胀，好像变大了，有刺痛的感觉，乳头颜色也加深，出现小结块。这些都是随着受精卵着床，体内激素发生改变导致的。

胎宝宝刚在孕妈妈的腹中“安家落户”，还处在不够稳定的阶段。日常生活中诸如晾衣服、挪移物品或者其他动作幅度较大的家务，准爸爸应主动帮孕妈妈代劳。

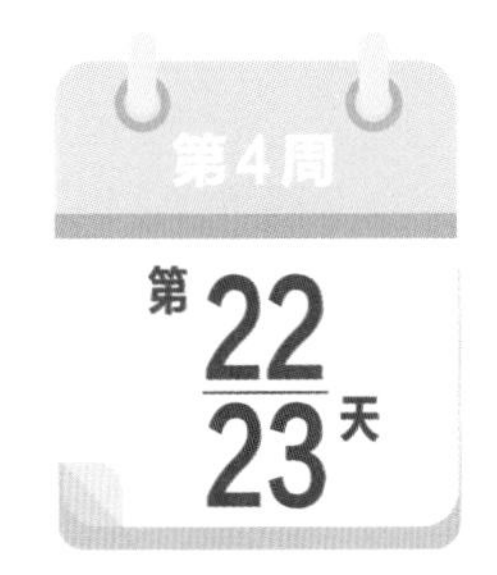

出现这些信号，恭喜你怀孕啦

胚泡完成植入，胎宝宝暂时还没有小人儿的模样。

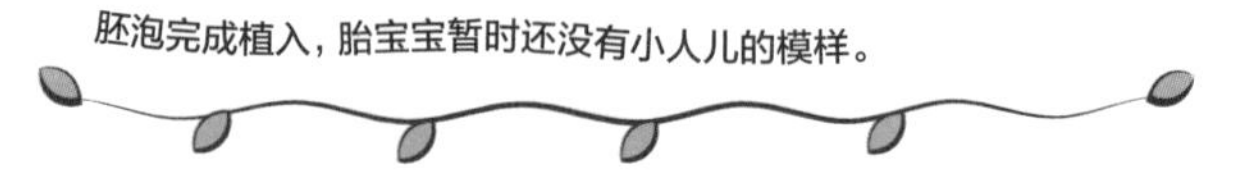

怀孕初期，孕妈妈的小腹还很平坦，虽然这时的腹部还不能明显地看出怀孕，但是孕妈妈的身体还是会出现一系列的怀孕信号。

月经停止

月经停止是怀孕出现的第一重要信号。一般，月经提前或延后 7 天都属于正常，但如果月经比较规律的女性，月经来潮时间与以往来潮时间相差 10 天，很可能是怀孕了。这时候建议采取可靠的验孕手段，确认最终结果。

类似感冒症状

由于怀孕后激素带来的变化，部分孕妈妈会出现疑似感冒的症状，有时候还会感觉特别怕冷，这时候千万不要盲目吃药，要先确认是否已经怀孕。

易疲倦

怀孕早期症状之一是容易疲劳。如果日常起床非常准时，某段日子突然早上难以起床、头重脚轻，或者晚上感到十分疲倦，白天也总是困意重重，那么很可能是怀孕了。

尿频

怀孕会使肾和膀胱产生更多液体，导致女性会比以往更频繁地想要如厕。

贪吃或厌食

突然食欲大增或者吃不下东西，也是怀孕的一种信号。在头一个月，症状可能会反复出现。

头晕

并不是每个孕妈妈都有明显的头晕症状，但一旦出现这种症状，孕妈妈要谨慎对待。如果随时会感到头晕，严重时甚至晕倒，此时要考虑受孕成功的可能，并采取预防措施，以免头晕跌倒受伤。

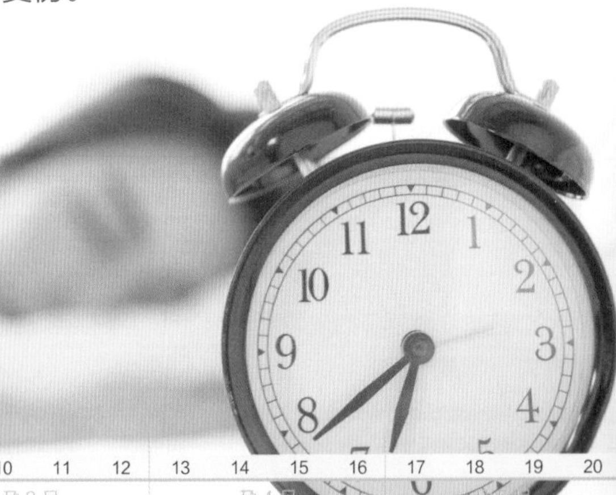

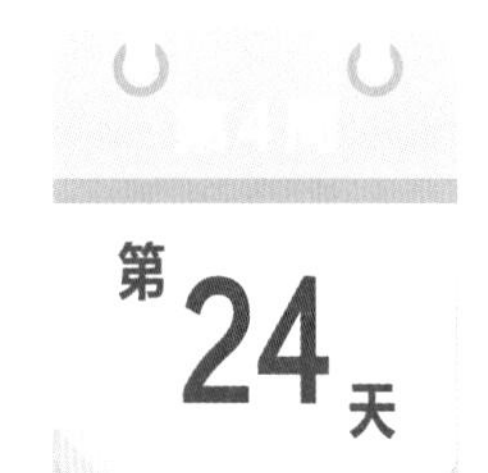

同房后14天可验孕

如果月经周期规律，备孕女性近期月经出现推迟的现象，可以通过验孕试纸或者去医院验血的方法来确定是否怀孕。

太早太晚验孕都不准确

许多没有孕育经验的女性，由于心急着要宝宝，同房第二天就开始验孕，此时是验不出准确结果的。而有的孕妈妈比较粗心大意，怀孕了较长时间才开始验孕，此时人绒毛膜促性腺激素(HCG)随着怀孕时间增加而增多，一般的验孕试纸超过一定数值就验不出来了，所以也无法得到准确的结果。一般而言，在同房14天后即可验孕。

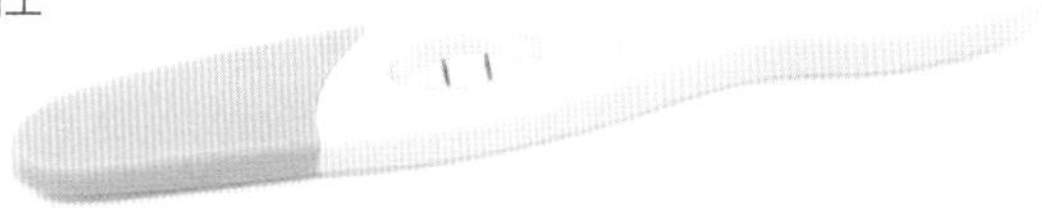

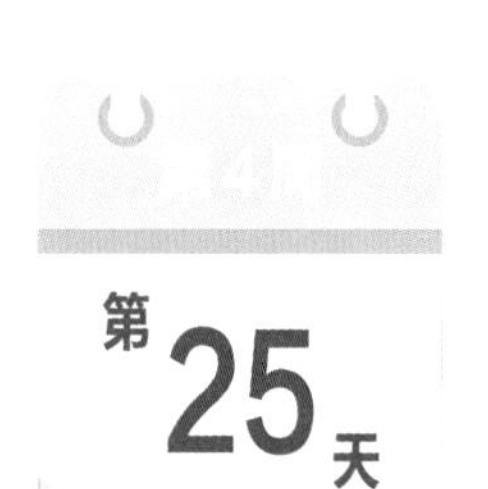

利用验孕试纸来确认

验孕试纸很方便，如果使用正确，准确率可以达到95%~98%，备孕女性可以到药店购买。

正确使用验孕试纸

1. 打开密封的锡纸包装，用手拿着试纸的一端，注意不要碰触试纸的试验反应区。

2. 用洁净、干燥的容器收集尿液(有些试纸包装内附有专用的尿杯)，取晨尿的中间部分。

3. 将试纸带有箭头标记的一端浸入尿杯中，注意浸入深度不要超过MAX线，3~5秒钟后取出平放。

4. 等待30秒到5分钟，观察结果。

一条红线：反应区内出现一条红线，是阴性，代表没有怀孕。

两条红线：反应区内出现一浅一深两条红线，表示可能怀孕。出现这种情况，隔天再用晨尿检验一次，如果结果出现两条很明显的红线，表示已经怀孕。

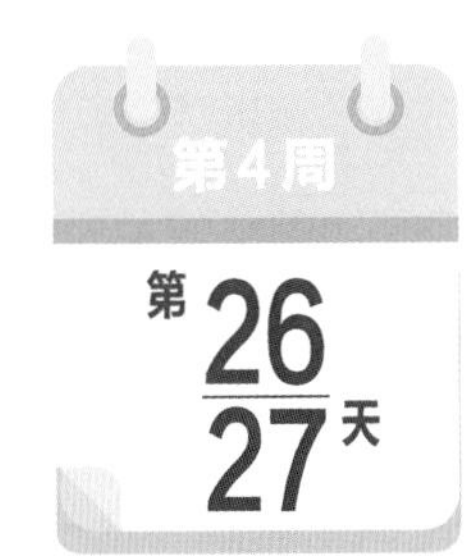

孕期重要数字需记牢

针对孕期的重要事项和时间节点，孕妈妈要有意识地记牢，提前做到心中有数。

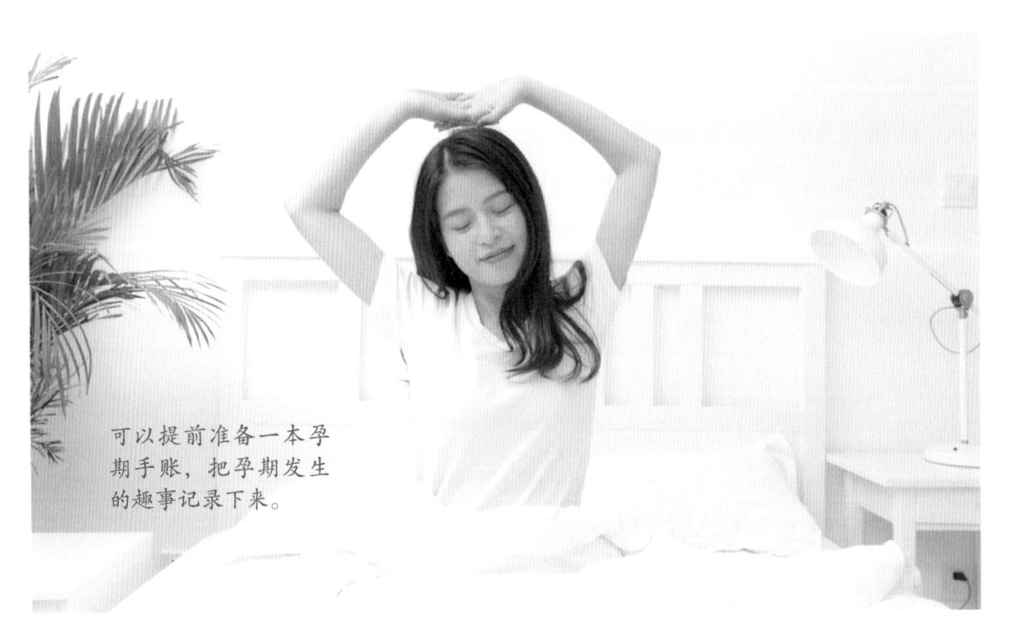

可以提前准备一本孕期手账，把孕期发生的趣事记录下来。

胎宝宝在母体内时间：280 天。

预产期简单算法：参见第 15 页。

适合验孕的时间：同房 14 天后。

早孕反应出现的时间：通常在受孕 40 天左右开始。

早孕反应消失的时间：通常在 12 周后，也有部分孕妈妈会持续更长时间。

胎宝宝不稳定期：在怀孕头 3 个月。

体重增加范围：整个孕期最好不超过 12 千克。

洗澡适宜的水温：39~40℃为宜。

胎动出现的时间：孕 16~20 周。

胎动最频繁的时间：孕 28~34 周。

胎动正常次数：每 12 小时 30~40 次，不应低于 15 次。

听胎心音时间：孕 18~20 周后。

胎心音正常频率：120~160 次 / 分钟。

足月妊娠：妊娠满 37 周不超过 42 周（259~293 天）。

分娩时间：初产妇 12~16 小时，经产妇 6~8 小时。

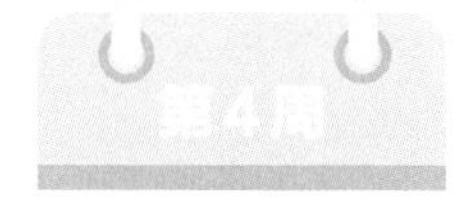

第28天

怀孕期间不可随意用药

由于某些药物可以通过血液直接进入子宫，影响胚胎发育，因此女性在怀孕期间应谨慎用药。如果身体出现生病症状，要第一时间到医院就诊，不可盲目处理。

孕期禁止使用的药物

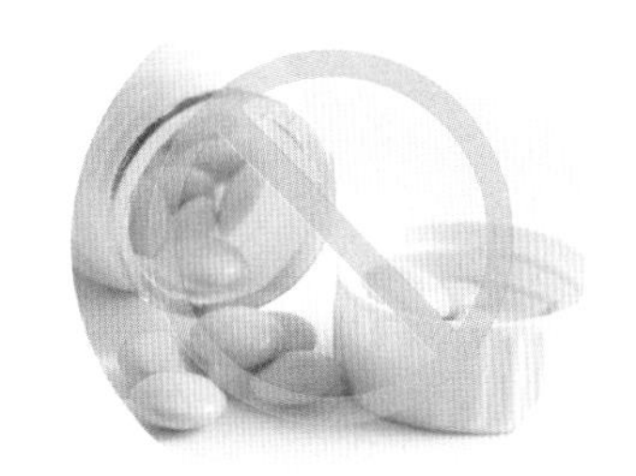

孕早期禁止使用的药物：甲氨蝶呤、氮芥、敏克静、帕吉林、苯妥英钠、考来烯胺、呋塞米、保泰松、普萘洛尔、米托胍腙以及抗凝血药。

整个孕期禁用或慎用的药物：口服降糖药、抗感染药、影响内分泌药物。

孕晚期至分娩时禁用的药物：奎宁、奎尼丁、磺胺类药物，及具有镇静催眠作用的药物。

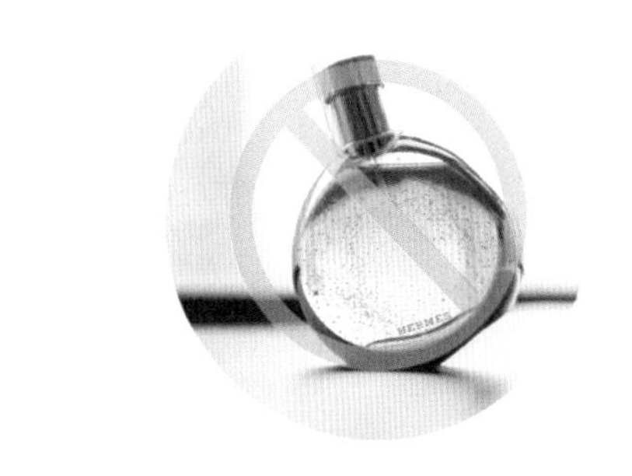

此外，阿司匹林类药物对孕妈妈和胎宝宝具有一定的危险性，应谨慎使用。

清凉油、风油精一样有害处

清凉油、风油精等具有刺激气味的用品往往含有薄荷、樟脑、桉叶油等成分。这些成分可通过皮肤渗透进入人体内，并通过血液作用于胚胎，可能会影响胎宝宝正常发育。因此，孕妈妈最好避免使用。

远离香水、精油

香水和精油都含有挥发性的化学物质，这些物质可对人体的神经系统产生影响。孕妈妈处于怀孕的特殊时期，应谨慎对待身边不良因素对胎宝宝的影响，最好不要再用香水或精油。

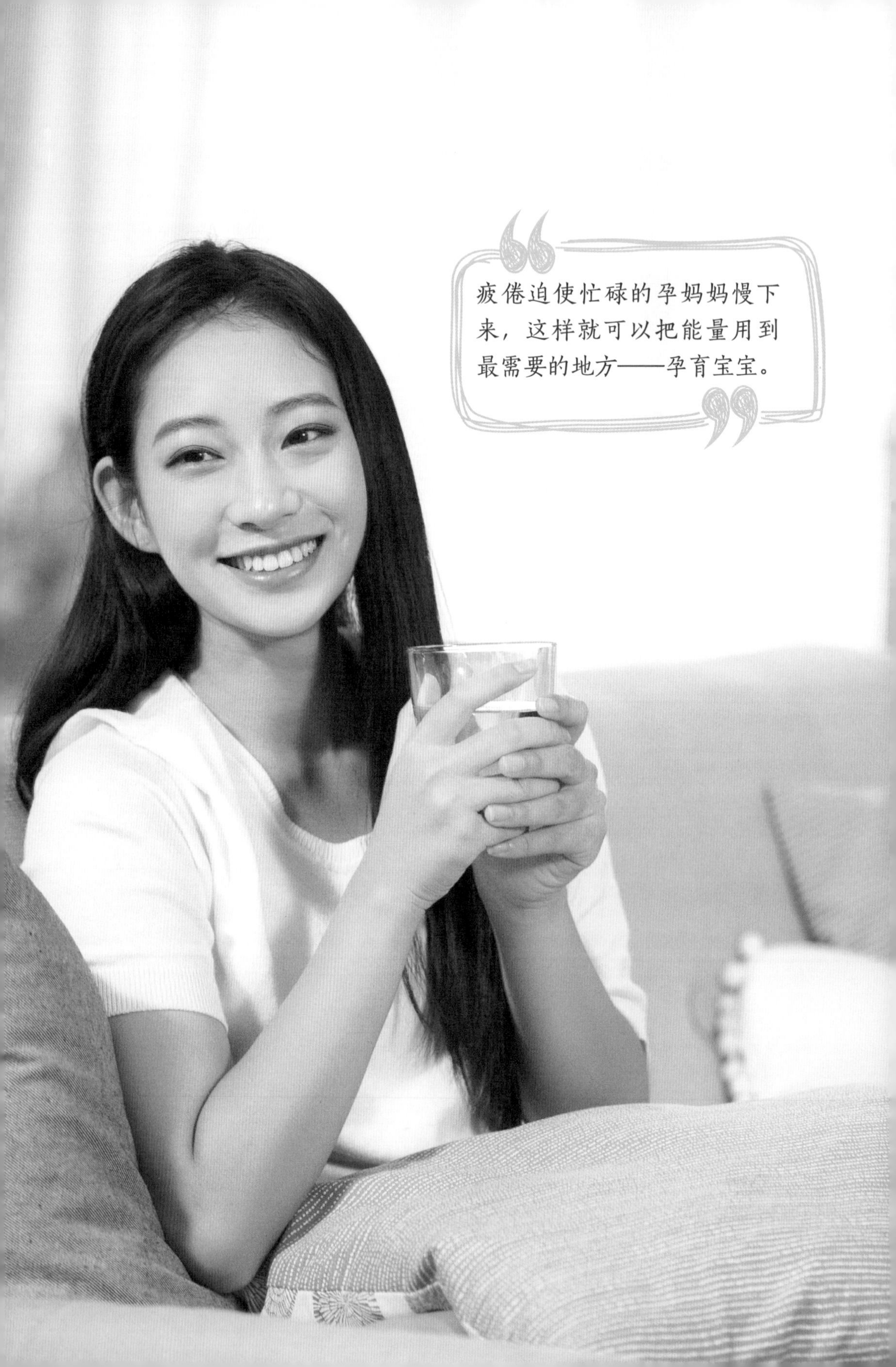
疲倦迫使忙碌的孕妈妈慢下来，这样就可以把能量用到最需要的地方——孕育宝宝。

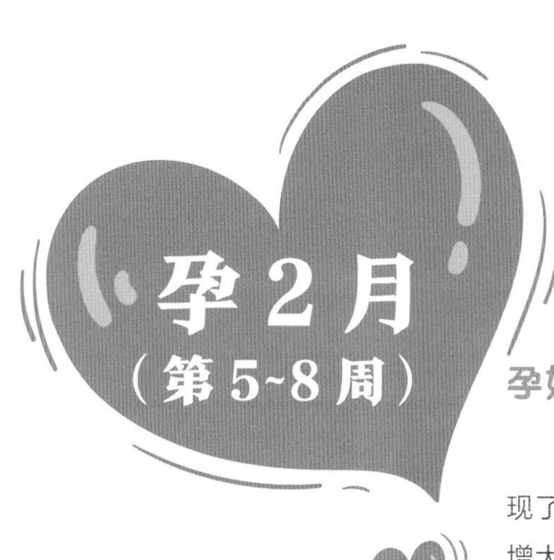

孕2月（第5~8周）

孕妈妈：开始“害喜”了

此时孕妈妈刚刚发现自己怀孕，身体方面出现了很多变化，比如阴道分泌物增多、乳房明显增大、乳头颜色也开始变深。大部分孕妈妈已经开始出现早孕反应了。

胎宝宝：努力发育的可爱天使

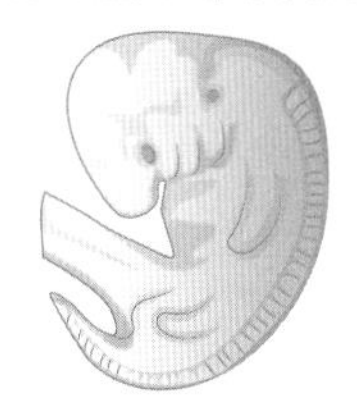

第5周

小心脏有了雏形

胎宝宝虽然只有1厘米，但其实他的身体正在发生巨大的变化。神经管开始发育，心脏也有了雏形，不久之后会开始跳动，而且频率比孕妈妈要快很多。

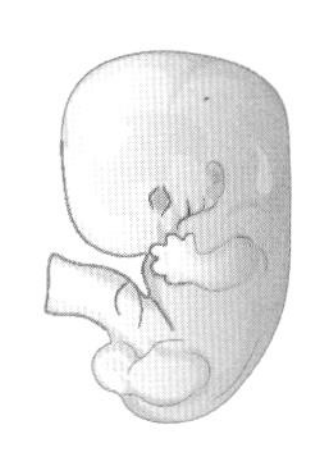

第6周

主要器官开始发育

胎宝宝的头占了大部分，看起来像个可爱的“小蝌蚪”。心脏开始跳动，肾等主要器官也已经形成，神经管开始连接大脑和脊髓，四肢变化越来越明显，眼睛、鼻窝、听泡一一出现，血液循环建立起来。

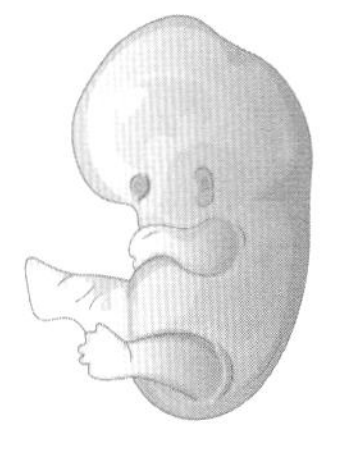

第7周

五官正在形成

胎宝宝像个小橄榄，小尾巴正在逐渐褪去。他仍旧头大身小，小小的五官正在形成。肝、肾等内部器官的形成已经接近尾声。

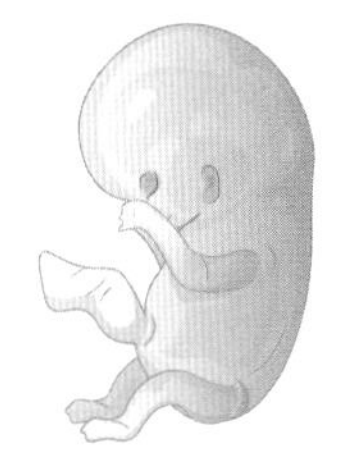

第8周

名副其实的“小人儿”

胎宝宝这周可以名副其实地被称为一个“小人儿”了，可爱的胎宝宝形象日益清晰。脊椎、骨骼都开始发育，腿和胳膊的骨头已经开始变硬并且变长，腕关节、膝关节、脚趾也开始形成。

第5周

第29/30天

勇敢面对“害喜”

胎宝宝长约 1 厘米，开始分出头部和尾部。

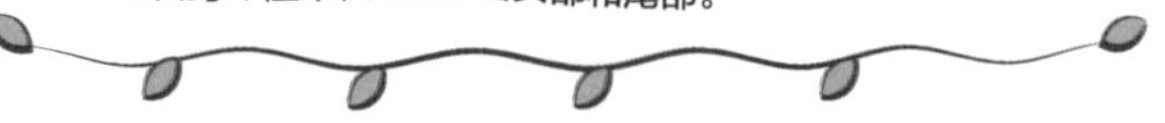

孕妈妈可能出现恶心、反胃、呕吐等“害喜”症状，这些都是胎宝宝到来的信号。为了不被“害喜”反应搅得措手不及，建议孕妈妈提前了解早孕症状并做好准备。

早孕反应有哪些

呕吐

超过半数以上的孕妈妈会发生孕吐，这是早孕反应最典型的症状，一般在停经 6 周左右或更早的时间出现。早晨的时候尤为严重，大部分会持续一个多月，也有部分孕妈妈会持续更久。正常的呕吐不会影响胎宝宝的发育，孕妈妈无需过度担忧。

尿频

除了孕吐，孕妈妈子宫的逐渐增大会占据盆腔的大部分空间，挤压膀胱上移，使得膀胱受到刺激而引起尿意。有尿意时，建议孕妈妈要及时如厕，不要养成憋尿的习惯，这种做法很不利于膀胱的健康。

疲倦感增加

胎宝宝虽然还是小小的，但一个小生命从无到有需要吸收很多营养，消耗母体很多能量。并且随着胎宝宝的“个头”逐渐长大，所需的营养和能量也跟着增多，所以孕期疲倦感增加是正常的生理现象。建议每天午饭散步后，稍事歇息，减轻身体疲劳。

准爸爸这样做

准爸爸要贴心地体谅到孕妈妈的情绪变化，为她准备一些健康小零食和温度合适的白开水，以便她随时补充体力。如果有外出需要，准爸爸最好为孕妈妈准备一些塑料袋，以防呕吐来袭。

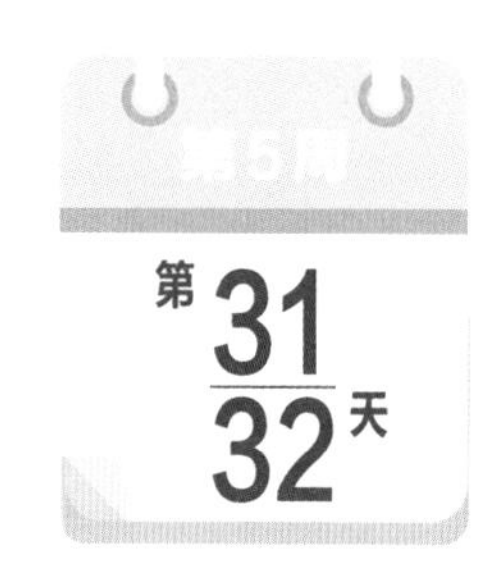

“孕吐克星”B族维生素

随时随地到来的恶心、呕吐，可能让孕妈妈陷入尴尬无措的境地。B族维生素能促进氨基酸代谢，从而缓解或消除恶心、呕吐。孕妈妈可适当补充富含B族维生素的食物。

B族维生素的作用

B族维生素是水溶性维生素，不仅能缓解孕吐不适，还能调节新陈代谢，改善精神抑郁状态，改善贫血，增进免疫系统和神经系统功能。

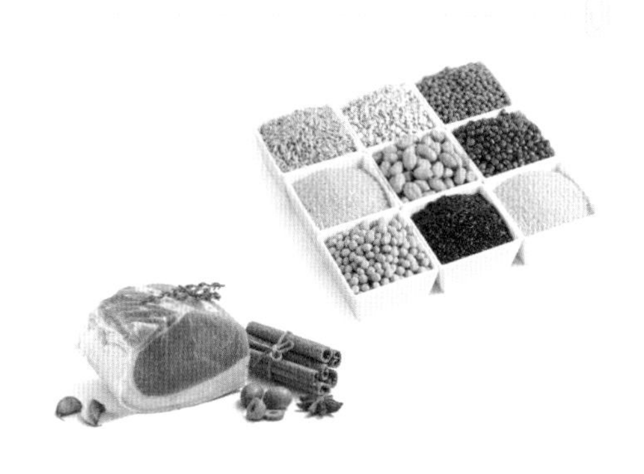

B族维生素的食物来源

蔬菜类：番茄、菠菜、生菜、莴笋、油麦菜、韭菜、青椒、白菜等。

水果：香蕉、葡萄、橙子、橘子、无花果等。

肉类：牛肉、羊肉、猪肉、鸡肉、鱼肉、动物肝脏等。

坚果：花生、核桃、栗子等。

其他：鸡蛋、奶酪、豆制品、糙米、玉米、全麦食品、芝麻等。

补充B族维生素的误区

有的孕妈妈感觉孕吐很严重，所以就多补充B族维生素。殊不知，过量或长期服用B族维生素会造成胎宝宝对B族维生素形成依赖，离开母体后，由于缺乏B族维生素，导致中枢神经系统的抑制性物质含量降低，表现为哭闹不安、容易兴奋或受惊，甚至出生后几小时或几天后出现惊厥。所以孕妈妈适量补充就好。

孕妈妈的口味是需要着重考虑的，考验准爸爸耐心和厨艺的时刻到了。呕吐会带走孕妈妈体内大量水分，准爸爸可以尝试做一些蔬果汁帮助妻子补充水分，打开胃口。

第5周
第33/34天

警惕孕早期出血

据统计，大约10%的孕妈妈在怀孕早期有过出血的情况，但孕期出血的原因各有不同，不能一概而论，第一时间就医是关键。

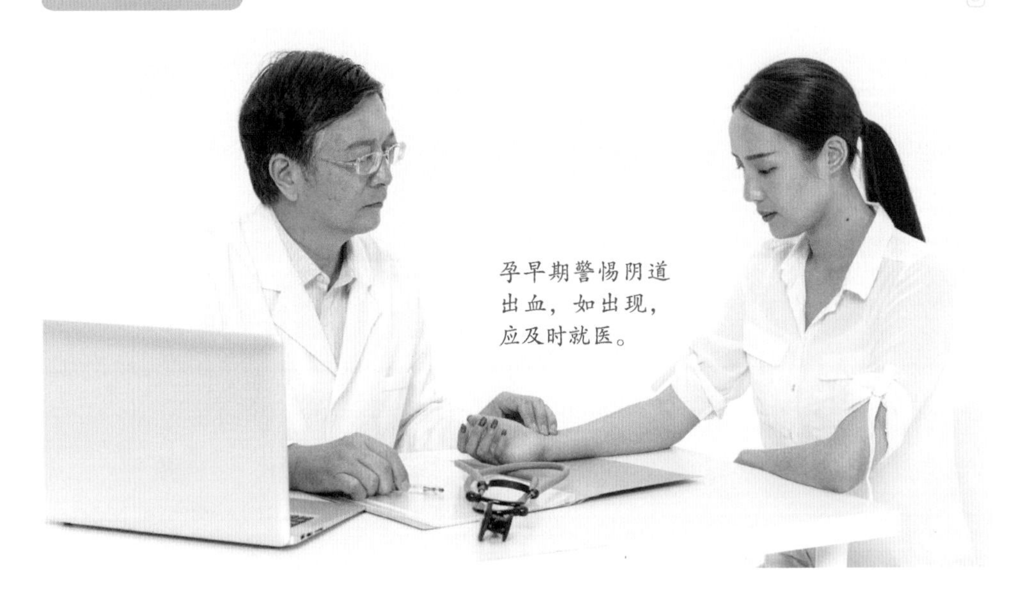
孕早期警惕阴道出血，如出现，应及时就医。

孕早期出血的原因

与胎宝宝有关的原因

先兆流产是孕早期出血的一大原因，主要发生在怀孕40天左右，由于孕妈妈本身体质的关系，往往刚开始腹部只有轻微不适，出血量可多可少，到严重时才会出现剧痛。

宫外孕也是造成出血的一大原因，一般发生在孕2月，由于宫外孕往往是体内出血，并伴随剧痛，需要更加注意。

葡萄胎表现为持续性的阴道出血或腹部胀痛，部分孕妈妈还可能出现高血压、严重的妊娠反应，水肿等。

第一时间就医

如果是先兆性流产，可以采取措施进行保胎；如果是宫外孕，越早治疗对身体伤害越小；如果是妇科疾病，采取适当的治疗，并不会影响胎宝宝正常发育。但不管哪种情况，如不及时就医都可能留下无法挽回的伤痛。

口干舌燥巧应对

孕妈妈需要比平时多的水分来满足自身和胎宝宝发育需求，早孕反应会带走孕妈妈体内的水分，制作一些简单的果蔬汁不仅能帮助孕妈妈补充水分，还能提升食欲。

科学喝水，少量多次

孕妈妈不能等到口渴了再喝水，这时身体已经处于缺水状态，不利于胎宝宝生长发育。正确的做法是，在口渴之前适量喝水，并且一次不需太多，以免给胃部增加负担，少量多次更合适。

放加湿器，保持空气湿润

天气干燥炎热、室内使用取暖设备或空调都可能造成空气干燥，会加重孕妈妈口干舌燥的情况，尤其是在晨起时往往感觉口腔内和咽部干痒不适。这时候就需要在室内放一台加湿器，保证空气湿润，减轻不适症状。

喝点柠檬水

孕妈妈可以喝柠檬水或者其他橘子味的水，以刺激唾液腺分泌唾液，减少口干、口苦的情况，还可以通过吃水果，让嘴里保持湿润。这样做不仅可以缓解口干，同时也可以帮助缓解晨吐。

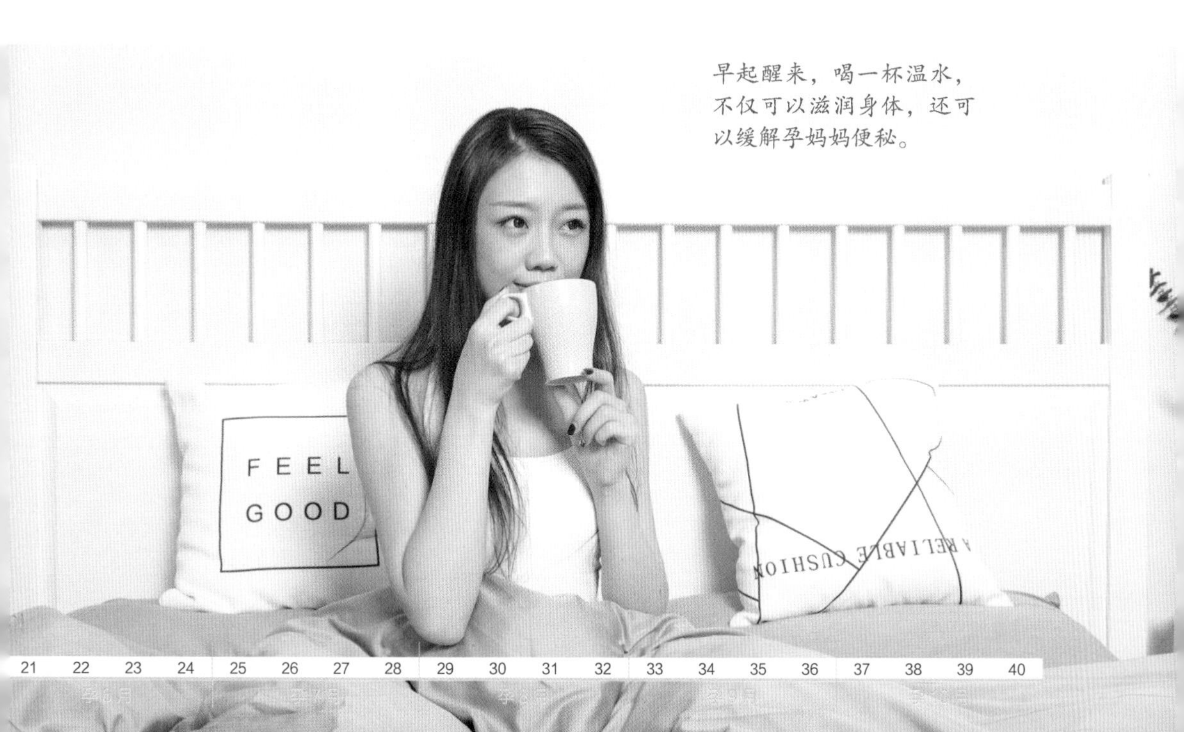

早起醒来，喝一杯温水，不仅可以滋润身体，还可以缓解孕妈妈便秘。

第6周

第36
37天

解除孕期感冒困扰

胎宝宝头大身小，看起来像个小蝌蚪。

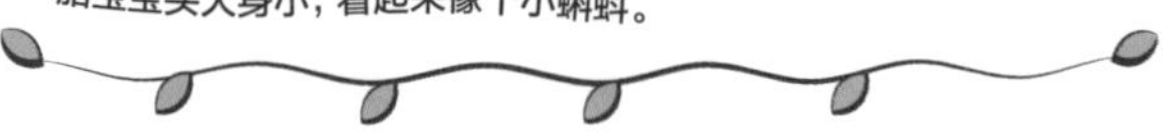

如果孕妈妈感冒，此时不要自行用药，根据病情的轻重可以选择不同的治疗方法。如果症状较重，要及时就医。

孕期感冒的危害

如果只是一般的感冒，主要表现为打喷嚏、鼻塞、不发热，症状较轻，那么无需服用感冒药，一般一两个星期可自行痊愈。如果感冒症状比较严重，尤其是出现持续高烧不退的症状，很可能是流感病毒引起的，有感染胎宝宝的风险，所以要及时就医，在医生的指导下配合治疗。

孕期感冒可以这样做

一般感冒症状较轻者，不必服药，多喝水，多吃新鲜的蔬菜和水果，充分休息几天就会好转。如果病情到了比较严重的程度，发生高热、烦躁等症状，要马上就医，切不可自行盲目乱用各类药物，以免药物中某些成分对孕早期的胎宝宝发育产生不良影响。

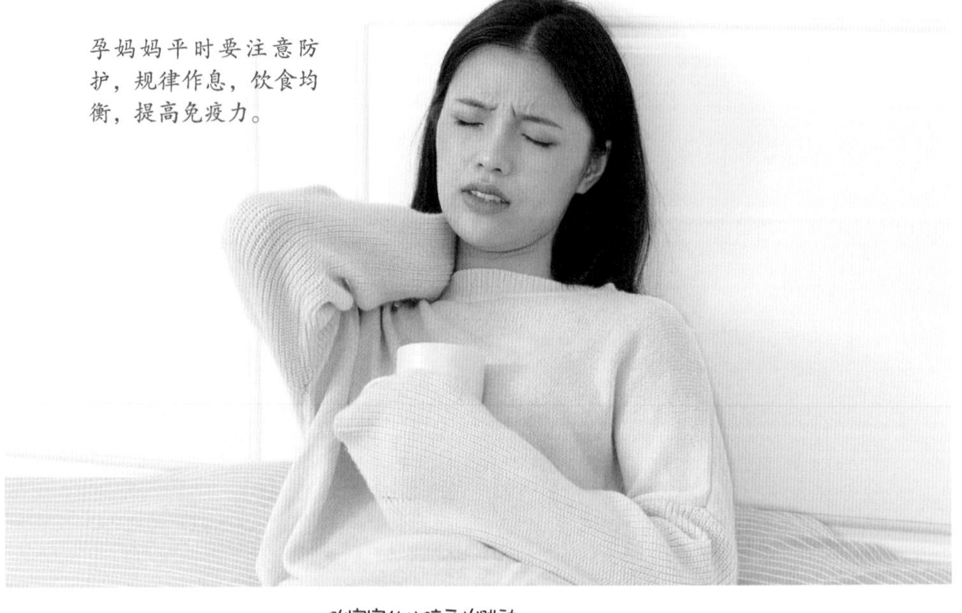

孕妈妈平时要注意防护，规律作息，饮食均衡，提高免疫力。

胎宝宝的心脏开始跳动

1	2	3	4	5	6	7	8	9	10	11	12	13	14	15	16	17	18	19	20
孕1月				孕2月				孕3月				孕4月				孕5月			

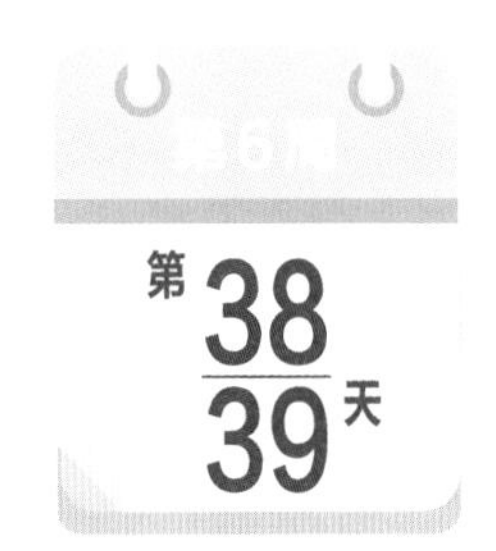

别让病毒伤害胎宝宝

孕妈妈要在衣食住行方面格外小心，为胎宝宝营造一个健康舒适的环境，尤其要注意避免感染病毒，以免给胎宝宝带来伤害。

如何预防病毒感染

日常生活中，我们每天都会接触到病毒和细菌，其中有些病毒会对胎宝宝造成比较严重的伤害，孕妈妈要格外注意。尤其在孕早期，某些病毒可能通过胎盘或脐带血进入胎宝宝体内，增加胎宝宝致畸风险。

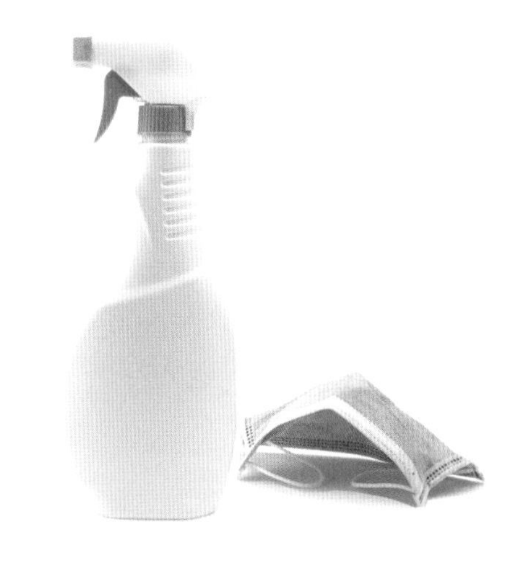

为预防病毒感染，孕妈妈要提高防范意识，在日常生活中努力做到以下几点：

1. 通过科学的锻炼和营养均衡的饮食增强抵抗力，保证自身的健康，为接下来的孕程奠定良好基础。

2. 孕期尽量少去公共场所，避免接触病毒和细菌。外出时建议佩戴口罩，少去人群密集的地方，不在外面停留过长时间。回家后，立即洗手洗脸，更换衣服。

3. 日常使用的物品，如手机、电脑键盘等，定期清洁、消毒。

4. 注意居家卫生，常打扫，勤消毒，保持每天开窗换气。有条件的家庭，还可以使用空气净化器。

5. 不注意饮食卫生也很有可能造成病毒感染，瓜果蔬菜要清洗干净，尽量不吃或少吃生食，肉类一定要煮熟再吃；处理生食和熟食的面板和刀具要分开。

6. 尤其不能吃腐烂变质的食物，比如不吃发芽的土豆、发红的甘蔗，如果食物有腐烂的迹象，最好扔掉。

7. 用餐的碗筷经常消毒，餐前便后要洗手。

8. 定期给电话、冰箱、洗衣机、空调等家电消毒，这些电器往往会隐藏大量病毒和细菌，孕妈妈可能经常接触，尤其要注意。

第6周

第40/41天

别太在意生活中的“辐射”

生活中辐射无处不在，其中强电离辐射对人体有害，尤其对正处于发育关键期的胎宝宝危害极大，如X射线等，孕妈妈要注意避免。但大多数家电的所谓辐射都是电磁辐射，并不会对身体产生危害，不要太过于担心。

电磁辐射

手机、电视、微波炉等生活中的常用电器都是安全的，不会对孕妈妈以及胚胎产生不利影响。因为这些电器产生的辐射是电磁辐射，根本不会穿透人体皮肤，而且手机、电视、电吹风这些电器正常使用，其电磁辐射的量也是微乎其微的。

对于微波炉、打印机、复印机等，只要保持适度距离，对胚胎也不会产生任何影响。此外，地铁或者机场的人体安检仪也不会对人体产生任何不利影响，所以经常通勤的孕妈妈也不要担心。

小心生活中的电离辐射

真正令准爸妈担心的是电离辐射，即那种可以穿透人体的射线，比如X射线、行李安检仪等，对于这一类孕妈妈尽量别接触。孕前及孕中不拍X光胸片，通勤过安检的时候，可以稍微等一会儿，等包或者行李从安检仪的帘幕中自行出来后再取，不要着急去掀开安检仪帘幕取包。

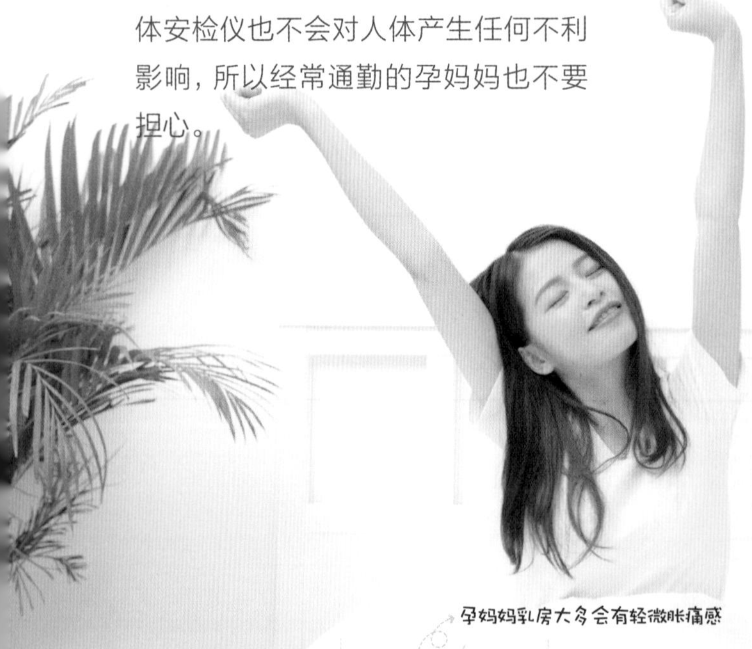

孕妈妈乳房大多会有轻微胀痛感

第6周

第42天

要不要穿防辐射服

防辐射服是许多孕妈妈在怀孕后首先考虑要准备的东西，但是防辐射服能不能有效防止日常辐射呢？购买防辐射服，应该考虑一些因素。

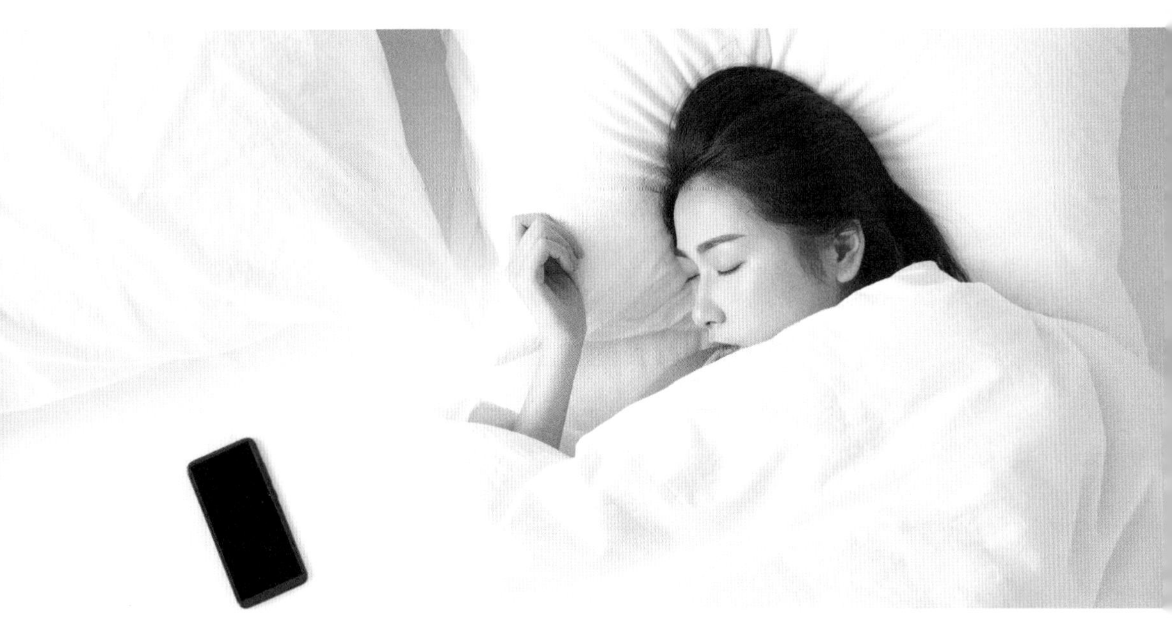

买防辐射服之前先了解

材质

防辐射服的关键在于它的材质：金属纤维或银纤维。这类材质能对日常生活中电脑、手机等电磁波辐射起到一定阻挡作用，但若遇上红外线、超声波、X射线等，它还是无能为力的。同时孕妈妈不能完全依赖防辐射服，应该尽量远离那些电离辐射设备。

DB值

DB值是防辐射的参数指标，DB值并非越高越安全，作为防辐射服，针对一般家用电器，如电脑、微波炉等，15DB就足够了。

穿不穿防辐射服完全看妈妈的心情

生活中常用的家电及电子设备都是电磁辐射，并不会对孕妈妈和胎宝宝健康产生影响，因此可以不穿防辐射服。不过穿防辐射服可以让别人明确孕妈妈的“孕妇”身份，尤其是在孕早期腹部还不明显的时候，可以让孕妈妈的生活更便利一些。

第7周

第43/44天

孕早期美丽计划

胎宝宝像个小橄榄，小尾巴正在逐渐褪去。

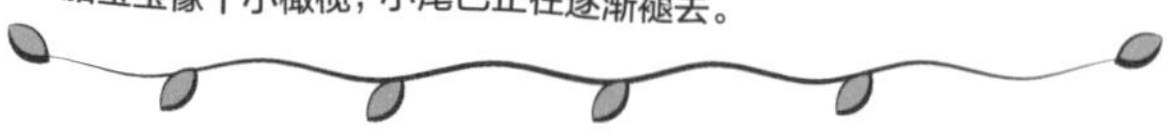

怀孕了，由于身体各方面的变化，孕妈妈白净细嫩的脸庞可能出现一些小问题，比如长痘痘、出现妊娠斑，孕妈妈不要让这些小问题影响心情，坚持护肤不可忽视。

洗脸是护肤的重点

怀孕期间早晚洗脸各一次，使用平日常用的洗面奶或改用孕期专用洗面奶，仔细清洗，然后涂抹上保湿滋润的护肤品。在夏日容易出汗的季节，要增加洗脸次数。

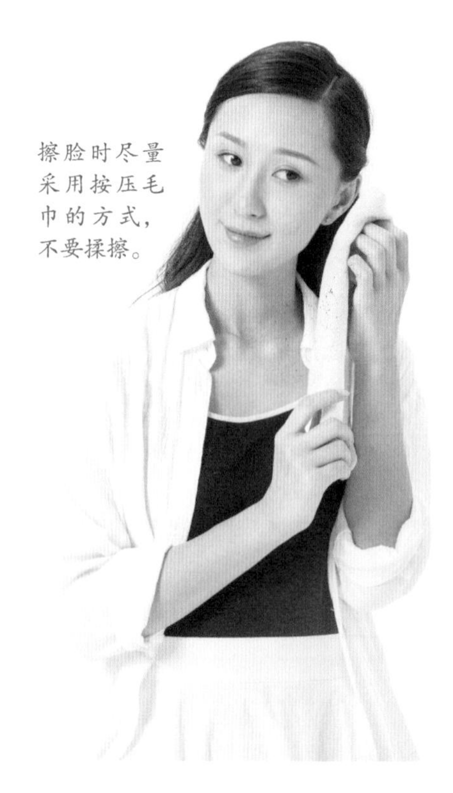

擦脸时尽量采用按压毛巾的方式，不要揉擦。

不是夏天才要防晒

由于激素的作用，孕妈妈脸上容易长斑，一般到产后可以自愈。但如果孕期长期接触紫外线也容易长斑，所以不要让强烈的阳光直射在脸上和身体其他毫无遮盖的皮肤上。外出时最好戴上帽子、打遮阳伞，穿上长衣长裤。

按摩促进皮肤新陈代谢

怀孕期间，孕妈妈最好每日进行面部按摩。按摩既可以加快皮肤的血液流通，保证皮肤细滑，还可刺激皮肤机能，对产后恢复有益。

按摩前要先洗净面部，然后用毛巾将面部擦干，在脸上均匀抹上按摩膏，再用中指和无名指从脸中部向外侧螺旋式按摩至面部微微发热为止。按摩完毕后，用一条拧干的热毛巾擦拭掉按摩膏，再抹上滋润保湿的护肤品。

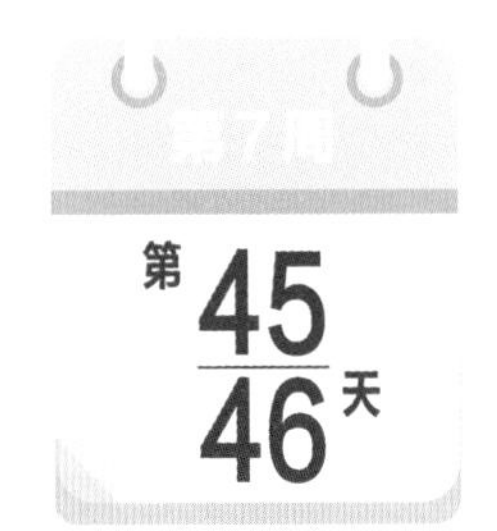

室内不宜摆放的花草

家中养花种草可以为环境增添自然气息，也能调节孕妈妈的心情，但怀孕属于敏感期，不是所有花草都适合养在室内，有些花草会让孕妈妈产生不适。

不宜养在室内的花草

洋绣球花（包括五色梅、天竺葵）：这类花的汁液和挥发的微物质可能会使部分孕妈妈皮肤过敏，出现发痒的症状。

夜来香（包括丁香类）：在夜晚会散发大量刺激性气味的微小颗粒，而且花香过于浓郁，可能会增加孕妈妈孕期不适，出现头晕、胸闷的情况。

紫荆花：所散发出来的花粉如果与人接触过久，会诱发哮喘，使咳嗽症状加重。

百合花：其香气会令人感到过度兴奋，导致失眠。

很多常见花草汁液也有微毒，爱养花的孕妈妈在整理完花草后，要洗手。

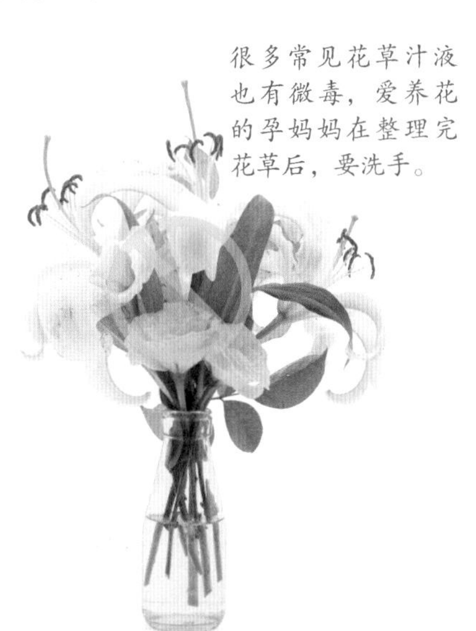

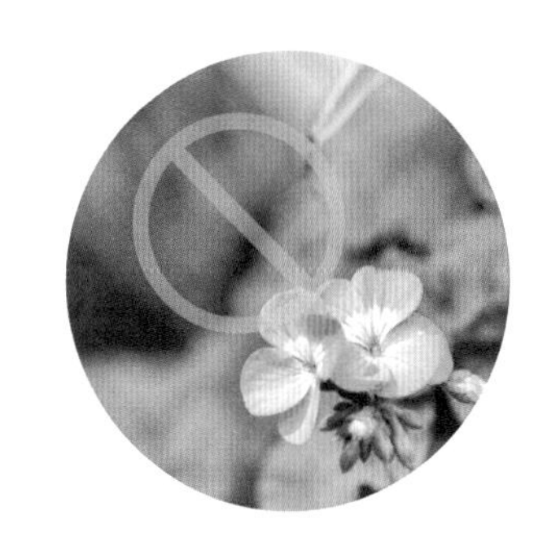

黄杜鹃：其植株和花内均含有毒素，一旦误食，轻则引起中毒，重则引起休克。

一品红：全株均有毒，白色汁液能刺激皮肤红肿，误食茎叶后有中毒的危险。

夹竹桃：可以分泌出一种乳白色液体，接触时间长会使人中毒，出现头昏脑胀、嗜睡、智力下降等症状。

水仙花：水仙花花香浓郁，闻久了会有头晕、胸闷的情况，孕妈妈孕早期原本不适，闻浓郁的花香可能会增加孕吐反应。

滴水观音：汁液有毒，以后小宝宝出生可能会抓撕叶片，不小心吃手，会有引起中毒的风险。且滴水观音夜间会吸收氧气，释放二氧化碳，尤其不适合摆在孕妈妈卧室。

第7周

第47/48天

巧吃酸，缓解孕吐

大多数孕妈妈怀孕时想吃酸的食物。酸的食物有利于消化吸收，还可以缓解孕吐。但吃酸也是有讲究的。

这些“酸”不能吃

并不是所有酸味食物对孕妈妈都是有益的，人工腌制的酸菜、醋制品、山楂都要谨慎食用。人工腌制的酸菜虽然有酸味，但是营养价值几乎丧失殆尽，而且腌菜中的致癌物亚硝酸盐含量较高，过多食用对孕妈妈、胎宝宝的健康都无益。山楂酸酸甜甜味道很好，但是山楂会引起宫缩，所以孕妈妈也应尽量少吃。

巧吃果蔬，补水又止吐

强烈的呕吐会引起人体水钠代谢失衡，所以早孕反应严重的孕妈妈要有意识地多补水，多吃酸甜的新鲜水果和蔬菜，可以维持水分代谢平衡。没有食欲的时候，吃一个苹果；口渴的时候吃橙子、葡萄等都不错。夏季蔬菜丰富的季节，可以凉拌一些蔬菜沙拉。

芦笋炒番茄

原料：芦笋6根，番茄2个，盐、油、葱末、姜片各适量。

做法：

1. 番茄洗净，切片。
2. 芦笋去皮、洗净，焯烫后捞出，切下嫩尖，剩下的部分切成小段。
3. 锅中倒油烧热，放入葱末、姜片爆香，再放入芦笋段、番茄片一起翻炒。
4. 炒至八成熟时，加适量盐，继续翻炒均匀即可。

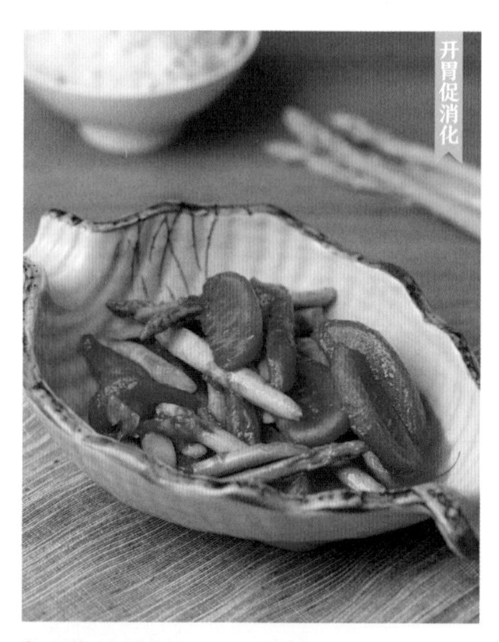

第49天

大脑高速发育期，营养不可少

孕早期胎宝宝大脑迅速发育，除了补充叶酸，孕妈妈还要注意全面摄入营养促进胎宝宝大脑发育。

孕早期营养要素

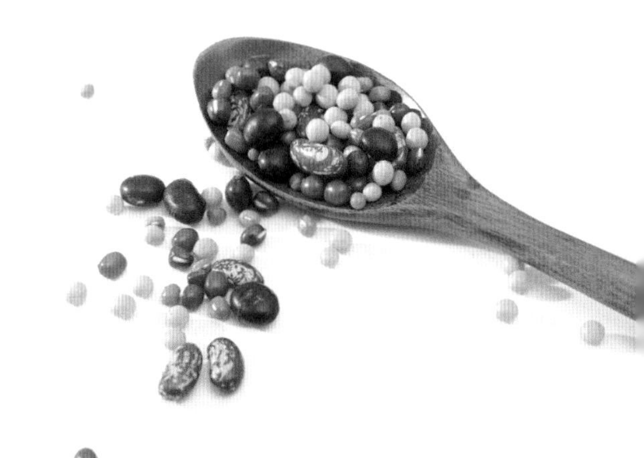

蛋白质：孕早期胎宝宝尚小，发育过程中不需要大量营养素，摄入的热量不必增加。只要孕妈妈正常进食，并适当增加优质蛋白质就可以满足胎宝宝发育需要。

脂肪：由于早孕反应，孕妈妈可能对富含脂肪的食材没什么胃口，但可以吃些坚果，补充不饱和脂肪酸。另外，豆类、蛋类、乳制品类食品都可以少量补充脂肪。

碳水化合物：适当吃一些含淀粉丰富的食物，以提供必需能量。

维生素：叶酸、B 族维生素、维生素 C、维生素 A 等都要全面摄入。多吃谷物、新鲜果蔬。

矿物质和水：孕妈妈要注意补充矿物质和水，如果早孕反应严重，剧烈呕吐会引起人体水钠代谢失衡，孕妈妈可适当多吃一些清爽口感的蔬果，补充矿物质和水分，有利于胎宝宝大脑发育。

提升孕妈妈的食欲是这个阶段准爸爸应当做的，准爸爸可以选择一些新鲜的蔬菜和水果制作成沙拉，加入少量的番茄酱或醋汁来打开孕妈妈的胃口，同时补充维生素和矿物质。

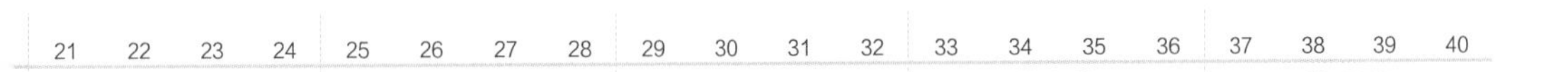

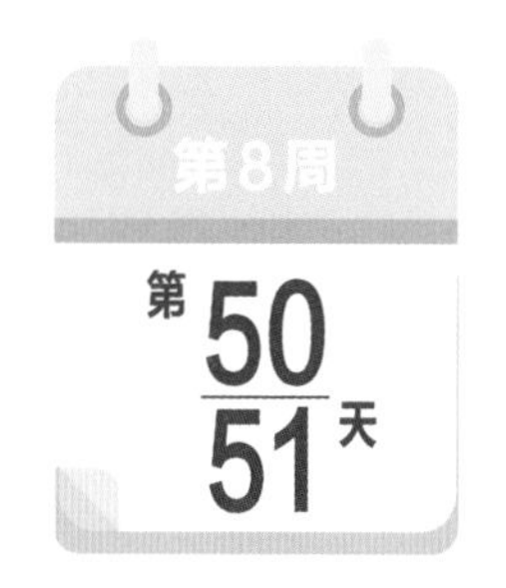

第一次B超检查

慢慢长成小人儿的模样。

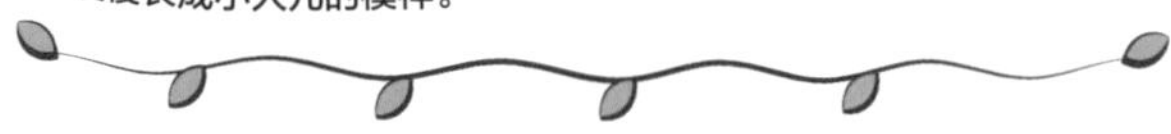

一般来说，产检过程中孕妈妈会做多次B超，这是为了了解胎宝宝各阶段的发育情况。但不建议孕妈妈频繁做B超，只要按照医生的指导定期做就可以。

停经6周后做B超

在停经6周后，除了妇科常规检查，孕妈妈应做B超确定妊娠是否正常，这也是孕期的第一次B超检查。主要为了确定胎宝宝发育情况，排除宫外孕等情况。如果孕妈妈没有阴道出血等，也可以等到孕8周左右进行第一次B超检查，一般可见胎心、胎芽。

做第一次B超时需要空腹憋尿，准爸爸最好陪着妻子去，并为妻子准备一些检查完成后可随时吃的面包、水果等。

孕中期B超

孕中期通常做两次B超检查。第一次B超检查在孕12~14周，可以大致了解胎宝宝的发育情况。在孕20~24周再做一次B超检查，这次可以比较清晰地了解胎宝宝的器官和组织发育情况，从而排查是否存在发育畸形。

孕晚期B超

从孕36周到预产期，可以做B超检查以明确胎位、羊水多少和胎盘的功能，以及胎宝宝有无脐带绕颈。

此时胎宝宝的小心脏已经开始跳动了，速度非常快，像小火车。

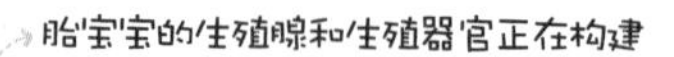

1 2 3 4 5 6 7 8 9 10 11 12 13 14 15 16 17 18 19 20

孕1月 孕2月 孕3月 孕4月 孕5月

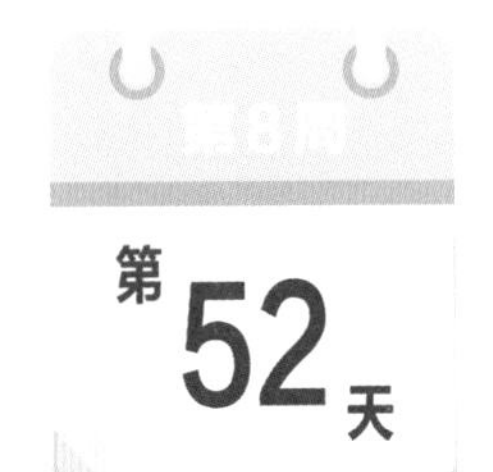

消除对胎宝宝不利的隐患

孕早期由于胚胎在子宫内发育尚不完全，生活环境中可能存在很多不利于胎宝宝发育的隐患，所以孕妈妈应多加注意。

对胎宝宝发育不利的因素

孕早期，胎宝宝对各种不良因素很敏感，比如某些药物、放射线、化学物质的侵害，细菌、病毒的感染以及体内内分泌激素水平的异常或某些营养物质的缺乏等，都可能影响胎宝宝发育。孕妈妈在生活中要避免此类因素，同时保持乐观的心情，不要过度紧张。

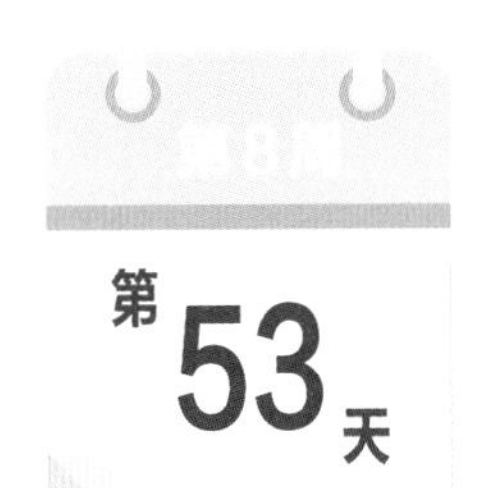

日常生活如何养胎

养出健康、聪明的宝宝是每个孕妈妈的心愿。那么在生活和工作中就要多留心，创造一切有利于胎宝宝发育的条件。

保证按时产检，不管出现什么情况都听从医生的指导，要认同科学孕育的原则。注意营养均衡，补充维生素和矿物质。

养成良好生活习惯，起居有规律。

学会缓和情绪，缓解工作压力。

改善工作环境，避开可能接触污染物的岗位。

改善居室环境，勤打扫、经常通风换气。

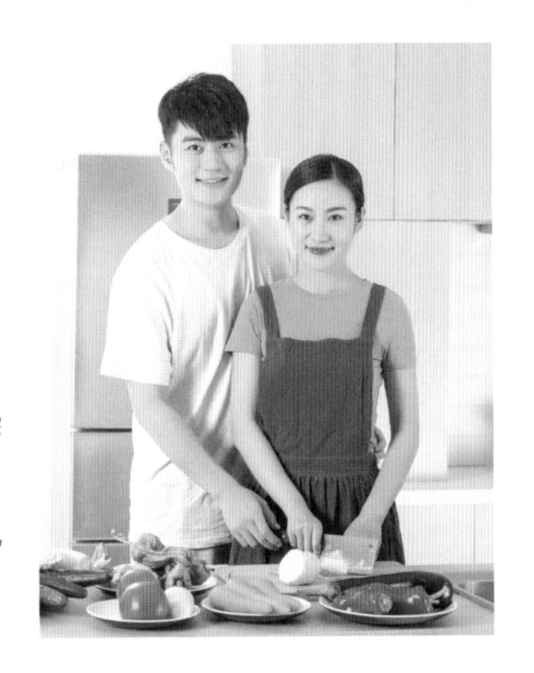

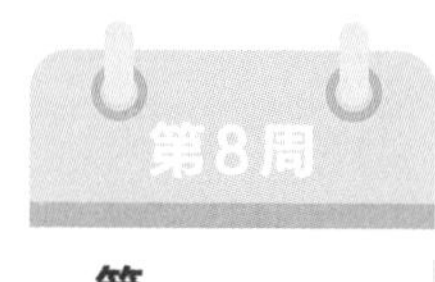

适量补充维生素 E

维生素 E，又名生育酚，是非常有效的抗氧化剂之一，可促进胎宝宝神经发育。在孕早期，胎宝宝神经发育的关键期，孕妈妈适当多吃些富含维生素 E 的食物，不仅可以促进胎宝宝大脑发育，还有安胎，减少妊娠斑出现的作用。

富含维生素 E 的食物

孕妈妈每日维生素 E 摄入量以 14 毫克为宜。日常生活中葵花子、芝麻、榛子、核桃、松子、花生等食物都富含维生素 E，日常饮食稍加注意，保持均衡的饮食结构，就不会出现维生素 E 缺乏的问题。如果经过检查，发现确实缺乏维生素 E 而需要额外补充的，可以咨询医生后加服天然维生素 E 制剂。

晒太阳好处多

在怀孕期间除了要注意合理饮食之外，也不能忽视了阳光、水和空气等自然元素的重要性，孕妈妈每天都要晒晒太阳，促进钙质吸收。

提高孕妈妈免疫力

孕妈妈适当晒晒太阳，不仅可以调节孕吐带来的坏情绪，阳光中的紫外线还具有杀菌、消毒作用，有助于提高孕妈妈的免疫力。有研究表明，经常晒太阳的孕妈妈，免疫力普遍高于长期处于室内的孕妈妈。

促进钙吸收

晒太阳能够有效增加孕妈妈体内的维生素 D 水平，而这种营养元素可以结合钙质促进骨骼的生长，合理地晒太阳在孕期对于胎宝宝的健康有着较好的促进作用。

第56天

了解胎教知识

胎教是在怀孕期间给孕妈妈创造一个良好的心态和孕育环境，促使胎宝宝正常发育。在胎教过程中，胎宝宝能感受到强烈的情感，有助于其大脑发育。

胎教从什么时间开始

一般意义上的胎教，均提倡根据胎宝宝的发育特点，对胎宝宝进行诸如对话、抚摸及听舒缓优美的音乐等早期教育。这种胎教一般从孕3~4月开始。

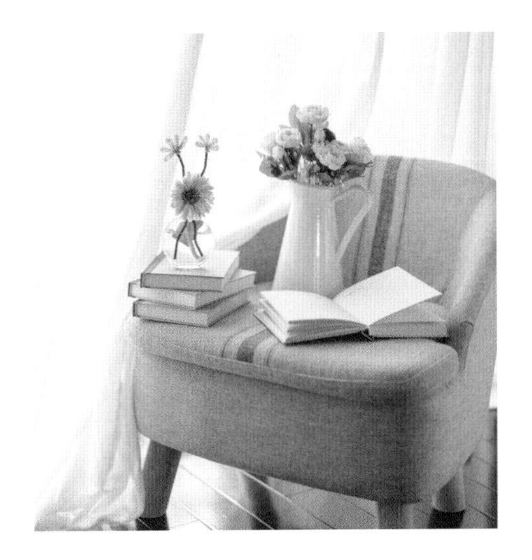

胎教包括哪些内容

胎教包括对话胎教、情绪胎教、营养胎教、运动胎教、音乐胎教、环境胎教、美学胎教、故事胎教等。孕妈妈每天为胎宝宝唱一首歌、读一段诗、玩一个快乐的游戏，这些可以促进胎宝宝的大脑发育。

有的孕妈妈以为胎教这件事有固定的模式，其实不管是用什么方式胎教，在什么时间进行胎教，只要对胎宝宝的身心发展有利即可。比如孕妈妈心情好的时候轻轻哼一首歌给胎宝宝，他便可以感受到你快乐的情绪。再比如，孕妈妈每天早上跟宝宝说一句“早安”，轻抚腹部让胎宝宝知道你对他的重视与关爱，这些都是很不错的胎教。

作为准爸爸，你在胎教中的角色是无可替代的。准爸爸的参与会使孕妈妈精神愉悦，以便更好地度过孕期；准爸爸浑厚的嗓音，也是胎宝宝喜欢的声音。

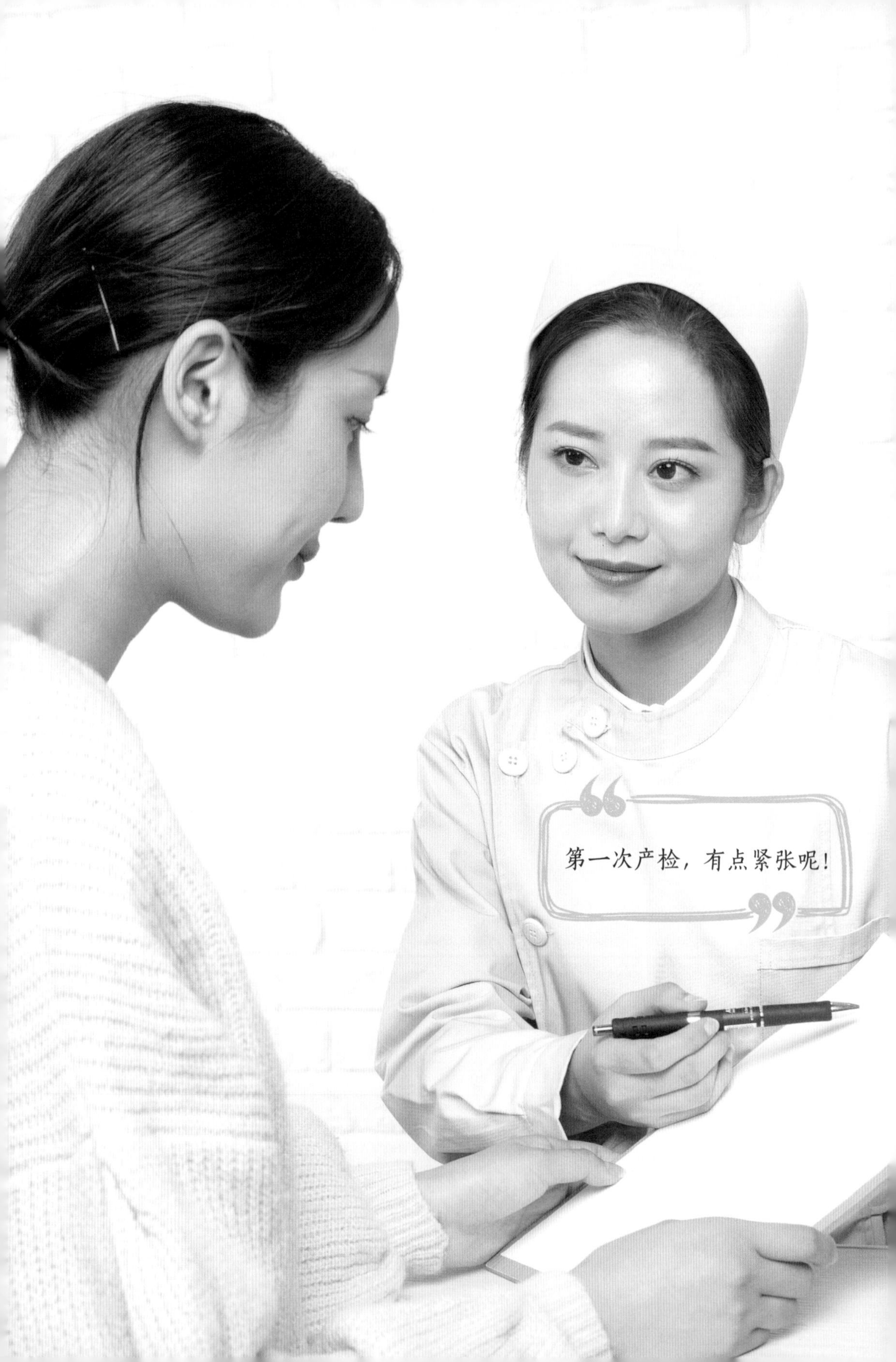
第一次产检，有点紧张呢！

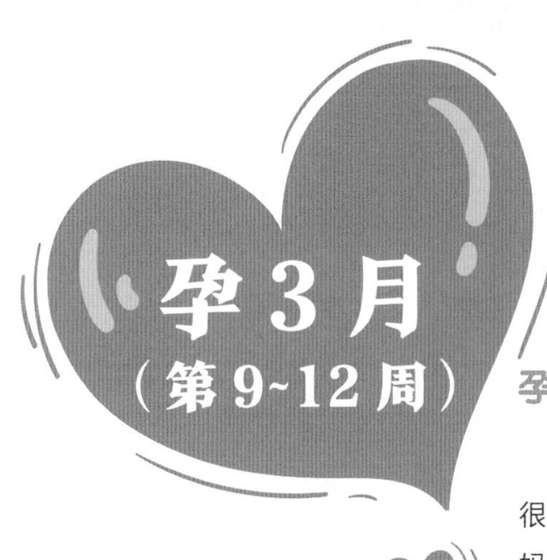

孕3月（第9~12周）

孕妈妈：慢慢感受到了胎宝宝的存在

怀孕的第3个月，孕妈妈要面临的挑战还有很多。大部分的医院都是在孕3个月时建档，孕妈妈和准爸爸要提前做好计划。这个月仍然处于流产高危期，孕妈妈一旦发现不适要马上去医院检查。

胎宝宝：可爱的模样

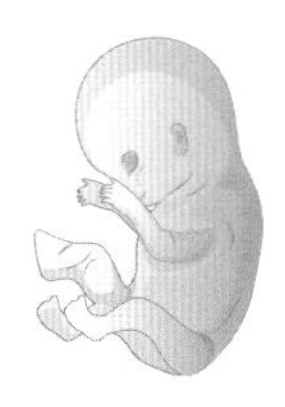

第9周

四肢成形

本周胎宝宝的心脏已经分成四个腔，手、脚、四肢完全成形，已经可以手舞足蹈了。五官和大关节部位已经明显可辨。

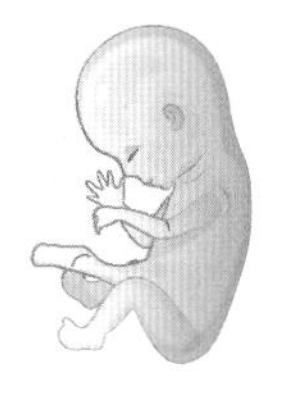

第10周

真正的胎宝宝

本周胎宝宝重约5克，生殖器开始发育，做B超还分辨不清性别，但是眼睛和鼻子已经清晰可见，心脏也发育好了。

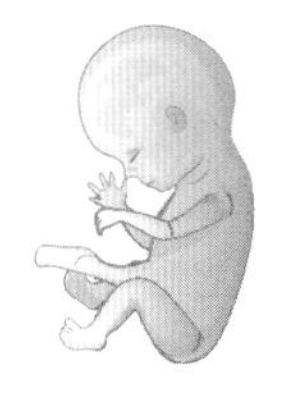

第11周

重要的器官发育完全

此时胎宝宝身长和体重都增加了一倍，重要的器官都已经发育完全。维持生命的器官如肝脏、肾、肠、大脑等都已经开始工作，脊柱的轮廓已经清晰可见。

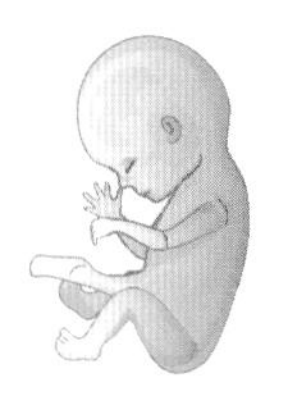

第12周

长指甲啦

此时胎宝宝已经“人模人样”了，大脑和各种器官仍在发育，骨头在硬化，手指和脚趾已经分开，指甲和毛发也在生长。

第9周

第57/58天

该到医院建档了

胚胎从现在开始可以称为“胎儿”了。

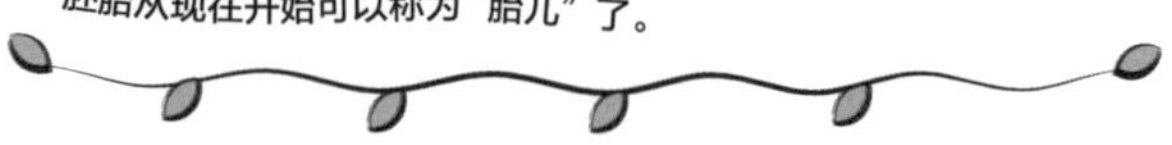

建档是孕妈妈怀孕过程中非常重要的事，建立档案之后可以按照规定时间参加每个月的产检，同时也能及时了解掌握自己和胎宝宝的身体状况。

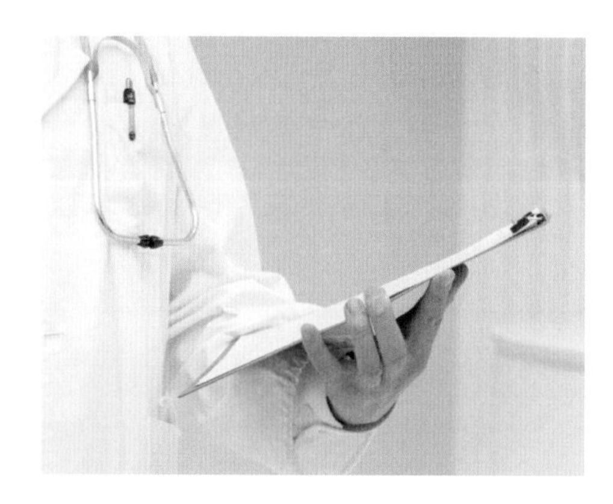

早建档早安心

一般只要第一次检查结果符合要求，医院就会允许建档。如果是从其他医院转过来的，有检查不全的项目，要在新医院重新补做，合格后才能建档。所以孕妈妈在建档之前最好能提前确定自己的分娩医院，并且固定在同一家医院进行产检，以减少不必要的麻烦。

建档的好处

医院为孕妈妈建档，主要是为了能够更全面地了解孕妈妈的身体状况以及胎宝宝的发育情况，以便更好地应对孕期发生的状况，并且为以后的分娩做好准备。孕妈妈可以选择固定看一位医生，这样医生对孕妈妈的个人情况会比较了解，更有助于顺利度过孕期直至分娩。

选择建档医院

离家近

距离是大多数人考虑建档医院的第一因素，毕竟孕期多次产检，路程太远很不方便。尤其是孕晚期，孕妈妈挺着大肚子，去太远的地方也会存在不安全因素。距离近的另一个好处是临近分娩可以快速到医院就诊。

就医环境

专科医院更好、更有针对性，而且就诊人员相对较少，可避免交叉感染。

产后病房条件

产后病房是新生儿刚出生后接触的第一个外部环境，所以关于产房的细节要提前问清楚：是否能够有家属陪护？能否申请单间？

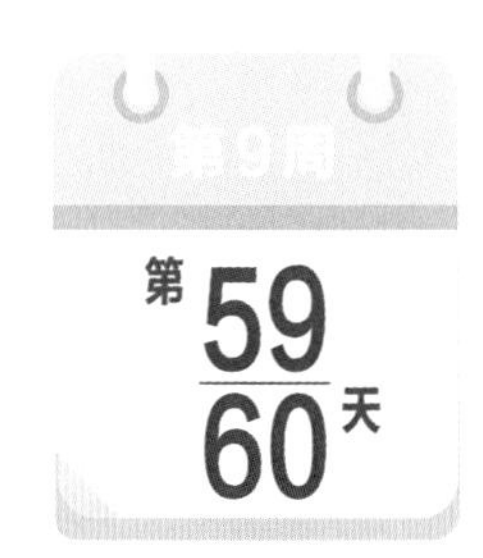

别忽视心理保健

孕期保健不仅应保证孕妈妈不生病、胎宝宝发育正常，还应当注意心理保健。烦躁焦虑的情绪不但对孕妈妈本身不利，对胎宝宝发育也有害无益。

早睡早起

早睡早起能帮孕妈妈神清气爽。早起后到室外散散步，能改善心情。早起还能促进食欲，保证早餐的营养摄入。

善于倾诉

怀孕后由于生理上的原因，很多孕妈妈变得很脆弱，常会产生莫名其妙的失落感、压抑感、恐惧感，遇到事情容易发怒、焦虑、惊慌等。当孕妈妈遇到不愉快的事情时，一定要主动说出来，让准爸爸倾听你的苦衷。也可以约上几位好朋友，一起吃饭聊天，向她们吐吐苦水。

阅读、听音乐

可以阅读一些有助于缓解心情的书籍，孕妈妈可以边看书边将有趣的内容讲给胎宝宝听，用妈妈的爱来和宝宝交流，在甜蜜的孕育时光中忘却烦恼。

听音乐是孕期保持心情愉快最简单可行的方法，比较适合孕妈妈听的是轻音乐，或者欢快的歌曲，以悦耳动听，能够安抚情绪为宜。

孕妈妈听音乐不必固定类型，只要自己喜欢听，听了高兴就够了。

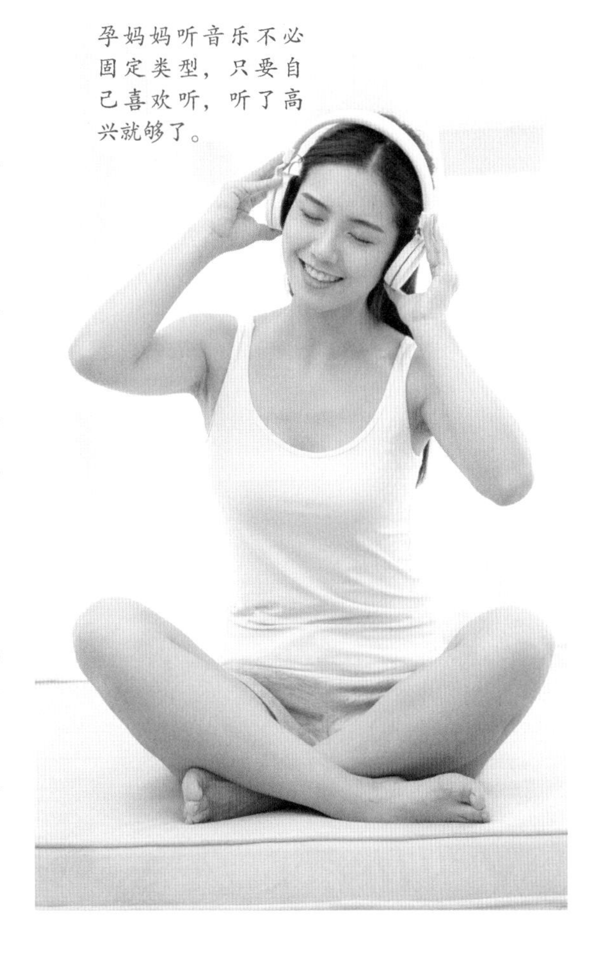

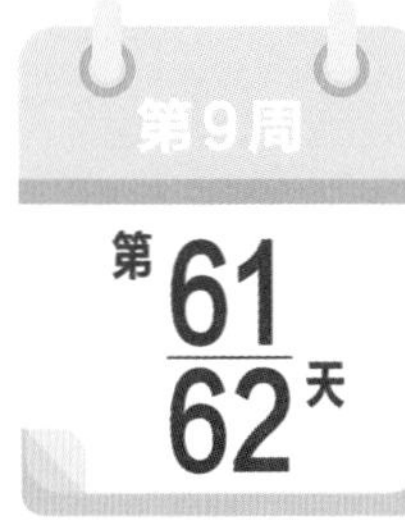

饮食有度，清淡为主

随着生活水平的提高，越来越多的孕妈妈重视孕期营养，总觉得怀孕了就该多吃。其实孕期应科学摄入营养，时刻注重体重管理。

口味清淡为主

体重管理是贯穿整个孕期的重要功课。孕早期体重不宜增加过多、过快，平日饮食以清淡为主，同时注重营养全面。多吃一些蛋类、牛奶、鱼、肉、豆制品、海带、果蔬等，还应粗细搭配。这样既促进食欲又满足了孕妈妈本身的营养需求，为胎宝宝的生长发育提供了物质基础。

减少钠的摄入

孕3月，随着胎宝宝的成长，子宫开始变大，会逐渐影响孕妈妈静脉回流，孕妈妈开始出现轻微水肿情况。而高钠食物的摄入，如咸味食物、腌制食物，以及多糖的甜味食物等，会增加体内钠含量，加重水潴留，进而加重孕期水肿。此外，长期摄入高钠食物，对血管、心脏也会产生压力，不利于孕妈妈、胎宝宝健康。

蔬菜沙拉

原料： 生菜、圣女果各100克，苦菊50克，黄瓜半根，沙拉酱适量。

做法：

1. 生菜洗净，掰成小块；圣女果洗净，切两半。
2. 黄瓜洗净，切块；苦菊洗净，切段。
3. 把所有食材放在一起，放入沙拉酱拌匀即可。

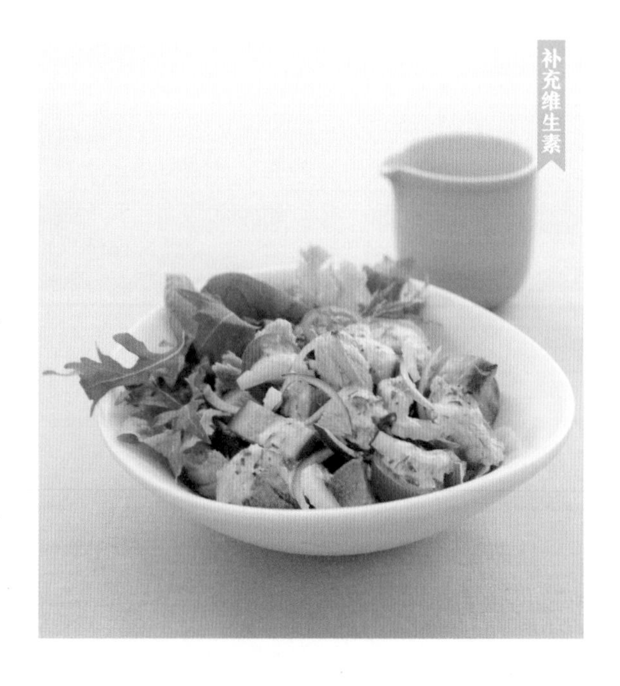

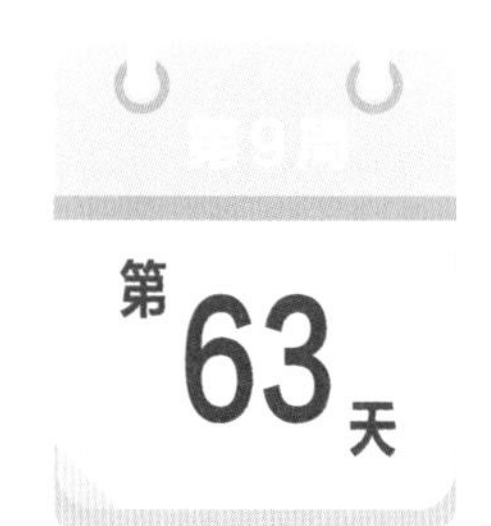

讲讲孕妇奶粉

孕妇奶粉在牛奶的基础上，添加了叶酸、铁质、钙质、DHA 等孕期所需要的营养成分，可以满足孕妈妈在孕期的特殊需要。但是怎么喝孕妇奶粉也是有讲究的。

哪些孕妈妈需要喝

孕前自身营养摄入不够，体重偏轻的孕妈妈。

早孕反应严重，体重增长缓慢的孕妈妈。

已经出现贫血以及缺钙征兆的孕妈妈。

胎宝宝发育迟缓的孕妈妈。

其实只要平时营养均衡、充足，大多数孕妈妈都不需要喝孕妇奶粉。

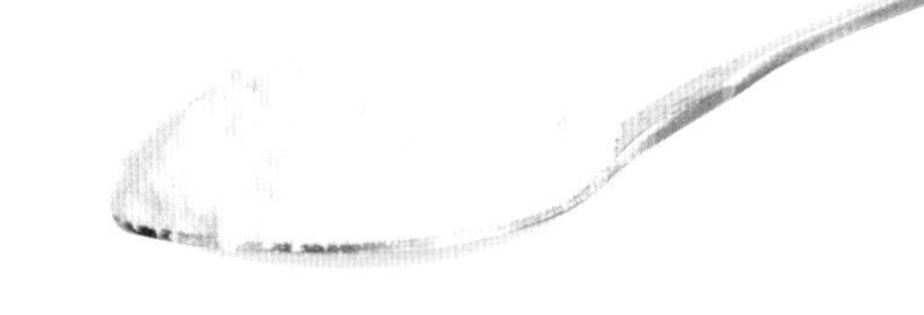

哪些孕妈妈不要喝

饮食均衡，体重等各项指标都在正常范围内，或者是已经超标的孕妈妈，不需要再喝孕妇奶粉，避免造成胎宝宝营养过剩，出现巨大儿，而且摄入热量过多，孕妈妈也有可能变得肥胖，进而影响孕期健康。

孕妇奶粉不是喝得越多越好

孕妈妈要合理控制孕妇奶粉的饮用量，每天不要超过 2 杯，更不能把奶粉当成水喝，也不能既喝孕妇奶粉又饮用大量的其他乳制品，这样会增加肾脏负担，影响肾功能。作为早餐，孕妈妈可以先吃一些全麦面包、麦片，再喝一杯孕妇奶粉，健康又营养。

准爸爸要做监督员和陪练员，督促孕妈妈适当运动，控制体重。运动不仅能提高免疫力，还能改善孕期的各种不适。但是要注意运动不能太激烈，否则容易出现危险。

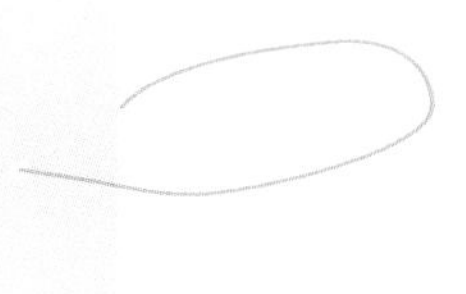

第10周
第64/65天

进补要慎重

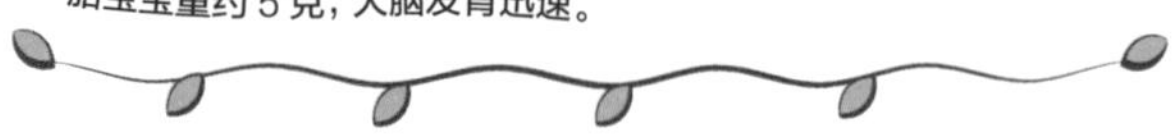

许多孕妈妈总担心胎宝宝营养不够，所以就想摄入一些大补的营养品，但很多营养品不仅对胎宝宝发育无益，反而会带来不利影响。

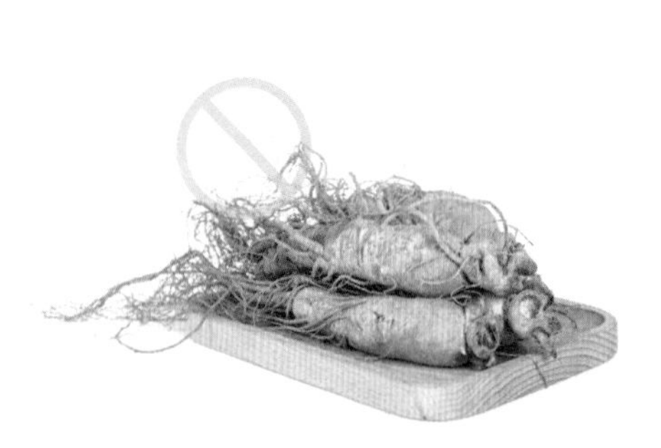

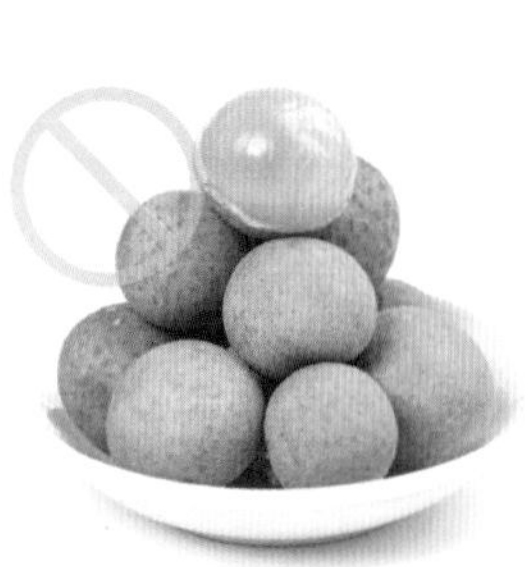

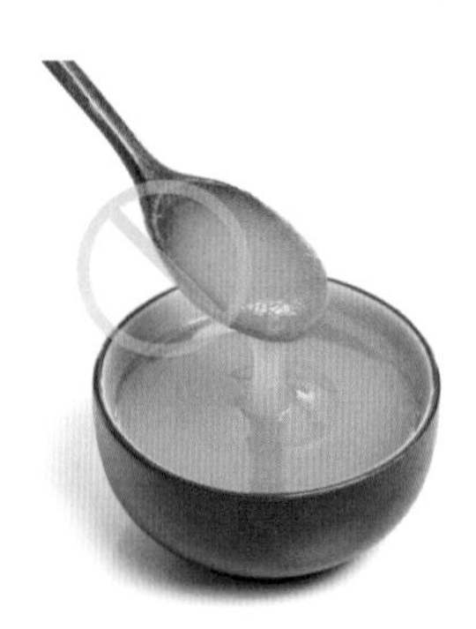

不宜食用人参

人参是大补元气之物，孕妈妈不宜食用。因为人参中含有作用于中枢神经及心脏、血管的多种化学成分，能够使人体产生广泛的兴奋反应，可导致服用者出现失眠、烦躁、心神不宁等不适症状，反而影响孕妈妈的睡眠质量和情绪。此外，人参还具有升血压的作用，容易导致孕妈妈血压升高。

不宜食用桂圆

桂圆性温，有开胃养脾之功效，还能安心神，但大部分孕妈妈怀孕后阴血偏虚、内热较重，如过多食用性温、大热之物，容易出现“火上加火”的情况，导致孕妈妈出现心烦气躁、手足发热等情况，有可能会加重原本就有的牙痛、口腔溃疡等症状，加重孕期不适。

不宜服用人参蜂王浆、洋参丸等

人参蜂王浆、洋参丸等具有滋补作用，是很多女性日常滋补的营养品，但备孕及怀孕后，最好不要再继续服用。因为人参蜂王浆等补品中含有生物激素，会干扰孕妈妈体内的激素分泌，加重不适感。洋参丸等滋补品主要成分为西洋参，也不适合孕期长期服用。

第66天

乳糖不耐受怎么办

孕早期喝牛奶能补充钙质，均衡营养，但是如果孕妈妈乳糖不耐受，可以改喝豆浆、酸奶，对胎宝宝的生长发育同样有好处。

乳糖不耐受的原因

乳糖不耐受是由于小肠黏膜乳糖酶缺乏，导致牛奶中的乳糖得不到消化吸收，未吸收或未分解的乳糖就会引起一些不舒服的症状。乳糖不耐受会导致牛奶中的叶酸、铁不能被有效吸收。

豆浆、酸奶同样有营养

豆浆的营养价值也很高，而且只要一台豆浆机，在家就可以自制新鲜可口的豆浆。豆浆中有丰富的蛋白质，但钙含量较低，孕妈妈应在医生的指导下补充一些钙质。

酸奶在发酵过程中不仅保留了牛奶的营养成分，其中20%~30%的乳糖还会被分解，产生多种维生素和乳酸菌，能提升胃口，促进消化。但市面上售卖的酸奶含糖量很高，孕妈妈不要喝得太多，有条件的可以在家自制酸奶饮用。

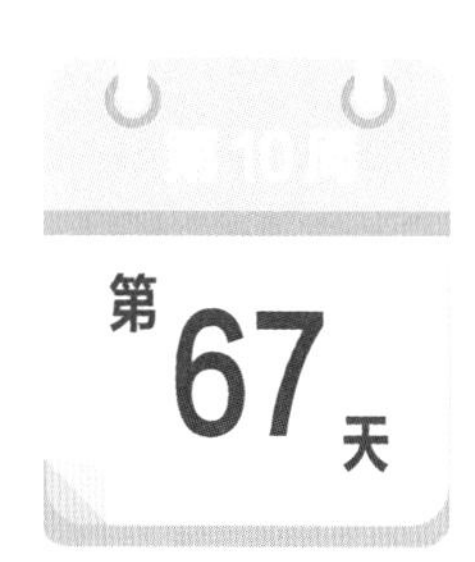

素食孕妈妈这样补

素食孕妈妈通常会缺乏下列几种营养，需要在平时饮食中多摄取含有此类营养的食物，做到营养全面，打造出健康的孕育体质。当然，在孕育期间最好不要坚持全素，可适当摄入蛋奶等。

蛋白质：素食妈妈可以多摄取奶、蛋及豆制品来获取蛋白质。

铁：黑米、黑芝麻、木耳、樱桃、红枣、紫菜等富含铁元素。

脂肪：牛奶等乳制品以及坚果类富含不饱和脂肪酸。

必要的时候，孕妈妈可以在医生指导下服用营养补充剂。

第10周

第68 69天

缓解尿频困扰

由于孕激素引起盆腔充血，导致膀胱压力增加，会使得孕妈妈出现尿频症状。尿频不仅给生活和工作带来不便，还可能影响孕妈妈的心情。

减少尿频的发生

孕妈妈可以调整饮水时间，在白天保证水分摄入，不吃含盐太多的食物，以避免夜间频繁起床上厕所。在临睡前1小时尽量不要大量饮水，以免影响睡眠质量。但是，千万不能因为尿频就刻意减少饮水，这样会导致身体缺水，影响胎宝宝的发育。

有尿意时应及时排尿，切不可憋尿。如果憋尿时间过长会影响膀胱的功能，以至不能自行排尿，造成尿潴留。

凯格尔运动

凯格尔运动可以增强骨盆底肌肉力量，不仅可以减轻尿频烦恼，还能降低分娩时发生撕裂伤的风险。

骨盆底肌肉练习还能促进直肠和阴道附近的血液循环，预防痔疮的发生，同时也有助于分娩。

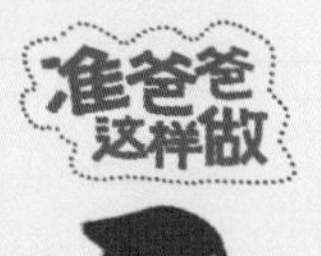

怀孕后，女性身体会出现一系列不适症状，准爸爸要从心理上给予孕妈妈支持。在日常生活中，要体贴孕妈妈身体方面的尴尬之处，比如尿频、漏尿、便秘等。

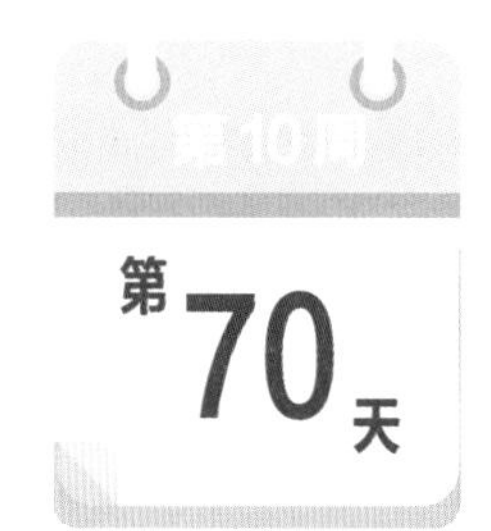

洗澡不再是随意的事

怀孕期间由于汗腺和皮脂腺分泌旺盛，因此孕妈妈要经常洗头、洗澡，勤洗外阴、勤换内衣，保持身体表面的清洁，促进周身血液循环和皮肤的新陈代谢。

最佳洗澡方式：淋浴

孕期体内激素分泌发生变化，阴道分泌物的酸碱性改变，阴道对外来细菌的抵抗力降低。坐浴时，阴道口接触水，会将细菌带入体内，引发妇科炎症，既会给孕妈妈带来不适，也不利于胎宝宝成长发育。因此孕妈妈最好选择淋浴。

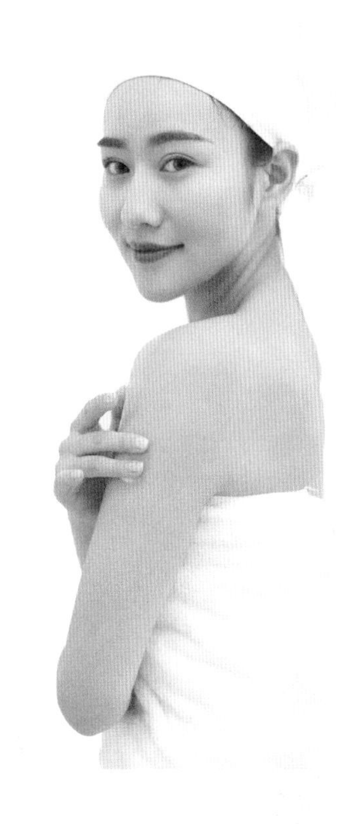

洗澡时间 15 分钟

浴室内通风不良，温度高，导致空气中含氧量低。孕妈妈洗澡过程中，血液流入躯干、四肢较多，进入大脑和胎盘的血液减少，而脑细胞对缺氧的耐受力较低，因此有些孕妈妈洗澡时间长会感到头晕。一般建议孕妈妈淋浴 15 分钟即可。

水温不宜超过 39℃

水温过高会对胎宝宝的中枢神经系统造成危害，也会加重孕妈妈缺氧的症状；水温过低又可能导致孕妈妈感冒。通常水温保持在 38~39℃为宜，最好不要超过 39℃。

洗完后迅速擦干身体

身体和头发如果没有及时擦干很容易感冒，这会给孕妈妈带来诸多不适，所以洗完后要迅速擦干身体和头发，换上干爽的衣服，还要避免直接吹风。

第11周
第71—72天

不宜盲目保胎

身高增长一倍，指甲、头发等细微之处开始表露出来。

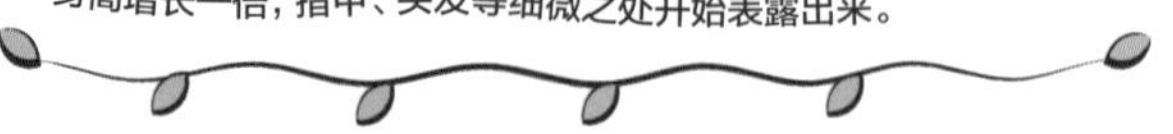

孕妈妈爱宝宝心切，一旦出现流产等征兆，第一想法都是保胎。但并非所有情况都适合保胎，要听从医生的建议。

不宜盲目保胎的情况

从优生学和遗传学的角度讲，流产是一种自然生殖选择机能。经过这种自然选择，使得90%以上的染色体异常的胎宝宝在怀孕28周以前自然淘汰，避免了异常宝宝的出生，保证了优生。

如果出现流产征兆是因为孕妈妈患了急性疾病所致，如流感、肝炎、肺炎、心脏病、严重贫血等，此类情况能否保胎要视具体情况而定。如果在治疗过程中大量使用对胎宝宝有影响的药物，不宜盲目保胎。

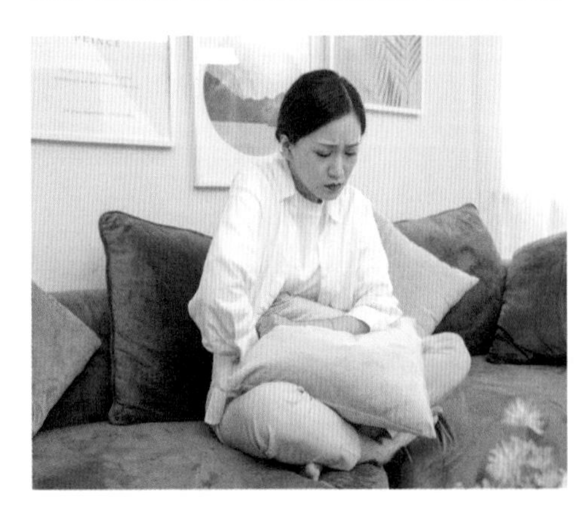

不宜用黄体酮保胎

黄体酮的作用是使子宫肌肉松弛，活动能力降低，减弱子宫对外界刺激的敏感性，有利于胚胎在子宫内生长发育，因此常用来治疗先兆流产。但临床数据显示，并不是所有的情况使用黄体酮都会见效。

另外，黄体酮对子宫肌有抑制作用，使子宫收缩功能减弱，降低排出异物的能力，会增加不完全流产的可能性，由此引发的出血过多、继发感染等，会严重影响孕妈妈的健康。

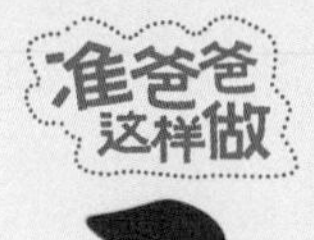

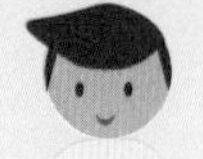

准爸爸这样做

出现不宜保胎的情况会对孕妈妈心理和身体都造成巨大的打击，准爸爸即便是爱宝宝心切也不要责怪孕妈妈，而且要照顾好流产后的妻子，在情绪、身体、营养等多方面给予关怀。

第11周

第73 74天

科学运动十原则

孕期适当运动，有利于孕妈妈和胎宝宝的健康，但做运动要量力而行，安全第一。

建议孕妈妈每周运动两三次，在身体允许的情况下也可以每天都运动一下。但运动量不宜过大，心率保持在每分钟 140 次以下，有氧运动不超过 20 分钟。

在运动前先补充水分。水分可带走热量，令运动时的体温不会迅速升高。

先热身再开始运动，让全身关节和肌肉充分活动开。

着装和鞋子要符合运动项目要求。衣裤要选择宽松、柔软、弹性好、吸水性好的。运动鞋直接关系到足部及下肢关节的健康，因此一定要根据运动项目来选择，要求轻便、跟脚、大小合适、软硬适中。

运动一段时间要停下来休息，不可一味逞强。

针对性加强腿部力量和腹部力量的锻炼，以使得双腿适应孕期体重的增长和减轻增大的子宫对后背、腰部的压力。可以在家做孕期体操。

避免骑自行车、长跑、跳跃性运动。

在闷热天、酷暑天要严格控制运动量。

天气凉时，出门运动要做好保暖，避免着凉感冒。

运动过程中出现头晕、恶心、局部疼痛等症状要立即停止运动，原地休息。情况不见好转要马上就医。

准爸爸是孕妈妈运动时最好的“陪练员”，不仅可以在一旁照顾孕妈妈的安全，还可以在孕妈妈懒得运动想要偷懒的时候起到督促作用，为母子的健康保驾护航。

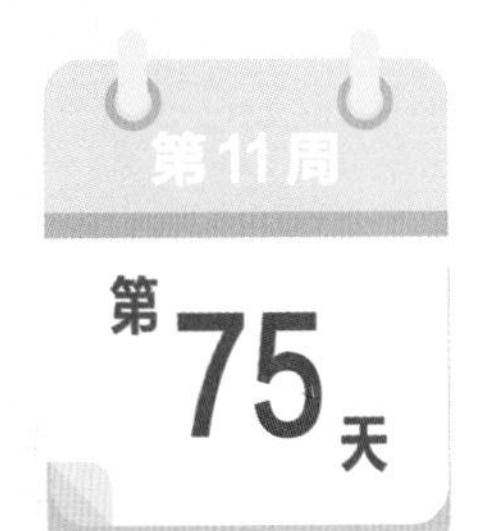

唇部护理不可忽视

孕妈妈通常都很重视面部和手部的护理，但往往忽略了对娇嫩唇部的护理，其实唇部对孕妈妈的健康同样重要。

注重唇部清洁

空气中不仅存在大量灰尘，还可能混杂细菌，如果不对唇部及时清洁，孕妈妈在吃东西、喝水或不经意舔嘴唇的时候就会将灰尘和细菌带入体内。这对一般人群并不会造成影响，但对孕妈妈和尚未发育完全的胎宝宝而言，可能带来患病风险。

唇部干燥可以用润唇膏吗

一般而言，建议孕妈妈使用孕妇专用润唇膏。如果不喜欢润唇膏，可以选择天然的维生素 E 来滋润嘴唇，还可以通过适量补充油脂，如花生油、玉米胚芽油等来改善唇部容易干裂的情况。

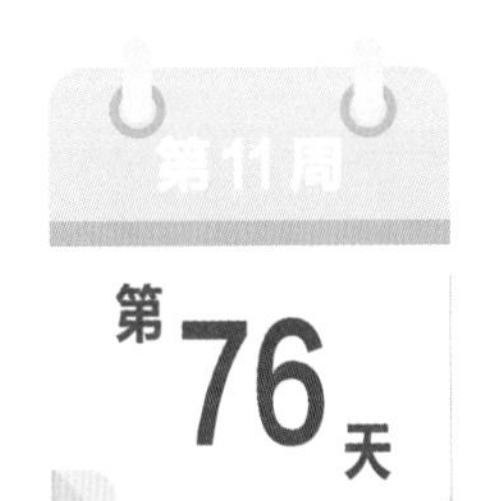

孕妈妈的手部护理

孕妈妈在孕期中也要注意手部的护理和清洁，手部的清洁直接关系到孕妈妈和胎宝宝健康。孕妈妈要勤洗手。

不留长指甲

孕妈妈最好剪短指甲，不留长指甲，因为过长的指甲容易藏污纳垢，让细菌大量繁殖。不要涂抹含有醛类物质的指甲油。最好使用橄榄油护理指甲，这样既滋润手部，又不会对胎宝宝造成影响。

常戴手套

孕妈妈外出时可以佩戴手套，以避免接触有害细菌。做家务时，如接触洗涤剂也要带上防护的塑胶手套保护自己的双手。这样也会给胎宝宝一个舒适安全的生长环境。

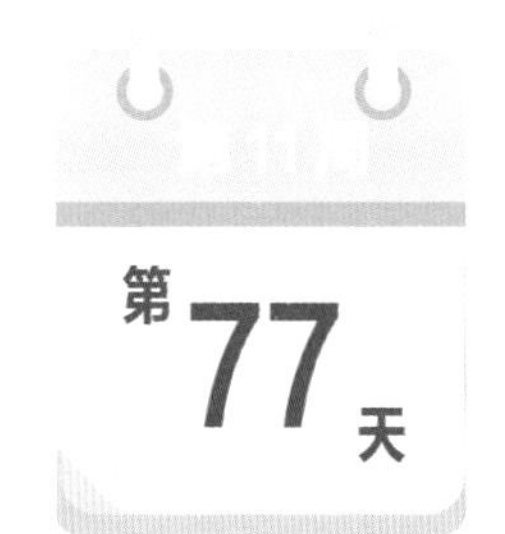

第77天 职场孕妈妈的注意事项

怀孕后，一部分孕妈妈仍然坚持工作，这对孕妈妈的精神状态和胎宝宝的发育有很好的帮助。但是一些以前无关紧要的问题，现在就要重视起来了。

坐车避开高峰期

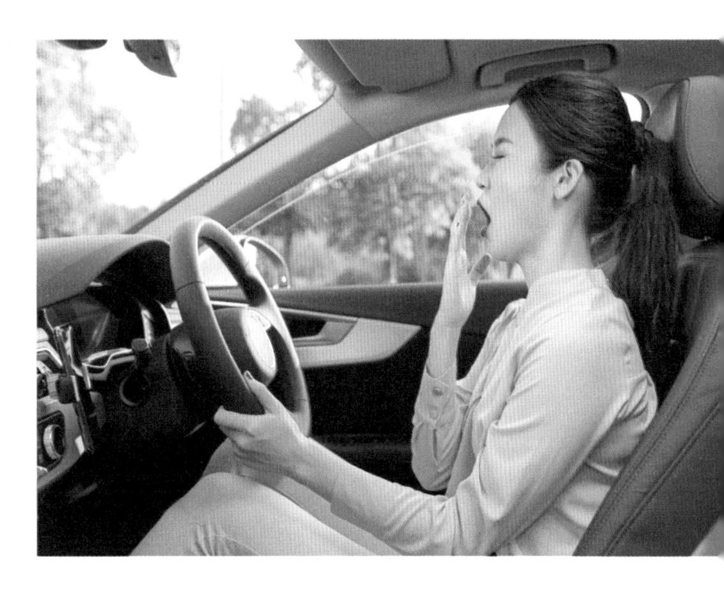

孕妈妈乘车时应避开上下班高峰，以免空气质量差而加重恶心的感觉，车内人员过多还增加了孕妈妈感染细菌、病毒的风险。如果是乘公交车，应尽量选择前面的座位，避免因车后部颠簸得厉害引起晕车。如果车内拥挤，孕妈妈可等下一辆或者调整每天出门的时间。

不宜久坐

在办公室工作的孕妈妈，工作忙起来的时候，经常会一坐就几个小时。久坐，会影响下肢血液循环，一方面加重孕期水肿的情况，另一方面也会间接影响胎宝宝的生长发育。

孕妈妈可以在工位上做一个便签贴，提醒自己每隔1小时就要站起来活动一下，比如接杯水，或者去趟卫生间。

不宜长时间开车

确定怀孕后，孕妈妈最好不要开车了。开车时需要高度专注，这种精力的消耗和长时间不变的坐姿对孕妈妈和胎宝宝都是不利的。开车时路况不明，孕妈妈容易出现焦虑、紧张等情绪，这些情绪会作用于内分泌系统，进而影响到胎宝宝。如果有特殊原因孕妈妈必须开车，那么也要注意安全，保证系好安全带，连续驾车时间不宜超过1小时。头发较长的孕妈妈建议开车时将头发扎起来，以保证视线不被遮挡。

第12周

第78/79天

双胞胎孕妈妈注意事项

可以听见宝宝的胎心了。

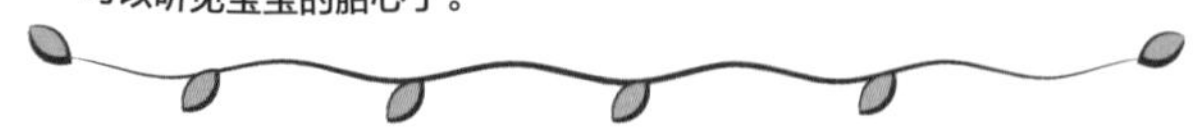

双胞胎是多么令人羡慕的事儿，但孕妈妈的身体和心理却可能因为同时要承担两个胎宝宝的生长发育而备感辛苦，因此在日常饮食和产检方面都要多留心。

产检频次更高

怀有双胞胎或多胞胎的孕妈妈产检的时间和次数跟单胎孕妈妈不一样，因为子宫内孕育多个胎宝宝，羊水、胎盘及胎宝宝发育情况更为复杂，孕期较单胎孕妈妈发生意外情况的风险增加，所以检查频率较高。孕妈妈要根据医生的嘱咐按时检查，以便及时发现异常，增加安全性。

营养摄入更多

因为腹中有两个胎宝宝在生长发育，所以需要更多的热量来满足需要。尤其是到孕中期及孕晚期，胎宝宝发育迅速，对营养物质的需求增加，如此时营养摄取不足，孕妈妈很容易出现贫血、缺钙等症状，导致胎宝宝发育不良。因此要比单胎孕妈妈摄入更多的蛋白质、维生素和矿物质，多吃鱼、鸡蛋、牛奶、瘦肉及豆制品、水果、蔬菜等，必要时可在医生指导下服用营养补充剂。

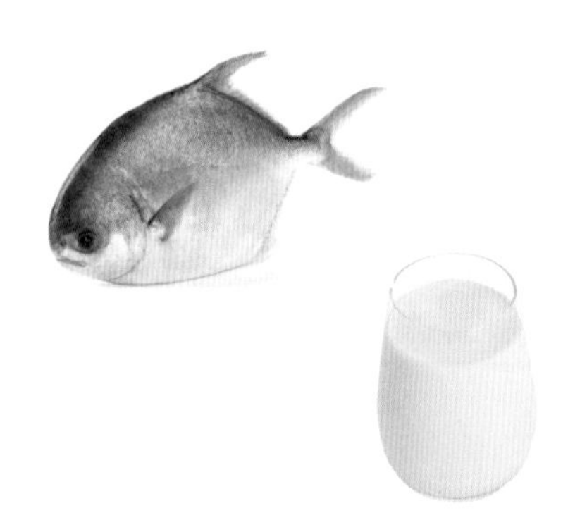

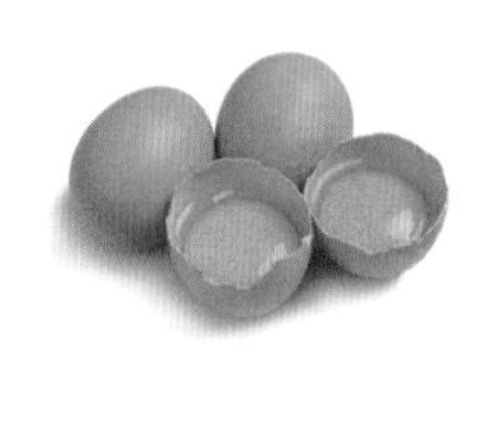

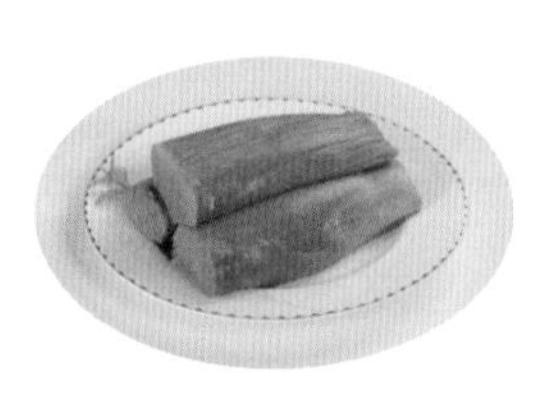

准爸爸这样做

双胞胎孕妈妈的身体要承受更多的辛苦，生理上也比单胎孕妈妈有更严重的不适，所以准爸爸要更体贴地照顾妻子。平时多给孕妈妈按摩腰部和腿部，以减轻疲劳感。

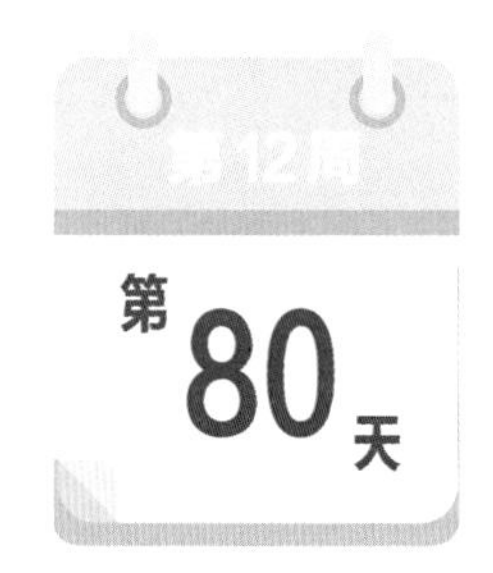

规律生活利于胎宝宝发育

胎宝宝通过孕妈妈的内分泌、血液中血糖高低变化等来感受环境，并形成自己的生物钟。想要一个以后早睡早起的宝宝，孕妈妈从此时开始就要规律生活。

孕妈妈要保持规律的生活作息

至少保证每天23点至凌晨6点之间的7个小时睡眠时间。有的孕妈妈可能因为体质或者白天工作疲劳等因素，时间还会延长一些，睡8个小时才能保证白天的精神状态，所以孕妈妈可以根据自己的情况适当调整入睡或者起床时间，并尽量保证将入睡和起床时间固定好，形成一定的规律。

此外，三餐也要定时吃，不可饿着自己。午休时，如果感觉疲劳，不妨在工位上小睡一会儿。

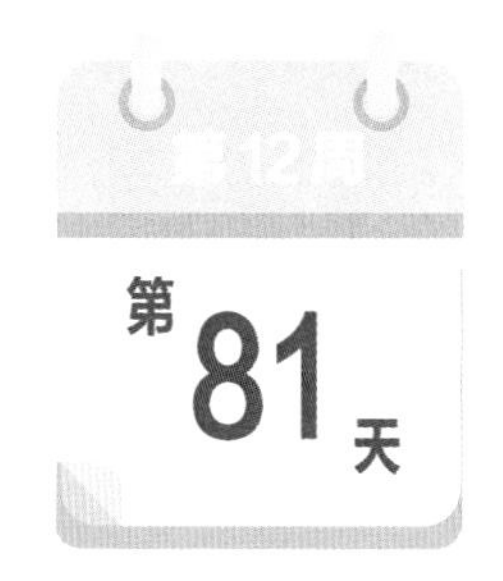

怀孕期间尽量不要粉刷房间

油漆等装修材料中含有大量的甲醛等有害物，孕妈妈正处于特殊时期，吸入此类有害物会对胎宝宝健康产生影响。所以孕期最好不要装修房间，也不要搬入刚刚装修好的房间。

许多孕妈妈在怀孕之后，满心欢喜地为胎宝宝准备婴儿房。但是在房间粉刷过程中，孕妈妈不可避免地接触到一些对人体健康有害的化学物质，而且大部分油漆涂料中都含有甲醛和苯等有害物质，这些物质对孕妈妈和胎宝宝健康很不利。所以，建议不要粉刷婴儿房，或者在粉刷完半年以后再入住。

在布置房间时和孕妈妈一起畅想宝宝出生后的模样，一起置办可爱的婴儿衣物和玩具，不仅对孕妈妈的心理是莫大的安慰，也能将爱的温暖传递给胎宝宝。

第12周

第82/83天

打造孕期黄金睡眠

睡不着、睡不好、夜里多梦，是大部分孕妈妈都会遇到的困扰。别太在意，放松心情，睡眠质量自会改善。

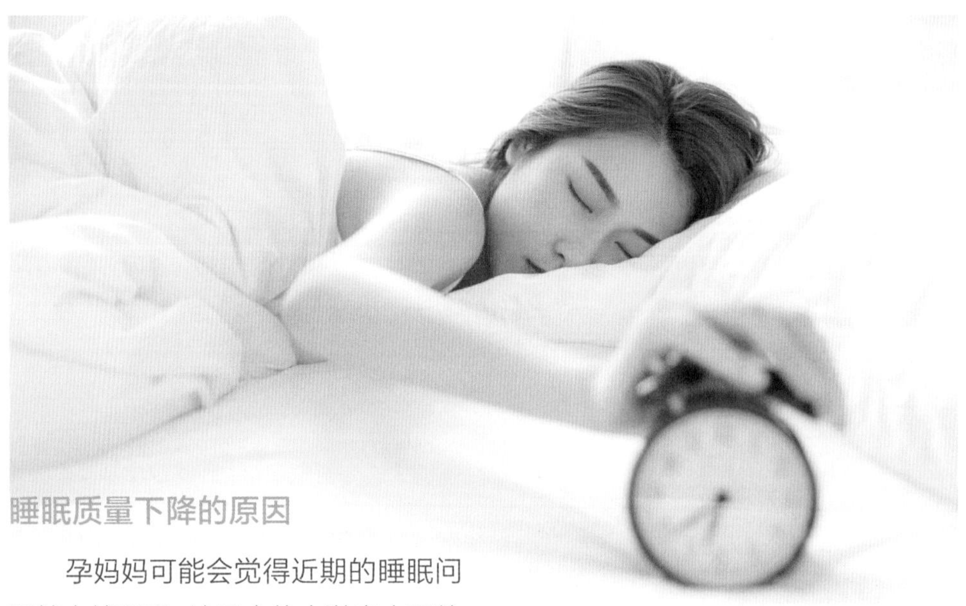

睡眠质量下降的原因

孕妈妈可能会觉得近期的睡眠问题越来越严重，这是由体内激素水平的改变而引起的。而且怀孕期间女性的精神和心理都比较敏感，对压力的承受力相对变弱一些，初次当妈妈带来的紧张和焦虑，都会令孕妈妈忧郁和失眠。

选用舒适的床品

对于孕妈妈来说，过于柔软的床垫并不适合，应该用棕床垫或硬板床上铺较厚的棉垫为宜，并注意松软、高低要适宜。有的孕妈妈会有腿部不适的症状，睡前可用抱枕或靠垫将腿部稍微垫高。

睡前不宜吃太饱

吃得太多，胃肠消化时间延长，入睡时胃肠依然无法消化完食物，会导致胃胀、胃痛等，不利于入睡。睡前也不要喝太多水，避免夜里频繁如厕。

睡前听助眠音乐

如果孕妈妈情绪紧张或者一躺到床上就胡思乱想，那么可以试着听一些助眠音乐。静静聆听音符的跳动，孕妈妈就会忘记烦恼和焦虑，得到身心的放松，进而慢慢入睡。

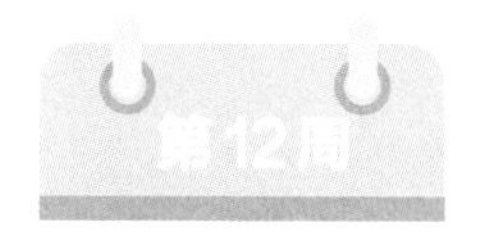

口气清新很重要

在怀孕的特殊时期，孕妈妈常会觉得口腔内有一股怪味，不仅影响食欲，也会造成心情低落。

勤漱口

在孕期孕妈妈吃东西的次数会比以往高，每次吃完东西后建议用温开水漱口，清除食物残留，减少口腔内的细菌滋生。

刷牙时清洁舌苔

早晚刷牙时，除了细致清洁牙齿和牙龈，也别忘了对舌苔进行彻底清理。孕妈妈清理舌苔时可能会引起恶心和不适，但坚持几次后，不适会明显减轻，而且口气会越来越清新。

避免食用辛辣、生冷食物

吃辛辣、生冷、不够新鲜的食物，也会造成孕妈妈口气不清新，严重的还会导致胃肠不适。

餐后按摩腹部

有时候口气不清新是消化系统出了问题，孕妈妈的肠胃功能会因激素的改变而减弱。饭后将双手搓热以打圈的方式轻轻按揉腹部，有助于食物的消化，减轻便秘症状，还能改善口气。

追踪特殊病史

很多疾病会引发口腔异味，如上呼吸道、喉咙、支气管、肺部发生感染的时候都会导致口气不清新。而患糖尿病、肝病或肾病者，也会出现口气改变的问题。因此若孕妈妈有过特殊疾病史，并且口气发生严重改变，应尽快由医生做鉴别诊断。

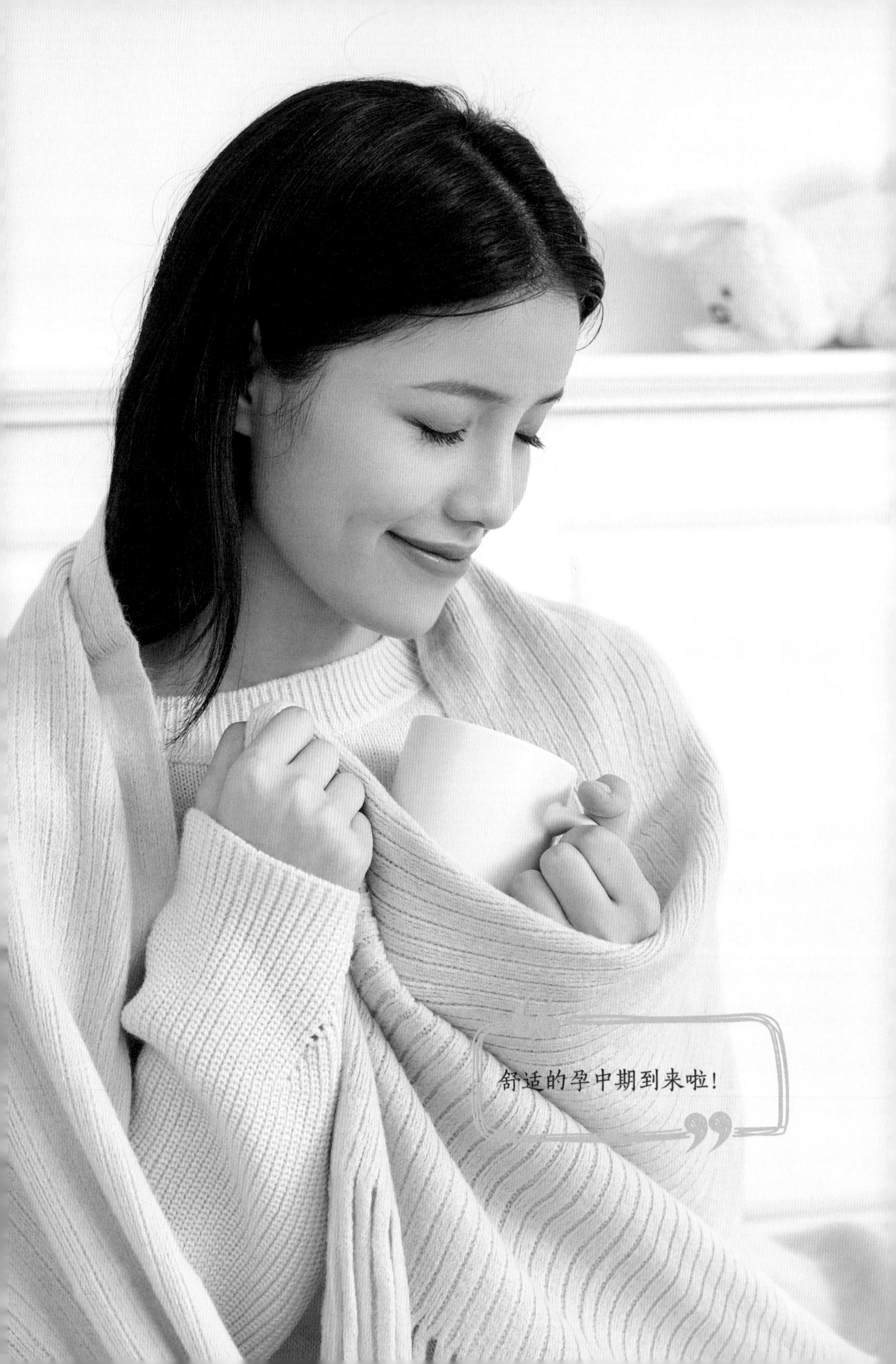
舒适的孕中期到来啦!

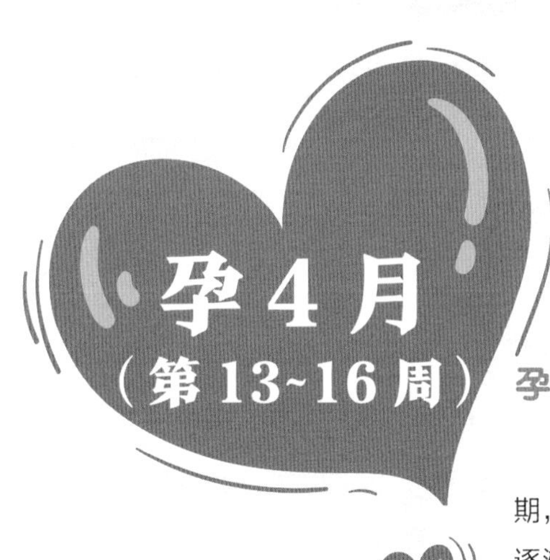

孕4月（第13~16周）

孕妈妈：慢慢“显怀”

孕妈妈平稳度过了前12周不够稳定的孕早期，各种孕吐、胀气、打嗝等早孕反应从这个月起逐渐减轻。此时，由于胎宝宝在子宫腔内，也就是耻骨联合及肚脐中间的位置快速发育，孕妈妈的下腹会微微隆起，也就是俗称的“显怀”。

胎宝宝：可爱的模样

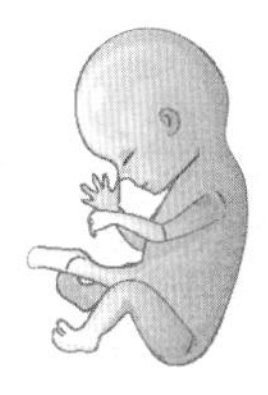

第13周

可以聆听声音了

胎宝宝现在的外表完全是个有模有样的小人儿了，只是有一些细节还有待发育。比如，肺部还没有完全发育成熟，生殖器官也在继续生长。虽然胎宝宝的耳朵没有完全发育好，但他已经可以“聆听”声音了。

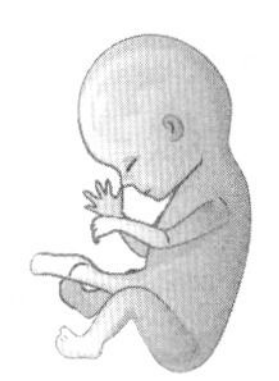

第14周

头发开始生长

胎宝宝已经能够动手动脚了，手脚的关节已经可以伸展、弯曲。头发已经开始生长，神经系统开始发挥作用了。

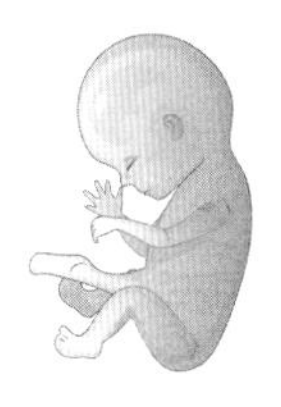

第15周

胎毛布满全身

具有协助胎宝宝调节体温作用的胎毛已经布满胎宝宝的全身。他的听觉在持续发育，能够听到妈妈的心跳声了。

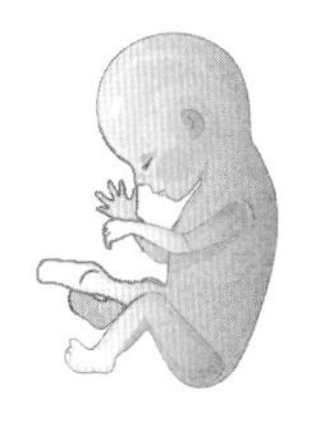

第16周

胎盘发育成熟

胎宝宝的生殖器官到本周会显露出来，做B超检查可以观察到胎宝宝的性别。胎宝宝的四肢在继续成长，骨骼正在慢慢硬化。

第13周

第85/86天

悉心呵护乳房

手指上出现了指纹，手指开始能与手掌握紧。

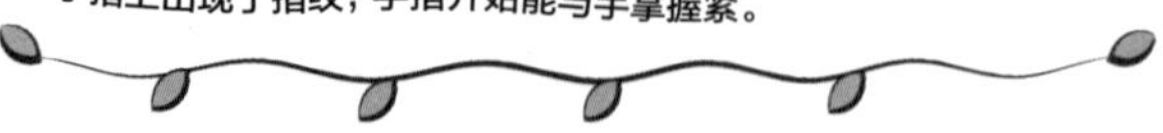

由于体内孕激素水平增高，乳腺组织内的腺泡和腺管不断增生，乳房的皮下脂肪渐渐沉积，使得乳房变大。孕妈妈要格外注意乳房的护理，保证乳房的健美挺拔。

乳房护理贯穿整个孕期

健康的乳房是保证母乳喂养的基础。怀孕后，孕妈妈的乳房受到激素的刺激，会发生一系列变化，这种变化贯穿整个孕期，所以乳房护理也要在整个孕期都坚持。乳房不仅是宝宝的“粮袋”，也关系到孕妈妈的健康和美丽，需要悉心呵护。

清洗乳头

经常用清水擦洗乳头，注意动作轻柔不要太用力，擦洗干净后要涂抹上润肤油，以防皲裂。

规律按摩

从孕中期开始，乳房可能会出现胀痛感，最好从现在开始进行乳房按摩，保证乳房的血液循环，为分娩后泌乳通畅打下基础。孕妈妈可以在每天睡觉前进行两三分钟的按摩，动作要有节奏，上下左右都要照顾到。按摩的力度以不感觉疼痛为宜，一旦感到不适要立即停止。

坚持穿着孕期专用内衣

随着乳房不断增大，孕妈妈应穿着孕期专用内衣，可以更好地承托乳房，而且材质要柔软，可以呵护娇嫩的乳头。

提醒孕妈妈坚持各项身体护理是准爸爸的“任务”之一，良好的护理习惯可以帮助孕妈妈保持身体的健康，对胎宝宝的发育和出生后的照料也有好处。

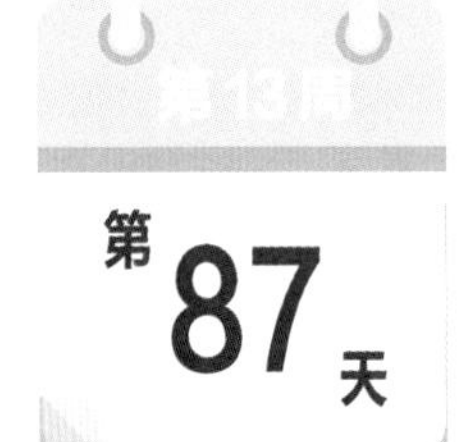

可以适当做家务

孕妈妈在怀孕期间不是一味地卧床静养，坚持做适宜的家务劳动，对孕妈妈和胎宝宝的健康都有好处。

做家务的好处

适宜的家务劳动可增加孕妈妈的活动量，既能增进食欲，提高摄入营养的吸收率，还能改善睡眠、预防便秘。同时，家务劳动消耗热量，可以防止孕妈妈体重增加过快。

做家务的宜忌

由于孕妈妈的肚子一天比一天大，不是什么家务都适合做。孕妈妈可以挑选不费力的家务来做，需要挪动重物或需要下蹲压迫腹部的动作一定要避免。做家务时一旦感觉劳累就应立刻停下休息。

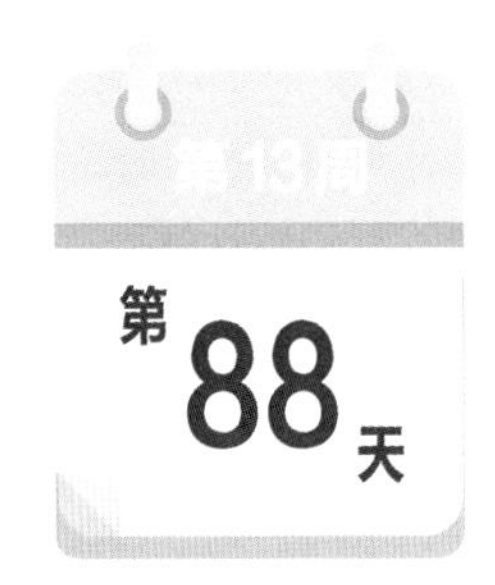

给胎宝宝取个昵称

随着胎宝宝的逐渐发育，他对外界的感知也愈发强烈。这时候就要给胎宝宝起个小名或昵称，与他每天打招呼，慢慢地，胎宝宝也会回应这个名字。

起小名的方法

准爸爸和孕妈妈最好一起商量胎宝宝的小名，这样和谐的家庭氛围有利于孕妈妈放松心情，舒缓前期因早孕反应带来的焦虑。常见的起名方法有：取对父母有特殊意义的字、叠音字、动植物名字、拟声词或者简单的英文名。最好朗朗上口，便于发音，这样也有利于胎宝宝记住发音，开启胎教的第一步。

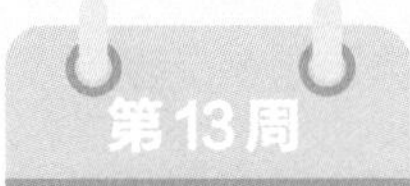

第89天

不要再戴隐形眼镜

孕妈妈在怀孕期间免疫力会下降，尤其步入孕中期后，这种情况愈发明显。平时令人忽视的细节也应加强注意，这其中就包括隐形眼镜的佩戴。

戴隐形眼镜的危害

怀孕时，由于受到孕激素的影响，孕妈妈的眼睛出现容易疲劳、干涩、角膜敏感度降低等情况，而且角膜的屏障作用也会降低，此时依然佩戴隐形眼镜，一方面会加重孕妈妈的眼睛不适感，使眼睛更加干涩；另一方面在隐形眼镜的佩戴、摘取过程中，有可能会带入细菌，感染角膜，引起角膜炎等，给孕妈妈造成不必要的麻烦。所以近视的孕妈妈，最好改为佩戴框架眼镜。

第90天

化妆品、高跟鞋先收起来

化个美美的妆、穿上高跟鞋，是很多女性的日常生活。但处于怀孕阶段，孕妈妈要暂时收起这些美丽的“装备”，因为这些可能会给胎宝宝带来伤害。

化妆品含大量化学物质

彩妆产品，如口红的主要成分为油、蜡类、油脂类、软化剂、着色剂、香料和调味物质，颜色鲜艳而带闪亮效果的可能还含有氧化铁、二氧化钛等成分，这些物质会随着饮食进入身体。此外，口红很容易吸附空气中的灰尘、细菌、病毒等，也不利于孕妈妈健康。怀孕这个特殊时期，孕妈妈尽量少化妆。

高跟鞋也暂时收起来

穿上高跟鞋后，身体重量被迫放在前脚掌、脚跟和脚踝等着力点上，会让孕妈妈的腰背酸痛感更加严重，也会影响腿部的血液循环，加重下肢水肿的情况。随着孕妈妈肚子变大，看脚底下时视线受限，而穿了高跟鞋后，身体重心不稳，可能会发生踩空等情况，增加孕期危险。

第13周

第91天

头痛，让心情不再美丽

有的孕妈妈在孕期会感到头疼，头疼不仅会造成身体不适，还会影响孕妈妈的心情。那么，孕妈妈头痛该怎么办呢？可以试试下面这些办法。

保证睡眠充足

缺乏睡眠会引发头疼，孕妈妈可能怀孕前并没有失眠的问题，但怀孕后体内激素的变化往往引起失眠多梦、睡眠质量下降。孕妈妈睡前要放松心情，不要焦虑，更不要胡思乱想，不要对睡觉有抵抗情绪。

动作慢一点

任何改变脑部血流量的动作都可能造成头疼，这种情况在早上起床时容易发生，所以孕妈妈在起身或做大幅度动作时一定要缓慢。

保持血糖的稳定

血糖降低也会导致头疼的发生，孕妈妈最好以少食多餐的方式补充碳水化合物，或者随身携带小零食，别让自己出现饥饿感。

保持空气流通

避免长时间待在人多的密闭空间内，如果感到头晕困倦，应立刻到室外透透气。夏天开空调、冬天有暖气的室内，每天应多次通风。

头部按摩

让准爸爸以打圈的方式轻轻按摩疼痛的部位，力量要适中，反复多按摩几次，让头部血液流通起来。

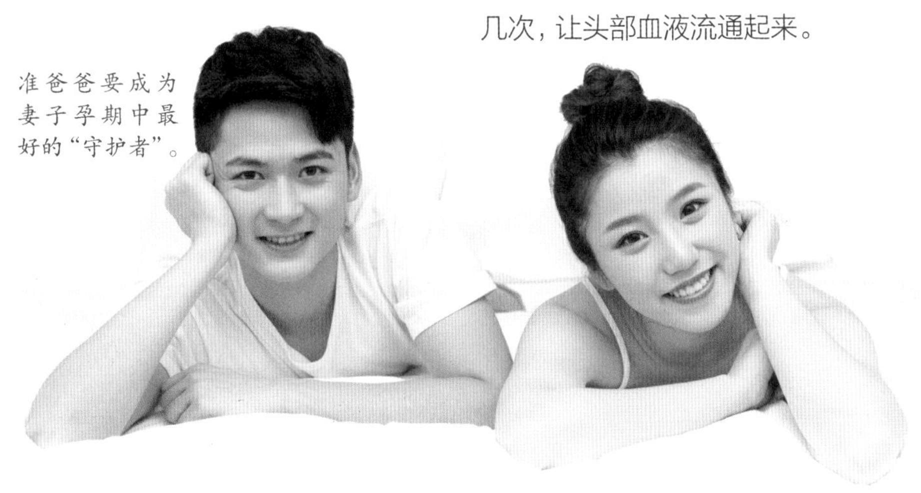

准爸爸要成为妻子孕期中最好的“守护者”。

第14周

第92 93天

巧补钙，宝宝长得更高

胎宝宝皮肤上覆盖了一层细细绒毛，这层绒毛在出生后会消失。

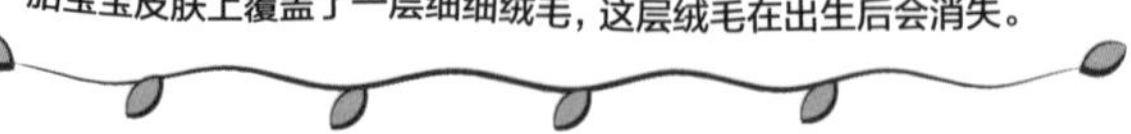

本月胎宝宝处于骨骼生长关键期，孕妈妈要适当补钙。孕妈妈可以通过饮食和钙补充剂相结合的方式来补充钙质。

每日补充多少钙

补钙要讲究适度、适量、适时原则。孕中期每天需补充1000~1200毫克，孕晚期可每天补充1200~1500毫克。孕妈妈每天喝500毫升牛奶，可补钙约600毫克；另外，还要多吃含钙丰富的食物，如鱼、虾、豆制品等。不爱喝牛奶的孕妈妈，可以在医生指导下每天补充容易吸收的钙剂。

补钙小窍门

植物草酸容易和钙结合为不被吸收的钙化合物，应避免钙片与菠菜等含草酸的蔬菜同食；减少盐的摄入，盐中的钠离子具有亲钙性，会携带钙质通过尿液流失。

丝瓜虾仁

原料：丝瓜150克，虾仁100克，生抽、水淀粉、葱、姜、香油、盐、油各适量。

做法：

1. 虾仁除去虾线，用盐抓洗，冲净沥干，用生抽、水淀粉、盐腌5分钟。
2. 丝瓜去皮，洗净、切块；葱切段；姜切片。
3. 油锅烧热，将虾仁过油，盛出。
4. 锅内留底油，将葱段、姜片爆香，放入丝瓜块，炒至发软。
5. 放入虾仁翻炒，加香油、盐调味即可。

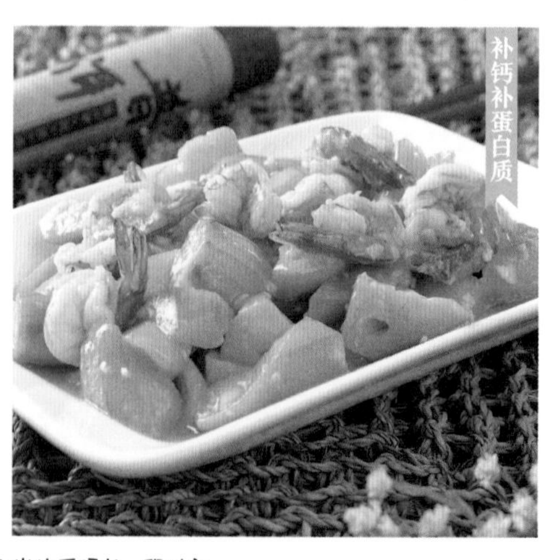

补钙补蛋白质

胎宝宝喜欢吮吸手指，会持续到出生后很长一段时间

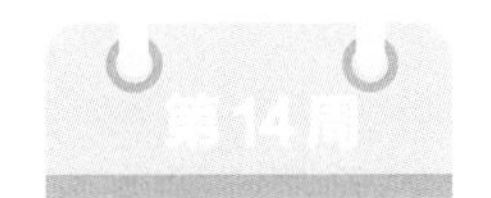

第94天

避免可能发生危险的动作

孕期虽然提倡适当活动或者做些家务，但毕竟孕妈妈的身体处于特殊时期，一举一动都不能大意。尤其是进入孕中期，腹部一天比一天大，更要在细节上小心。

哪些动作不宜做

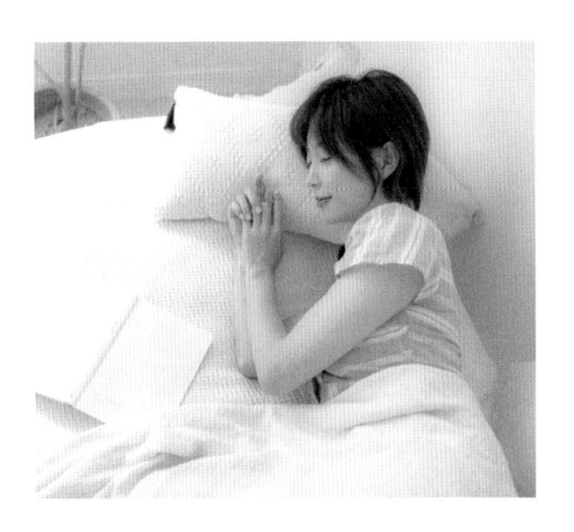

- 长时间弯腰拖地板。
- 长时间弯腰熨烫衣物。
- 长时间蹲着做家务。
- 长时间骑自行车。
- 举起胳膊并拉伸上半身晾晒衣物。
- 踩在椅子上拿高处的东西。
- 提箱子等重物。
- 突然做大幅度的动作，如突然起身、转身、站起等。
- 用手摸小动物，小动物身上可能带有寄生虫或病菌，可能感染引起疾病。

第95天

有意思的胎梦

孕期梦到与胎宝宝有关的梦，被称为“胎梦”。有的孕妈妈认为“胎梦”有特殊的寓意，无论是否有科学依据，当成有趣的事情对待即可。

日有所思，夜有所梦

怀孕期间，梦里的情景通常反映的是孕妈妈关心的事或担心的事，同普通的梦一样不带有任何预示性。如果孕妈妈经常多梦，甚至做噩梦，导致白天精神状态不佳，并且因梦到的事情而产生心理负担，这对孕妈妈和胎宝宝都不好。这时候孕妈妈要做的是放松心情，消除不必要的心理负担，如果还有思想上的疑问可以向医生咨询，使身心处于健康状态，才能愉快地度过孕期。

第14周 第96天

果蔬，维生素的良好来源

维生素是人体必需的营养元素，对保证胎宝宝发育有重要作用，所以孕妈妈在整个孕期都不应忽略维生素的补充。维生素有很多种类，不同种类维生素对身体有不同影响。

科学吃果蔬

水果、蔬菜中含有丰富的维生素，孕妈妈可以挑选新鲜的果蔬每日食用。每种蔬菜和水果都应该吃一点，不要只一味地吃自己喜欢的，这样才能保证各类维生素全面摄入。但水果含糖较高，孕妈妈不可贪多，否则会引发体重增长过快，还可能导致妊娠糖尿病等并发症。果蔬要选择当季的、新鲜的，反季节的少吃或不吃。

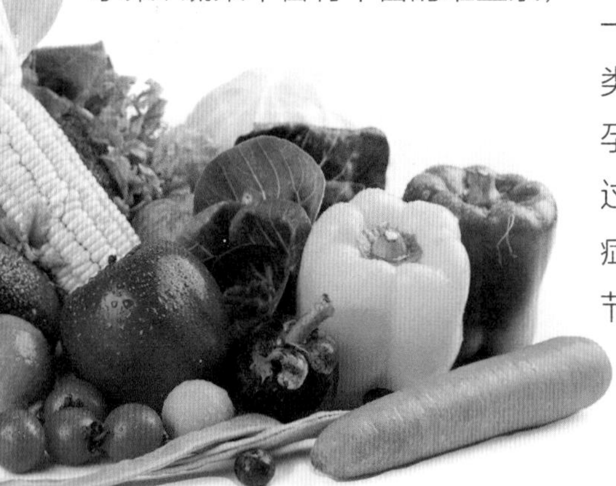

第14周 第97天

当心盐摄入过量

孕妈妈吃盐不要太多，否则容易造成妊娠期高血压，还会增加肾脏负担，加重孕期水肿。

看不见的盐

日常饮食中常有一些看不见的盐，在孕妈妈还未注意到的时候便摄入过量了，这类食物包括腌制食品、卤制食品、罐头食品、冷冻食品、熟食等。食用前都要考虑到其中盐的含量。

不宜完全忌盐

有的孕妈妈害怕水肿，就在饮食中完全忌盐，这也是不对的。钠在参与人体正常的生理活动中起着重要作用，孕妈妈只需酌量摄入便不会对健康带来负面影响。

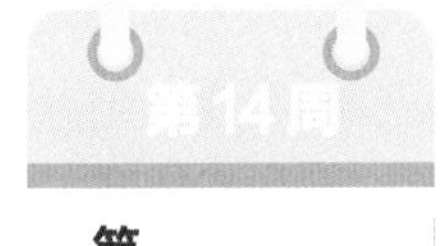

孕中期的甜蜜性福

孕妈妈在怀孕期间，受心理和内分泌的影响，性欲会有所下降或变得强烈。只要避开孕期的前3个月和最后3个月，孕妈妈和准爸爸一样可以拥有甜蜜性福。

有节制的爱

在孕中期，胎盘已经形成，妊娠较稳定，阴道内分泌物也增多了，是性欲高的时期。此时期虽可以有性生活，但应当有所节制。尽量选择比较舒服省力的姿势，同时要考虑腹部免受压迫，并增加性生活前爱抚部位的接触。性爱时间不宜过长，准爸爸要顾及孕妈妈的身体情况和心理感受。

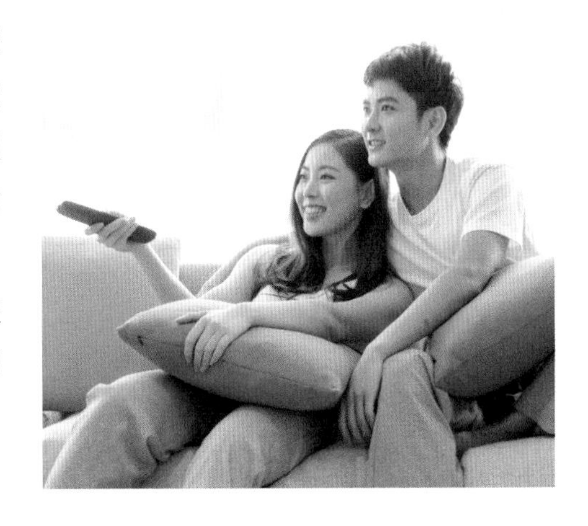

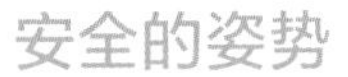

安全的姿势

女上男下式：孕中期性生活选择此种姿势比较理想，女方可控制节奏和深度。

男上女下式：男方在上面，但应注意双手支撑，以免对女方腹部造成压迫，这种姿势可一直运用到腹部隆起过大为止。

坐入式：女方面对面坐在男方双腿之上（适合腹部不太大的时期）。当孕妈妈腹部变大时，女方可转过身体采用坐姿后入式。

后入式：女方采取跪趴式，以膝部与肘部支撑身体，男方采取跪姿后入式。此姿势不会压迫腹部，且不影响男方对女方的爱抚。

孕中期享受甜蜜的性爱能增进夫妻感情，准爸爸只要采取适当的姿势，注意时间不过长即可。处在孕期中的女性不管是身体还是心理都很敏感，准爸爸要学会体谅。

第15周
第99 100天

唐氏筛查

胎宝宝能够通过羊水感受声音了。

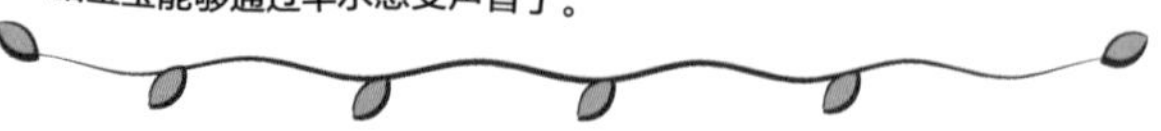

唐氏综合征是一种最常见的染色体疾病。在怀孕第15~20周会进行一次唐氏筛查，即唐氏综合征产前筛选检查。这是非常重要的产检项目，孕妈妈要重视。

唐氏筛查的方法

一般唐氏筛查是抽取孕妈妈2毫升血液，检测血清中甲胎蛋白（AFP）和绒毛膜促性腺激素（HCG）的浓度，结合孕妈妈预产期、年龄、体重和采血时的孕周，计算出唐氏儿的危险系数。

唐筛的准确率

唐氏筛查只能筛检出60%~70%的唐氏综合征患儿，不能明确胎宝宝是否患上唐氏综合征，只是检测患病风险。低风险或阴性的报告，只表明胎宝宝发生该种先天异常的概率低；高风险或阳性的报告，只表明胎宝宝发生该种先天异常的概率大。

与唐氏综合征相关的因素

唐氏综合征与孕妈妈年龄有很大关系。孕妈妈和准爸爸年龄越大，胎宝宝患病率越高。另外，孕前和孕期的病毒感染、环境污染、吸烟酗酒等也是诱发唐氏综合征的重要原因。

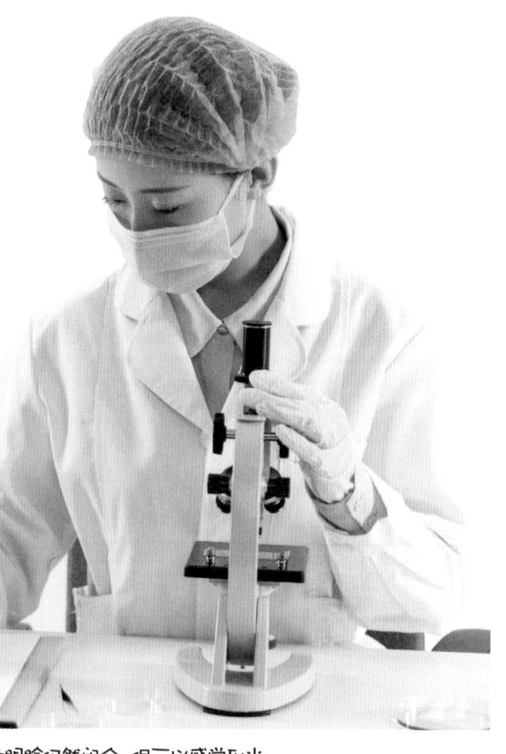

孕妈妈年龄在35岁以上的，建议直接做羊水穿刺术，筛查唐氏综合征。

虽然胎宝宝的眼睑仍然闭合，但可以感觉到光

缓解静脉曲张

静脉曲张多发生于小腿，是由于逐渐变大的子宫压迫下腔的血管和骨盆的静脉，使小腿的血液潴留造成的。

缓解静脉曲张的方法

在生活中运用一些小方法，能有效地减轻症状。比如：避免久坐或站立，坐着时不要跷腿，适当活动足部和脚腕；坐着时在脚下垫个小凳子。左侧卧睡，穿宽松的衣服；穿护腿的长袜，但不能高过膝盖。即便已经出现静脉曲张的症状，也不要用力揉搓可见的血管，否则可能损坏静脉或引起血栓。如果症状比较严重已经影响日常生活，不要擅自用药，要及时就医。

小心腰背疼痛

孕妈妈逐渐增大的子宫会给周围器官和肌肉带来压力，加上孕妈妈工作需要久坐等情况，容易引发腰背酸痛。

减轻腰背疼痛的方法

腰背疼痛的根源在于逐渐增大的子宫对腰背部带来的负担加重。随着胎宝宝的成长，腰背疼痛会逐步延伸到下肢，引起一侧或两侧腿痛。防止出现这类疼痛最好的方法是保证充分休息，尽量避免长久站立，或在保证安全的情况下适当活动腰部和背部。

走路时，孕妈妈应该穿柔软、轻便的低跟鞋或平底鞋，以缓解脊椎的压力，减轻腰背痛的症状。若腰痛厉害，孕妈妈可多摄入钙质丰富的食物。每天临睡前让家人或准爸爸按摩腰背也可缓解疼痛。

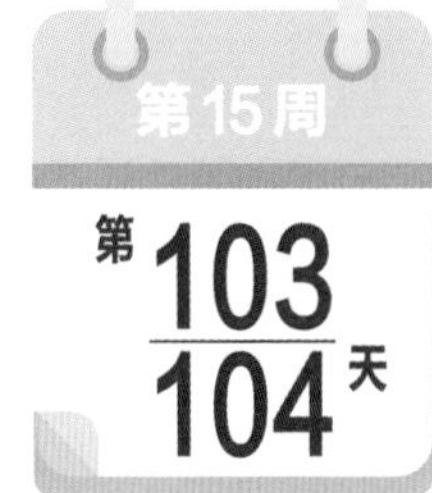

适当增加营养摄入量

孕中期，胎宝宝进入快速发育期，孕妈妈需要为胎宝宝提供更多的营养和能量，同时也要多吃一点，为自身发生的身体变化提供营养支持。

蛋白质和维生素不可少

孕中期，胎宝宝的发育加速，对各种营养的需要都增加了，孕妈妈应继续补充优质蛋白质和维生素。优质蛋白质是胎宝宝大脑发育最理想的养料，也是其生长发育的物质基础；而维生素是人体代谢所必需的物质，其中维生素 D 有助于钙的吸收。

补充“脑黄金”DHA

孕妈妈除了注意饮食多样，均衡营养外，还要注意多摄入促进大脑发育的食物，如亚麻酸和 DHA。亚麻酸是不饱和脂肪酸的一种，是构成人体细胞的核心物质。孕妈妈摄入亚麻酸后，在人体多种酶的作用下，亚麻酸会成为机体必需的生命活性因子 DHA 和 EPA。

DHA 和 EPA（二十五碳烯酸的英文缩写，是鱼油的主要成分）又称“脑黄金”，是大脑细胞的主要成分，也是大脑发育、成长的重要物质。深海鱼是最常见的富含 DHA 和 EPA 的食物。

煎鳕鱼

原料： 鳕鱼 200 克，柠檬半个，鸡蛋、淀粉、盐、油各适量。

做法：

1. 柠檬洗净，切片，榨汁。鳕鱼洗净，切块，加盐腌制，淋上少许柠檬汁。
2. 鸡蛋打散，加入淀粉搅拌均匀，放入鳕鱼裹上蛋液。
3. 油锅烧热，放入鳕鱼块，煎至金黄即可。

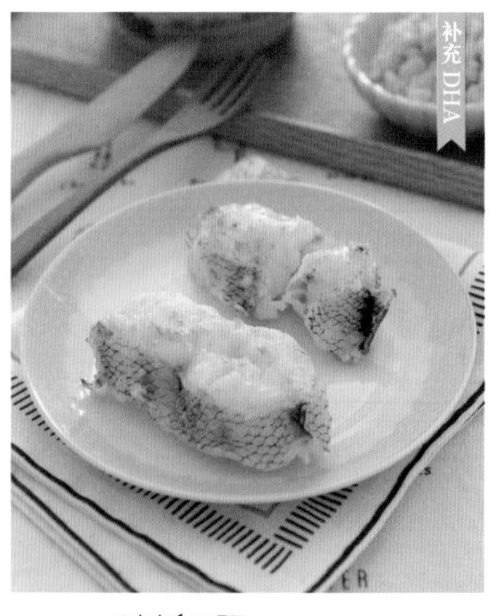

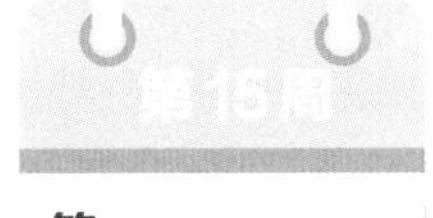

第105天

益生菌，让肠胃更舒适

很多孕妈妈会出现胃胀、便秘等消化不良的情况，不仅影响营养吸收还会影响心情。这时候，孕妈妈可以试试用益生菌来帮忙。

益生菌是什么

益生菌是对人体有益的细菌，含有多重保健功能，对调理肠道有不错的效果。益生菌可合成消化酶，促进肠道对营养物质的吸收；益生菌还能抑制肠道内腐败菌的产生，平衡肠道菌群，改善便秘或腹泻；益生菌进入肠道后，还能形成“膜屏障”，抵御病原体的侵袭，加速消除有害物质。

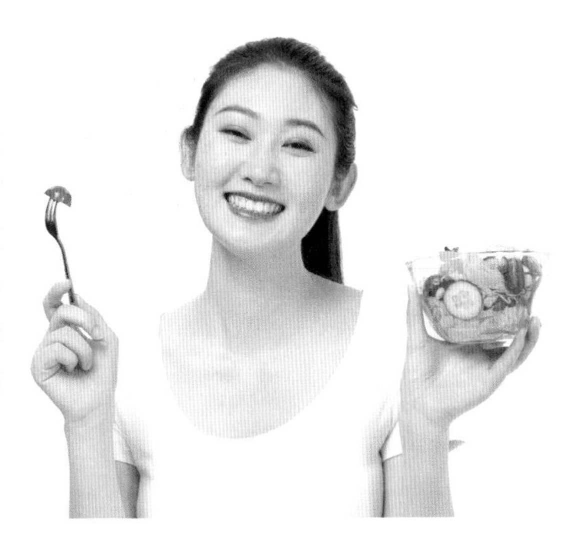

如何摄入益生菌

通常，益生菌的摄取量要达到30亿个以上才有效。市场上许多酸奶及其他含益生菌的饮品一般可含数百亿的活菌，但益生菌饮品多含有很高的糖分，热量高，摄入过多将增加身体负担。因此，建议孕妈妈控制益生菌饮品的摄入量。此外，当温度超过40℃时，益生菌会失去活性，所以大部分益生菌饮品需要冷藏后直接食用。

如果孕妈妈有便秘症状，准爸爸可以做一些粗粮、细粮搭配的食物，比如糙米饭、红薯粥、五谷杂粮馒头等，粗粮中的膳食纤维能有效促进胃肠蠕动，缓解便秘。

第16周
第106/107天

挑选健康安全的餐具

胎宝宝此时看上去像一个梨子，双眼已经移到了头部前方。

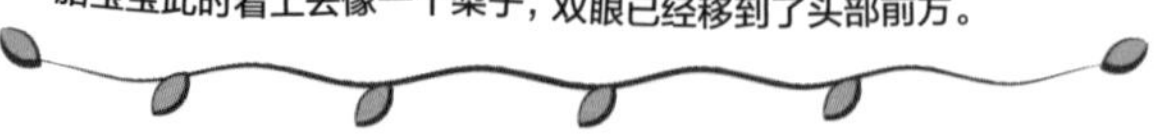

孕妈妈往往很注重食物的安全，却忽略了餐具的选择。餐具直接接触食物，对孕妈妈和胎宝宝的健康同样重要。

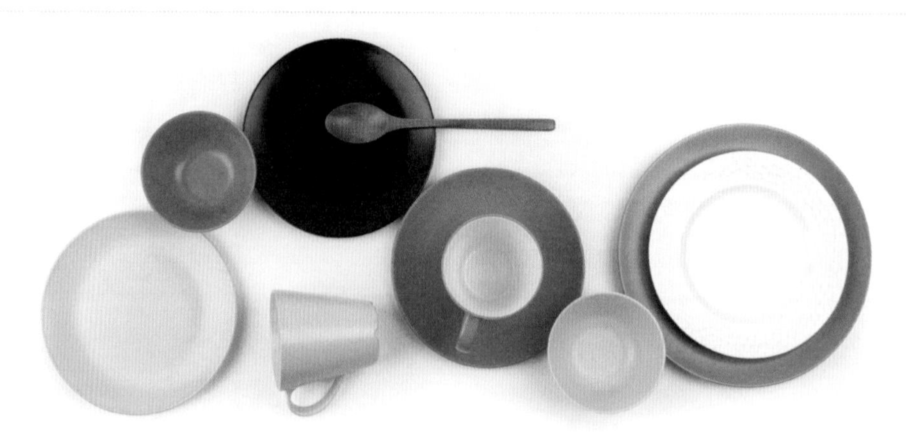

尽量不用一次性餐具

一次性餐具虽然方便，但其材质及加工过程中可能会存在有害物质，如一次性饭盒材料聚苯乙烯，含有游离的苯，高温情况下会释放有毒物质；一次性筷子有硫黄熏蒸过程；一次性纸杯中有漂白剂、荧光剂等成分，长期使用对孕妈妈的肠胃、肝脏等器官会产生不利影响。

彩色餐具可能含铅

彩色餐具在制作过程中多需要加入颜料或涂漆，而以彩釉为主要原料的颜料大部分含铅、铬等重金属元素，长期被误食可能引起中毒。

选用正规的不锈钢餐具

一般情况下，正规的不锈钢餐具都会标出铬含量和镍含量。比如，其含量显示为 13~0，18~0、18~8 等（前面数字代表铬的含量，后面数字代表镍的含量），即为符合国家规定的产品，可以放心选购，否则可能是假冒伪劣产品，选购时需谨慎。

陶瓷餐具需精挑细选

陶瓷餐具具有清洗方便的特点，是大多数家庭的选择，但质量不过关的陶瓷餐具同样存在铅、镉超标的问题。如果是孕妈妈使用，建议选用大品牌值得信赖的餐具。

第108天

巧吃零食，饱腹不胖

孕妈妈胃口大开，经常会产生饥饿感，可以准备一些健康零食，不管是上班还是在家中都可随时补充能量，赶跑饥饿。

选零食有讲究

孕妈妈不应摄入大量油炸、高热量零食，如薯片、薯条等膨化食品。孕妈妈吃膨化食品会影响正餐摄入量，膨化食品中含有的添加剂等物质还会通过血液对胎宝宝造成影响。孕妈妈的零食应该根据自身情况，选择坚果和新鲜水果，如开心果、红枣、黄瓜、番茄或者蔬果汁，以及全麦面包、麦片制成的小饼干等。乳制品也是零食好选择，新鲜的牛奶或一杯酸奶都可达到饱腹的效果。

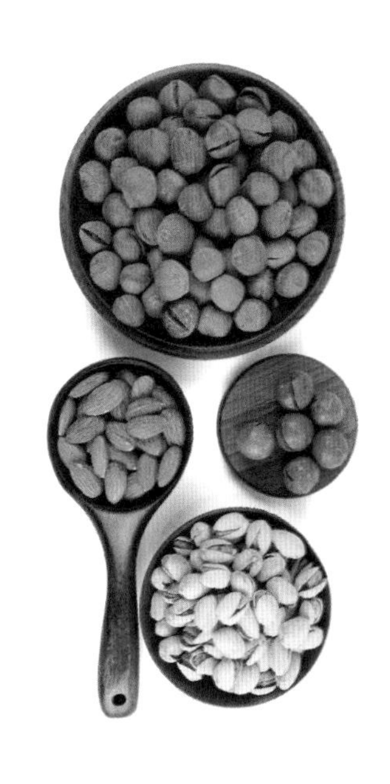

第16周

第109天

科学补碘，促进甲状腺发育

很多孕妈妈会坚持补钙、补铁，却往往忽略碘的补充，碘对胎宝宝的甲状腺发育有重要作用。如果孕妈妈查尿碘含量低于100微克/升，则要在医生的指导下加大含碘食物摄入或服用碘丸。

富含碘的食物

一般情况下，孕妈妈每天需要摄入175微克碘，相当于每日食用6克碘盐。除碘盐外，富含碘的食物主要有海带、紫菜、海虾、海鱼、海参、海蜇、蛤蜊等海产品。另外，红薯、山药、大白菜、菠菜、鸡蛋、胡萝卜中也含有碘，可适当多吃一些。

小心首饰隐患

许多孕妈妈在怀孕前有佩戴首饰的习惯，到了孕中期生理发生较大变化，继续佩戴首饰可能对孕妈妈和胎宝宝带来一定风险。

及时摘下首饰

在孕期最好不要佩戴首饰，如戒指、手镯等，因为孕期女性体重增加，血液循环发生变化，大部分孕妈妈还会出现水肿，导致原本合适的戒指或手镯变得紧箍在身体上。如果没有及时摘下来，后期可能很难取下，会影响孕妈妈的血液循环，甚至导致皮肤损伤。

产检时，首饰还可能影响检查操作，造成不必要的麻烦，尤其是在分娩的时候，还可能误伤宝宝，建议孕妈妈及时摘下，等以后方便的时候再佩戴。

第111天

远离香水

即便孕妈妈爱美也不要再喷洒香水了，香水中的化学成分多达上百种，过于浓重的味道可能在不知不觉中给胎宝宝发育带来不利影响。

香水的不利影响

孕妈妈由于体内激素水平变化较大，闻到香水更容易过敏，严重的可导致头疼、头晕、打喷嚏、流泪、胸闷等症状。某些香水中含有挥发性的芳香烃等化学物质，对于正在发育的胎宝宝十分不利。

第16周

第112天

当心牙齿“闹别扭”

孕期牙齿出现紧急状况，只能做保守治疗，拔牙或任何侵入性的治疗都要延迟至产后再进行。

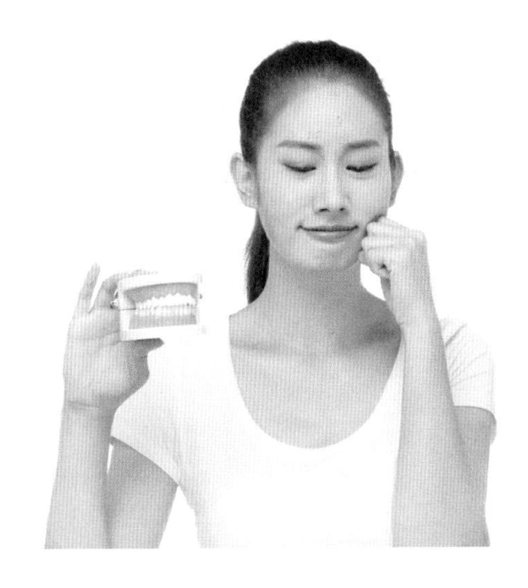

牙齿健康很重要

怀孕期间，由于孕激素的影响，孕妈妈的口腔内菌群状态会发生微妙变化，而且因孕期进餐次数增加，没有及时清洁牙齿，导致食物残渣存于牙齿缝隙中，更容易出现牙龈出血、龋齿等情况。

牙齿疾病不仅会给孕妈妈带来疼痛，影响进食，细菌侵蚀牙神经后还可能会进入血液，进而影响胎宝宝的健康。所以孕妈妈一定要重视牙齿健康，最好在备孕期间进行彻底的牙齿检查。

加强口腔护理

怀孕期间孕妈妈进餐次数较多，每次用餐后要马上用温水漱口，保证口腔清洁。注意不要吃过于生冷和刺激性的食物，如冷饮、辣椒等，以免加重牙周疾病。

孕妈妈口腔组织更加敏感，牙刷要选择刷头小、刷毛软的保健牙刷。为了达到彻底清洁的目的，刷牙、漱口或吃东西后，可以再用牙线清洁牙缝间的食物残渣。

胎动时多与宝宝互动

从这个月开始，胎宝宝有了味觉和听觉，视觉也在慢慢建立。如果胎宝宝接收到外界的信息刺激，会以胎动的方式进行反馈。所以从这个时期开始，可以进行语言胎教，每天给胎宝宝读一首诗，在下午孕妈妈疲累的时候放一首轻松的音乐，或者在晚上睡觉前让准爸爸轻抚孕妈妈的肚子说出爱的话语，用这种方式与胎宝宝互动，让他更健康地成长。

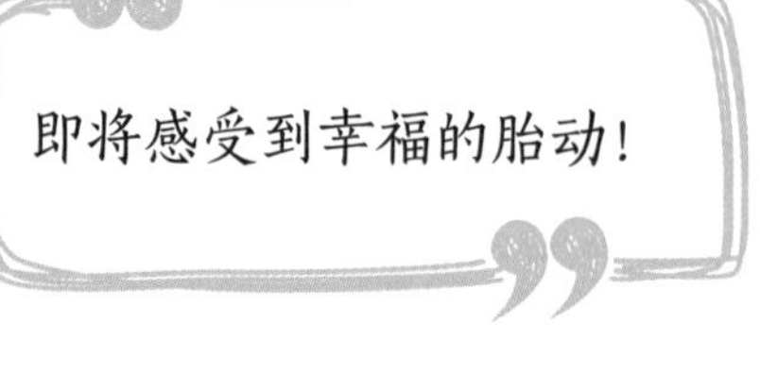
即将感受到幸福的胎动！

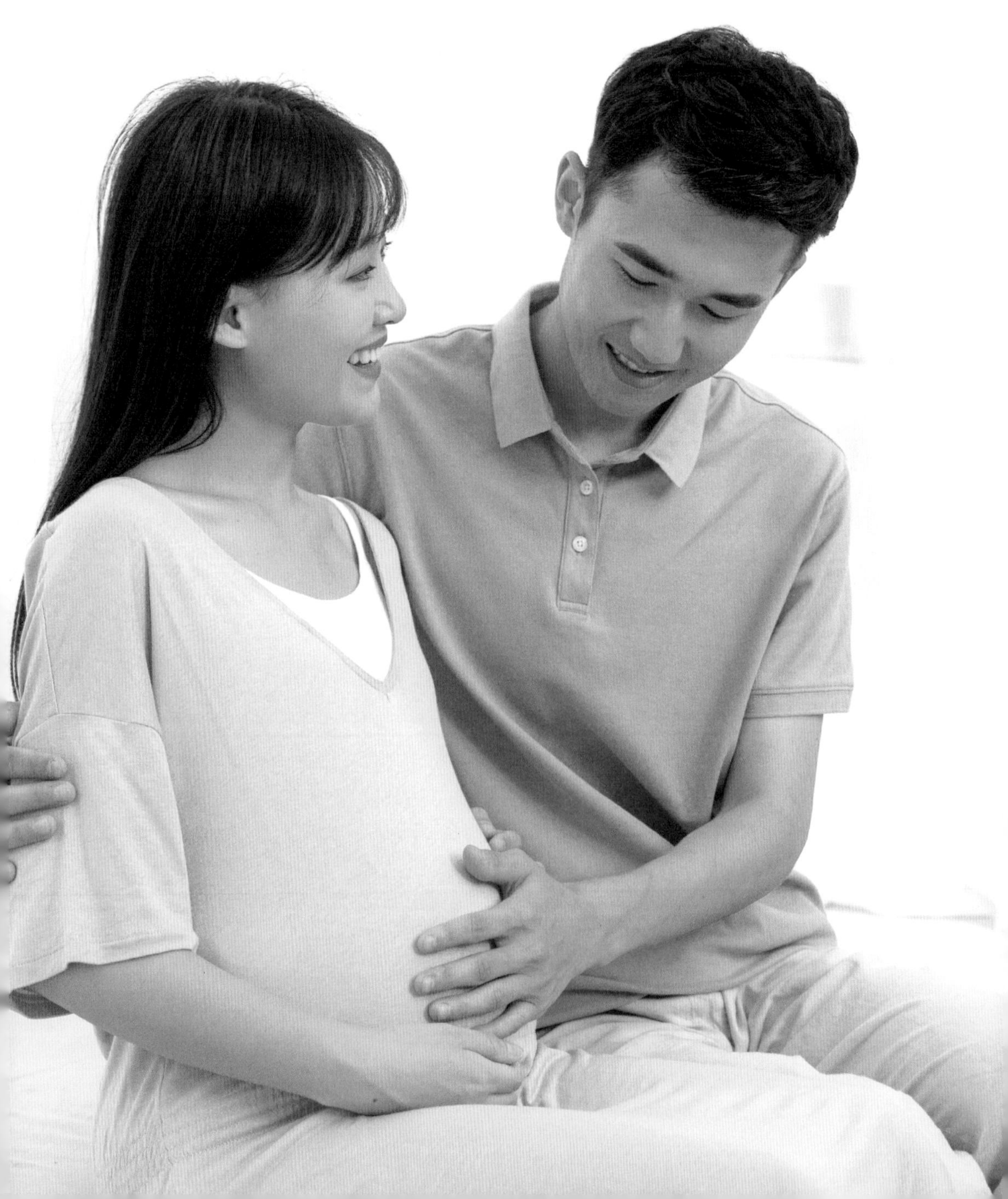

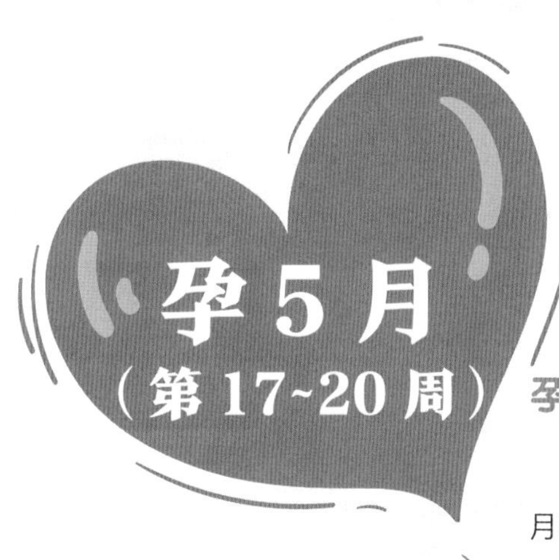

孕5月（第17~20周）

孕妈妈：孕味十足

孕妈妈进入了孕期中最舒适的孕月之一。本月孕妈妈已经渐渐适应“孕妇”的身份，腹部越来越隆起，看起来是个十足的孕妈妈。随着胎宝宝的发育，孕妈妈可以与他进行更多的“交流”，是胎教的好时机。进入本月，大多数孕妈妈都会感受到幸福的胎动。

胎宝宝：可爱的模样

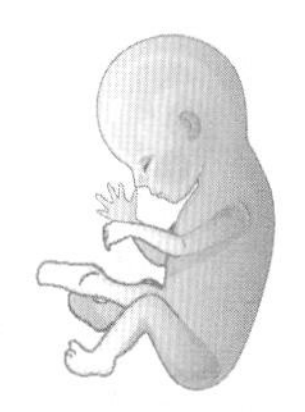

第17周 越来越活跃

胎宝宝的身长已达到13厘米左右，借助听诊器可以听到他心脏强有力的跳动声。这个时期胎宝宝非常灵活顽皮，胎动很活跃，他常常把脐带当作玩具玩。

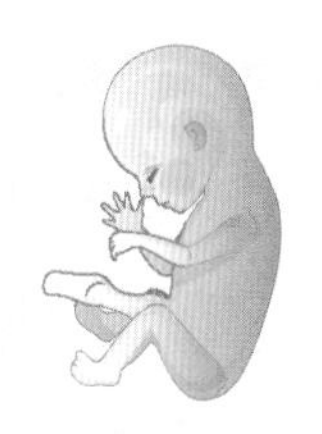

第18周 听力继续发育

本周胎宝宝的听力系统继续发育，大脑与耳朵信号的连接已经形成。原来偏向于两侧的眼睛开始逐步向面部中间靠拢。胎宝宝开始学习呼吸，只不过此时呼吸的不是空气而是羊水。

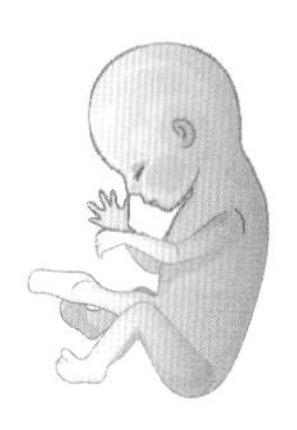

第19周 吞咽羊水

胎宝宝大约15厘米长，比上个月长了近2倍。大脑各个区域的细胞正在进行更细的分化。胎宝宝的动作比以往更加灵活。如果听到外界的声音，会用胎动来回应这些声音。

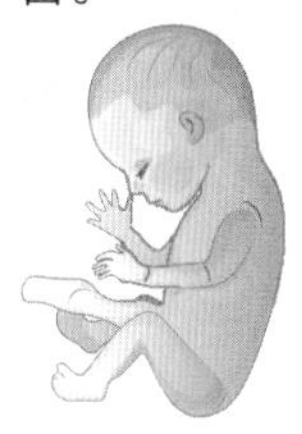

第20周 感觉器官迅速发育

本周胎宝宝体重可达到250克左右，感觉器官开始迅速发展；视网膜形成了，眼睛很活跃，会对光线做出反应，但眼睑依然闭着；味蕾正在形成，会间接使孕妈妈的饮食口味发生改变；吞咽羊水后，开始在羊水里尿尿了。

第17周

第113
114天

什么情况该做羊水穿刺

胎宝宝看上去像一个大洋葱，大约有13厘米长。

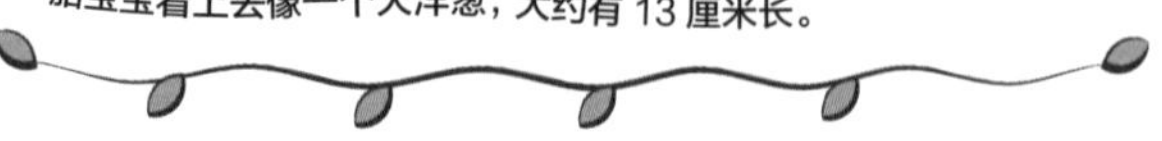

羊水穿刺该不该做？什么时间做？是许多孕妈妈心中的疑问。其实，这项检查只在特殊情况下才需要，产检过程中听从医生的指导是最稳妥的办法。

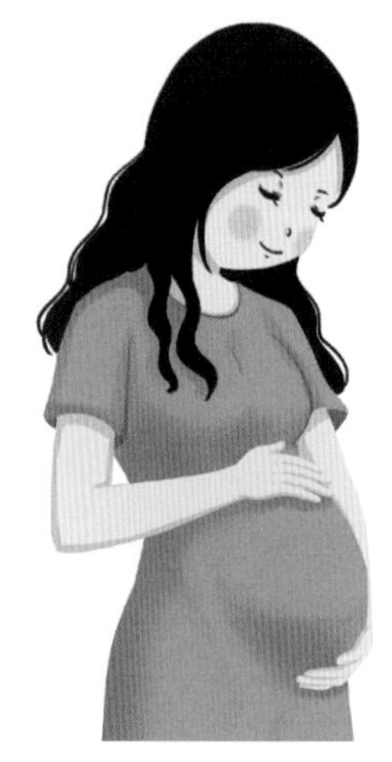

必须做羊水穿刺的情况

如果孕妈妈是35岁以上的高龄孕妇；曾经生育过有缺陷的宝宝；家族血缘关系中有过出生缺陷史，或者在进行唐氏筛查时结果显示为高危，都必须做羊水穿刺。在产检过程中，医生会根据孕妈妈的身体情况和检查结果告知是否需做这项检查。孕妈妈自身需要注意的是，在与医生沟通之前，了解清楚自己的家族是否出生过有缺陷的宝宝，以便为医生提供准确的产检信息。

羊水穿刺的注意事项

准备做羊水穿刺前，孕妈妈要提前与医生确认时间。其次，在羊水穿刺前3天禁止同房。如果有感冒、发热或皮肤感染的情况，要提前告诉医生。

检查开始前要排空小便。在检查过程中，抽取胎宝宝脱落在羊水中的细胞，用这些脱落的细胞做培养，来检查胎宝宝的染色体情况。到检查完成后，孕妈妈要静坐2小时才可以回家。回家后72小时内不要洗澡，并卧床休息72小时。

准爸爸这样做

检查结束后，准爸爸要安排好孕妈妈的休息，不能让妻子受到打扰，同时提醒孕妈妈关注自己的身体状况，一旦发现腹痛、腹胀、阴道流水、发热的症状，要及时去医院就诊。

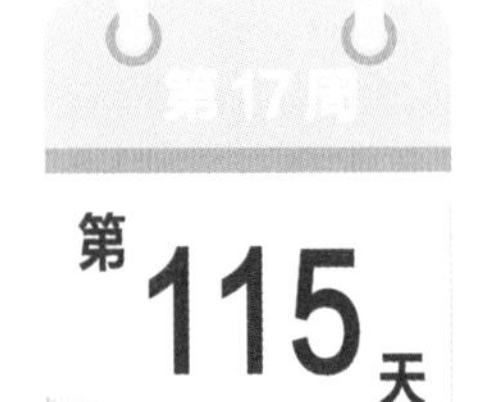

孕妈妈能感觉到胎动啦

二胎妈妈会比头胎妈妈更早地感觉到胎动，通常在孕16周的时候，敏感的二胎孕妈妈就会发现胎宝宝在腹中动来动去了。大多数头胎孕妈妈在孕18~20周也能感觉到胎动。

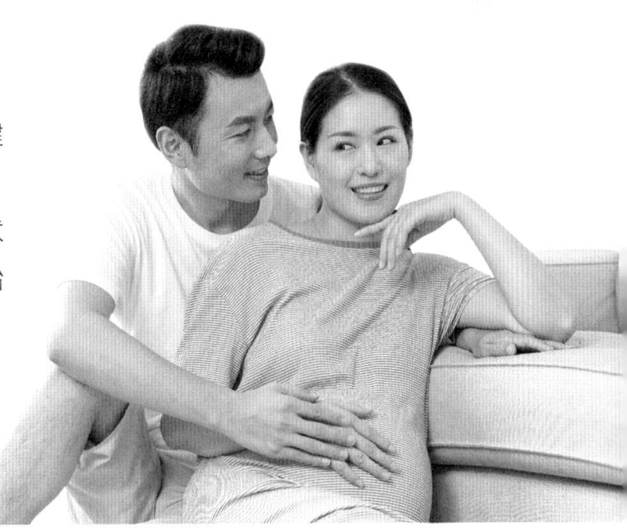

从现在开始留意胎动

胎动是反映胎宝宝发育程度和健康状况的“晴雨表”，建议孕妈妈在本月开始留心胎动规律，感受胎宝宝发育状况。在胎动明显的时刻，可以及时与胎宝宝互动，呼唤胎宝宝的小名或昵称，让他感受到妈妈的爱。

第 17 周

第 116 天

二胎妈妈感觉更轻松

怀二胎与怀头胎有许多不同之处，二胎妈妈如果能提前了解这些不同之处，可以更好地安排工作和生活。

孕育过程中的不适感降低

相比头胎孕妈妈，二胎孕妈妈在整个孕育过程中都感到更轻松、舒服，害喜的感觉也没有那么明显。而且怀二胎的孕妈妈有经验，对很多事情和注意事项都有心理准备，情绪能够更放松。

谨慎选择二胎的分娩方式

孕妈妈头胎是剖宫产，如果身体恢复良好，各项指标均符合自然分娩的标准，医生会允许二胎孕妈妈自然生产。如果头胎就是自然分娩，那么二胎时会感觉轻松，产程会更快。

第17周

第117/118天

带着“宝宝”去散步

科学怀孕不是一直静养在家中，而是在保证充分休息的前提下，进行适量的、科学的运动，动静交替，不仅利于孕妈妈的身心健康，对分娩也大有裨益。散步，是孕期安全适宜的运动。

饭后走一走

孕期运动一定不能激烈，散步、孕妈妈体操等和缓的运动是最好的选择。通常进行任何运动前都要补充能量，吃点小零食，喝一点水，保证体力充沛再开始。散步时间在半小时到1小时为宜，中间感觉到疲累可以停下来休息一会儿，切忌过度。另外，爬山、跳绳、登高之类的剧烈运动要避免。在三餐后走一走既可促进胃肠蠕动，又能帮助营养消化吸收。

感觉不适要马上停止

孕妈妈散步时一定要有准爸爸或家人陪同，如果散步过程中出现任何疼痛、气短、出血、破水、疲劳、眩晕、心悸现象，应马上停止运动。如果运动后4小时内没有胎动，也要立即去看医生。夏天散步时要选择晚上温度相对较低的时段，避免中暑。运动后要擦干汗水，休息半小时左右，等到身体不再出汗，再采用沐浴的方式清洁身体，不要采用盆浴。

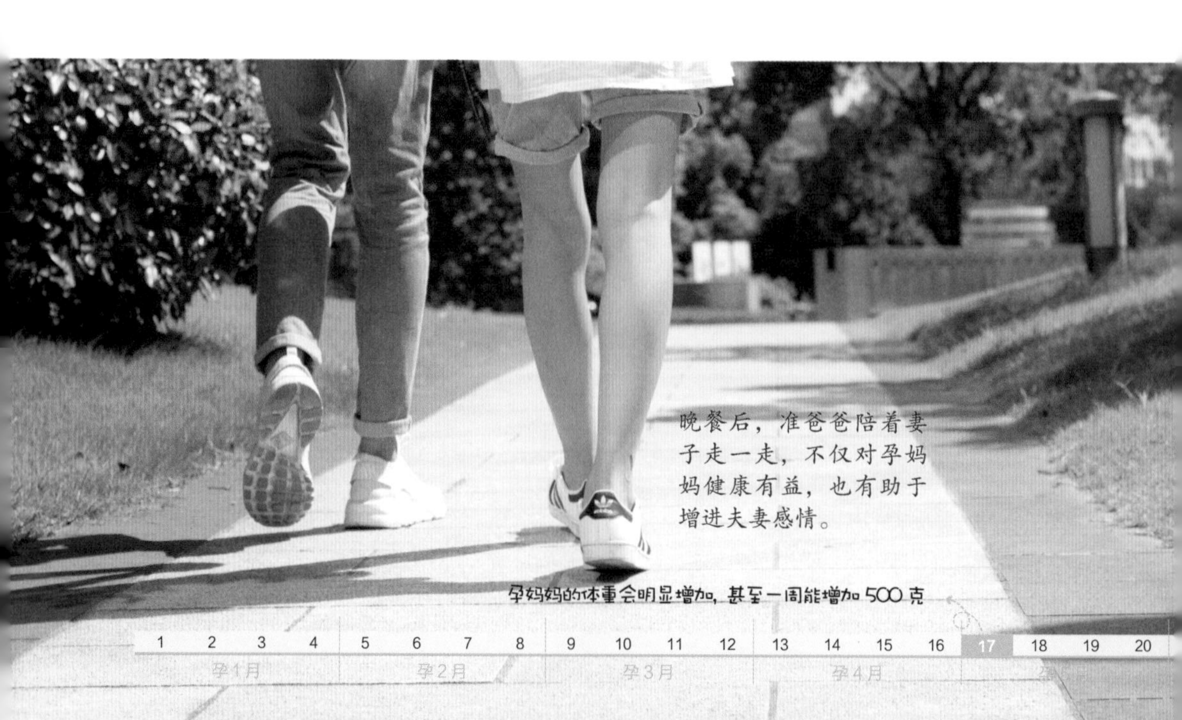

晚餐后，准爸爸陪着妻子走一走，不仅对孕妈妈健康有益，也有助于增进夫妻感情。

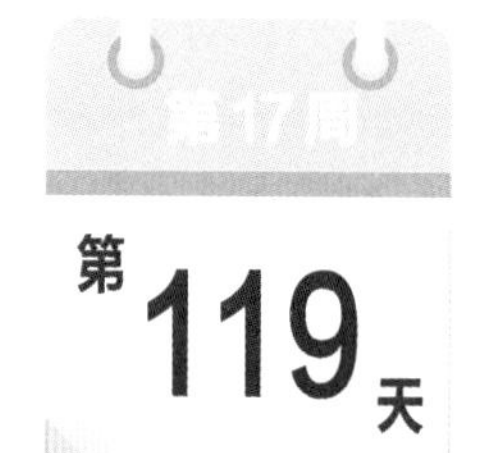

减轻便秘烦恼

便秘大多是由于体内缺少膳食纤维和水分造成的。孕妈妈要经常喝水，适当运动，帮助肠胃蠕动，减少便秘的发生。

少量多次饮水

有些孕妈妈不爱喝水，往往等到口渴时才大量饮水，这种方式其实不健康。更科学的做法是，在感到口渴前补充水分，一天当中少量多次饮水，避免一次性大量饮水给胃部造成负担和不适，养成定时喝水的好习惯。一般而言，孕期每天饮用6~8杯水为宜，在饮食方面也可多喝一些粥或者清淡的汤。

吃点魔芋

魔芋富含膳食纤维，有润肠通便、清热排毒的功效，而且热量极低，特别适合肠胃功能较弱又担心摄入过多热量的孕妈妈。

营养又通便的粥品

粥特别适合肠胃不适的孕妈妈食用，不仅减轻肠胃负担，还能起到补充水分的作用。做粥的时候还可以放入一些其他食材，比如肉丁、蔬菜、五谷杂粮、水果等，不仅增加营养，还能变换口味，提升孕妈妈的食欲。

黑芝麻花生粥

原料： 黑芝麻、花生仁各30克，大米50克。

做法：

1. 将黑芝麻淘洗干净，晾干，炒熟，研碎。花生仁洗净。
2. 大米淘净；将研碎的黑芝麻和大米、花生仁一同放入锅内，加适量水，大火煮开后，转小火熬煮1小时即可。

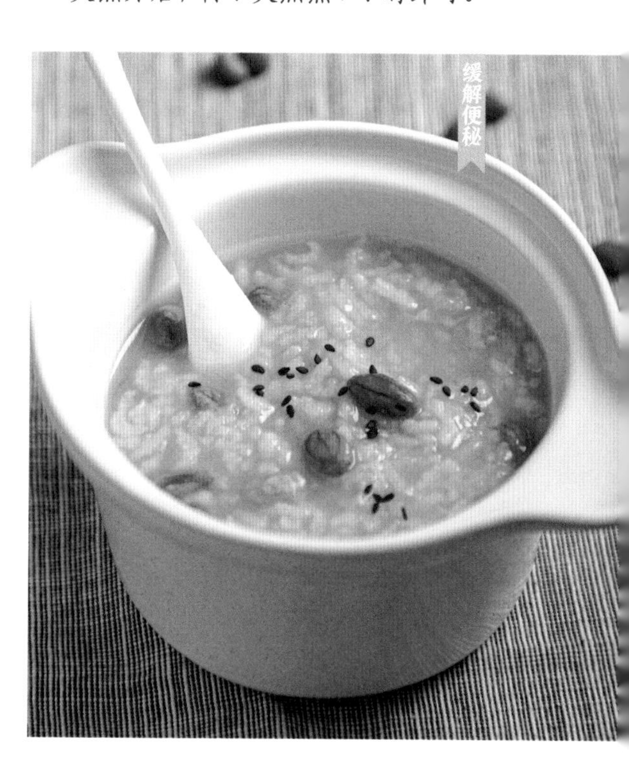

第18周

第120—121天

对抗失眠小妙招

胎宝宝开始练习呼吸了，小胸脯一鼓一鼓的。

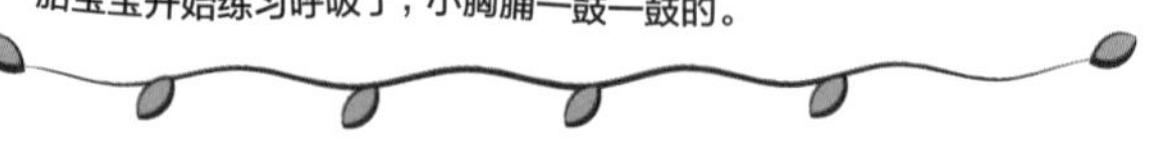

孕5月开始，由于内分泌的变化，孕妈妈很可能出现失眠的症状。充足的睡眠是保证孕妈妈和胎宝宝健康的必要条件，如何巧妙应对失眠，值得孕妈妈学习。

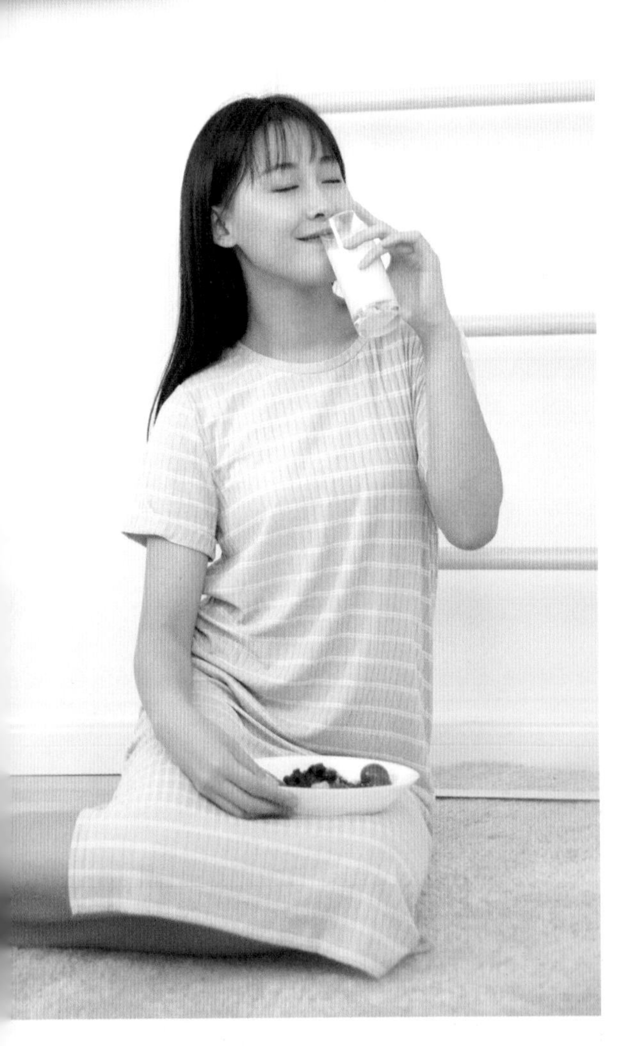

导致孕妈妈失眠的原因

孕中期出现失眠主要是由于孕妈妈体内钙量不足或者因孕期内分泌变化引起的。缺钙引起的失眠通常表现为不易入睡或者入睡后容易惊醒。孕妈妈通过补充钙剂可以改善此症状。

由于内分泌变化引起的失眠往往表现为嫌卧室有噪声、对光线敏感，或者感觉卧室不舒适等，可以通过改善卧室环境来缓解失眠症状。

安全的助眠方法

睡前一杯热牛奶：不仅能够补钙还能帮助睡眠，是个一举两得的好办法。

选择舒适的侧卧枕：孕妈妈的腹部不断增大，睡觉时会有不适感。每天临睡前，在孕妈妈侧睡时垫在腹部下面会减轻身体不适，加速入睡。

放松精神：失眠有一部分原因是心理因素造成的，睡前多和准爸爸聊聊天，畅想一下未来，对放松心情有帮助。

孕妈妈食用富含DHA的食物，可促进胎宝宝大脑发育

第18周

第122/123天

孕期内衣穿起来

相比孕早期，孕中期的孕妈妈身体变化更大、负担更重，一款舒适、健康的孕期内衣不仅能让孕妈妈更轻松，还能保持身材，有助产后恢复。

选择纯棉面料的内衣

纯棉面料的内衣柔软舒适、吸汗性好而且便于清洗，更适合孕妈妈敏感的皮肤，不易引起瘙痒、皮疹等。如果是夏天，天气炎热容易出汗，孕妈妈要尽量选择薄款的内衣，让汗液更好地挥发。内衣也不宜过紧，以免妨碍血液循环，导致乳房疾病。

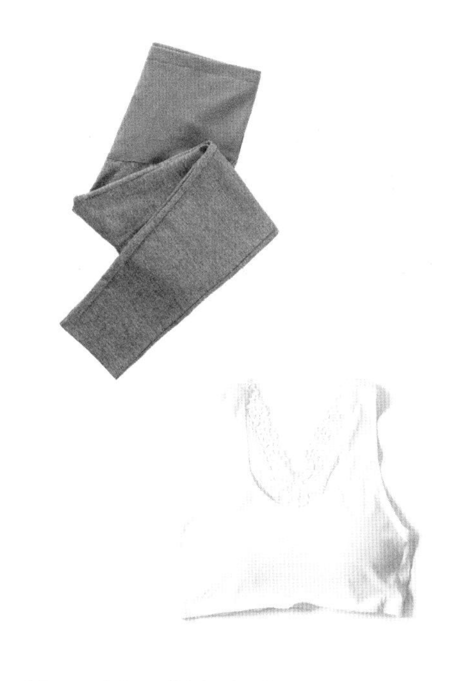

穿浅色的纯棉内裤

孕妈妈应当优选棉质内裤，这种材质吸汗性好，透气性强。孕妈妈可依照腹围、臀围大小来选择，相对宽松的尺寸穿着更舒适。还有一种纽扣样式，可以随时调节大小，适用于整个孕期。在颜色上，最好选择白色或浅色的，方便及时观察阴道分泌物情况。

托腹裤很重要

托腹裤是将腹带设计加在内裤上，有些还具有调节功能，利用腹带较好的弹性，可以预防并减轻腰酸背痛。

按需选择弹性裤袜

孕妈妈腿部和脚踝容易出现水肿，和一般裤袜不同的是，弹性裤袜在小腿、脚踝部都有弹性设计，能够减轻腿部疲劳，减缓腿部酸胀、水肿。选购弹性裤袜时，松紧要合适，过紧的裤袜不仅穿着不舒适，还会给腿部增加额外负担。

第18周

第124~125天

补铁，预防妊娠期贫血

孕妈妈如果不注意补铁，可能会引起缺铁性贫血，也可能会导致早产、胎宝宝体重低以及胎宝宝生长迟缓等现象。

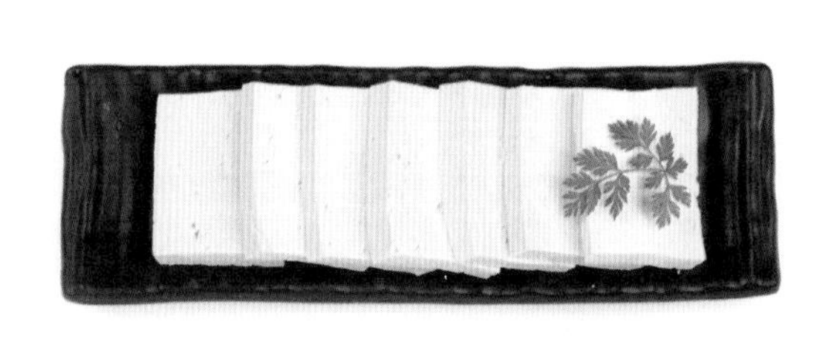

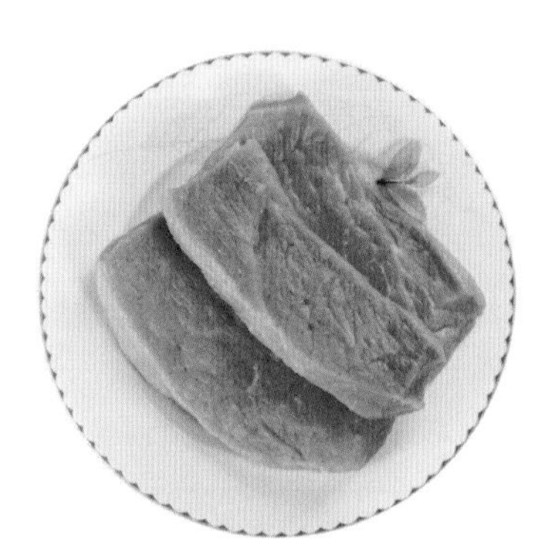

铁的每日摄入量

一般成年女性，每日应摄入铁20毫克，孕4~6个月平均每日应摄入25毫克；孕7~9个月平均每日应摄入35毫克；产前及哺乳期平均每日应摄入25毫克。

孕妈妈贫血症状

缺铁的孕妈妈往往会感觉疲劳，即使活动不多也会感觉浑身乏力，出现偶尔头晕、脸色苍白，指甲变薄且容易折断的症状。严重者还可能导致呼吸困难、心悸等。若以上症状持续得不到改善，应警惕是否缺铁，必要的时候要到医院做相关检查，确定是否需要补充铁剂。

日常生活如何补铁

怀孕后要注意多吃瘦肉、家禽、动物肝及血、蛋类等富铁食物。豆制品含铁量也较多，肠道的吸收率也较高，要注意摄取。主食多吃面食，面食较大米含铁多，肠道吸收也比大米好。

水果和蔬菜不仅能够补铁，所含的维生素C还可以促进铁在肠道的吸收。因此，在吃富铁食物的同时，最好一同吃一些水果和蔬菜，比如橙子、番茄等，有很好的促铁吸收作用。

做菜时尽量使用铁锅，在烹制食物时会产生一些铁离子溶解于食物中，形成可溶性铁盐，容易让肠道吸收。

第18周 第126天

放飞心情，远离孕期抑郁

体内激素的变化，初次孕育小生命的紧张，会加重孕妈妈的心理负担，使自己不知不觉陷入情绪低落的状态。长期情绪不良，会影响孕妈妈和胎宝宝的健康。

和准爸爸多交流

保证每天有足够的时间和准爸爸在一起并保持亲昵的交流。如果身体允许，可以考虑一起外出度假，到大自然中去寻找好心情。不管发生什么都不要一个人扛着，准爸爸是坚强的后盾。

尽量使自己放松

放弃那种想要在宝宝出生以前把一切打点周全的想法。很多压力是孕妈妈自己给自己的。适当放松心态，任何事都可以和准爸爸共同承担，也可以和好友多交流。孕妈妈可以试着看看电影，从容地吃早餐，去公园里散散步，尽量多做一些让自己愉快的事情。照顾好自己，是孕育一个健康可爱宝宝的首要前提。

规律作息，按时用餐

良好的生活习惯有助于调节心情。不要因为压力大就熬夜；睡觉前学会清空心中的烦恼，让自己有一个轻松的睡眠氛围。三餐按时吃，心情不好的时候试着给自己调制一杯果蔬汁，既能补充营养又能转移注意力，把精力放到对胎宝宝有益的事情上。

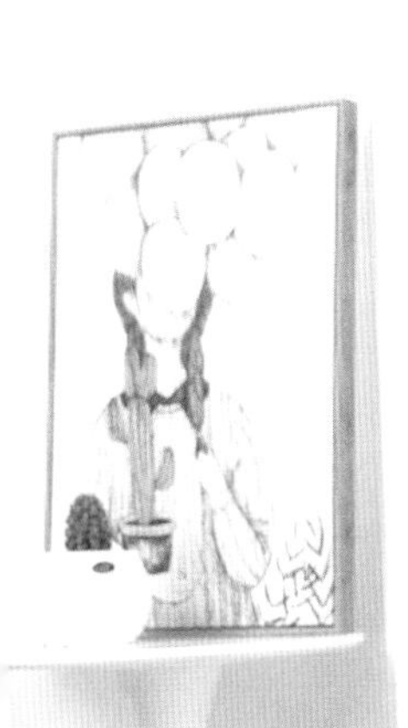

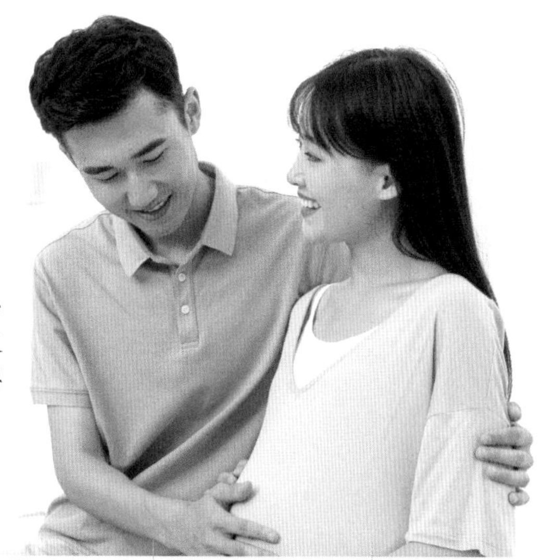

准爸爸要主动关心妻子，和妻子多交流，可以一起畅想宝宝出生后的模样。

第19周

第127～128天

对隐秘部位要悉心呵护

胎宝宝身长约15厘米，能够吞咽羊水了。

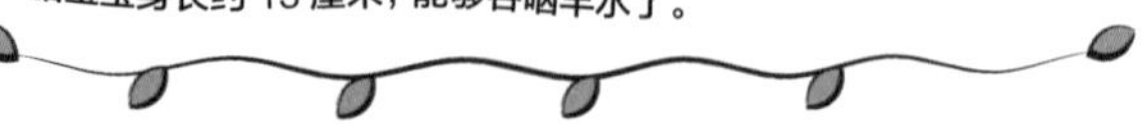

怀孕后，卵巢的黄体便会分泌大量雌激素和孕激素，致使白带增多，这是正常现象。但是由于阴道内的分泌物增多，孕妈妈非常容易感染妇科炎症。

警惕妇科炎症

如果阴道分泌物呈乳白色或者稀薄的雪花膏的颜色，气味不强烈，则属于生理性变化，不是疾病，不用担心。如果白带呈脓样，或带有红色，或有难闻气味，或混有豆腐渣样东西，加之外阴瘙痒时，可能是阴道炎，应立即就医。

预防方法

内裤勤换洗：孕妈妈应选择穿棉质内裤，有利私处的通风透气。每日更换内裤，换下的内裤要及时清洗，必要时加衣物消毒液浸泡5分钟再进行洗涤。洗净后，放到通风处晾晒。

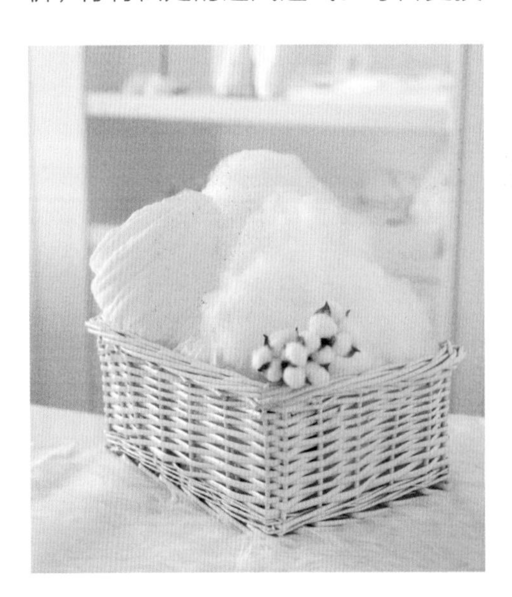

拒绝过度清洗：不使用碱性香皂、浴液等进行私处清洁，碱性物质会破坏女性身体作为天然屏障的弱酸性环境，还会引起病菌逆行感染，引发阴道炎。没有病症的情况下，用清水清洁即可。如果想要用洗液清洁私处，要选择弱酸性的。

使用安全套：防止夫妻交叉感染、反复感染。

加强锻炼：通过合理饮食、适当运动，提高自身免疫力，不给细菌可乘之机。

少吃甜食：吃糖较多会导致血糖或尿糖偏高，阴道内糖原增加，酸度增高，酵母菌大量繁殖，容易引发阴道炎。

避免长期用卫生护垫：阴道细菌都是厌氧菌，在没有氧气的情况下就会泛滥。长期使用卫生护垫，加上湿润的阴道环境，更加剧了细菌的繁殖速度。

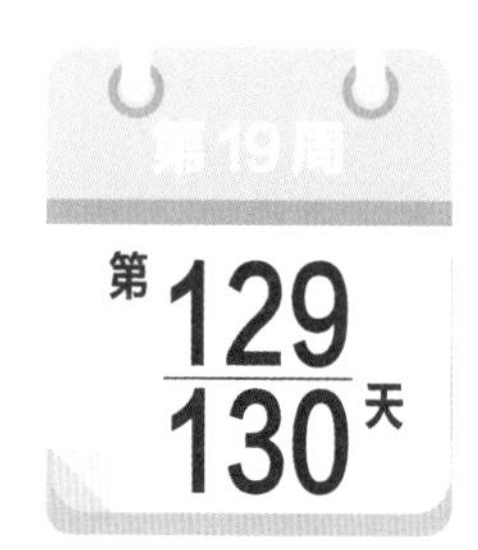

轻松缓解腿抽筋

每位孕妈妈几乎都有腿抽筋的糟糕体验，尤其在晚上睡觉时，会突然疼醒。腿抽筋可以预防，只要饮食、保健得当，完全可以缓解甚至消除。

多是缺钙所致

孕期全程都需要补充更多的钙。尤其是在孕中晚期，一方面母体的钙储备需求增加，另一方面胎宝宝的牙齿、骨骼钙化加速，都需要大量的钙。当孕妈妈的钙摄入量不足时，胎宝宝就会先吸收母体中的钙，致使孕妈妈发生腿抽筋、腰酸背痛等症状。另外，孕期腹内压力增加，会使血液循环不畅，也是造成腿抽筋的原因。

泡脚和热敷很有效

如果已经出现腿抽筋的症状，除了补钙外还可以在每晚睡前用热水泡泡脚。把生姜切片加水煮开，待温度降到人体可以承受时用来泡脚。生姜能促进血液循环，帮助入睡。用湿热的毛巾热敷一下小腿，也可以使血管扩张，减少抽筋。另外，天气寒冷或夏天待在空调房的时候，孕妈妈要穿长裤，做好腿部保暖。

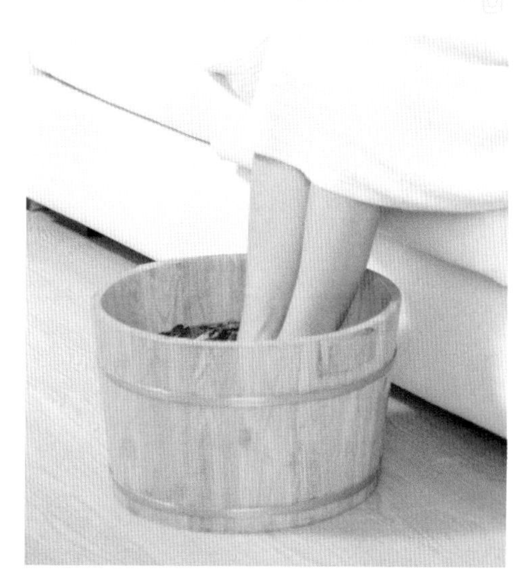

预防腿脚抽筋

适当进行户外活动，每天都晒太阳，促进维生素D的生成，保证饮食中的钙可以被充分吸收，多吃奶制品、海带、木耳、芝麻、豆类等含钙丰富的食物。天气寒冷时要做好腿脚部的保暖，夏季不可过分贪凉，吹空调睡觉时要盖好被子。

第19周

第131天

孕期眩晕不容忽视

孕妈妈有时会感觉全身无力、双腿发软、走路不稳，这时孕妈妈就应注意自己的身体是否出现异常，谨防发展到眼前发黑、突然晕倒的情况。

眩晕的常见原因

能造成孕妈妈头晕的原因有很多，有时孕妈妈进食过少，导致血糖偏低，表现为突发头晕，伴有心悸、乏力、冷汗等症状。还有一种头晕现象是由于孕妈妈血容量增加（即血液被稀释），造成缺铁性贫血导致的。其他例如血压偏低造成脑供血不足，仰卧时子宫压迫下腔静脉造成心脑供血减少，也会造成孕妈妈头晕，这就需要孕妈妈在日常生活中多加注意行动姿势与幅度，不要突然站起或总是平躺。

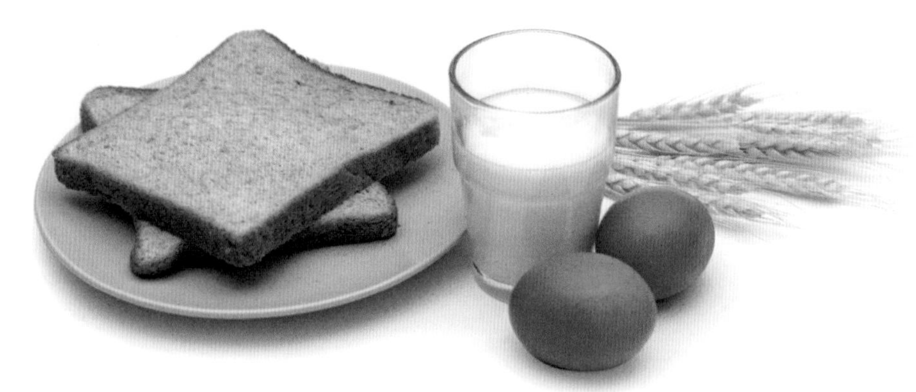

第19周

第132天

缓解眩晕的日常方法

一旦出现眩晕症状，应当慢慢坐下，然后将双腿抬起，放在桌椅或其他可以促进血液回流的地方，充分休息，确认症状消除后再慢慢站起。

因血糖低导致的眩晕，可在早餐时多吃鸡蛋、喝牛奶，并随身带些糖果，一旦头晕，马上吃糖。

对于缺铁性贫血导致的眩晕，孕妈妈应摄入含铁丰富的食物，如动物肝脏、动物血、瘦肉等，补充铁元素。

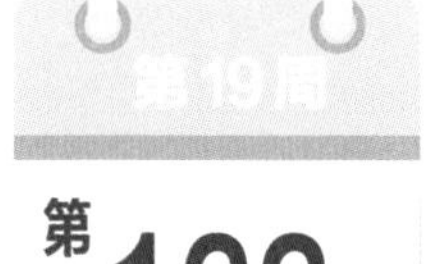

出现妊娠纹了，别慌

胎宝宝逐渐成长，孕妈妈的肚子渐渐隆起，讨厌的妊娠纹也悄然而至。不仅影响美观，而且出现纹路的地方会止不住发痒，这严重破坏了孕妈妈的心情。

不要抓挠

长出妊娠纹的地方总是会痒痒的，让孕妈妈忍不住想去抓挠一番，但还请孕妈妈千万忍住，因为它不仅越挠越痒，而且可能会因为抓挠时用力太大导致皮肤破损，引起感染，严重的甚至会留下瘢痕。

减少妊娠纹的方法

减少妊娠纹最重要的一点就是要严格控制体重，避免大吃大喝，不让体重过度增长。在保证每日营养需求的前提下，多摄取富含蛋白质和胶原蛋白的食物，帮助增加皮肤弹性。每天坚持早晚涂抹滋润而不油腻的护肤品，比如天然橄榄油等，使用时可适当按摩，直到产品被皮肤吸收，这可以增强皮肤的延展性和韧性，防止瘙痒。

淡纹食物有哪些

对抗妊娠纹最好的食物是番茄，番茄中的番茄红素的抗氧化能力是维生素 C 的 20 倍。西蓝花则含有丰富的维生素 A、维生素 C 和胡萝卜素，能增强皮肤的抗损伤能力，有助于保持皮肤弹性。

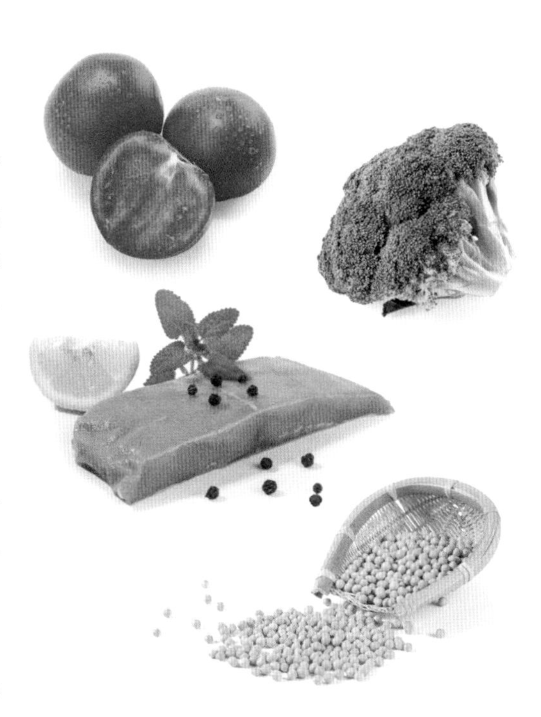

三文鱼肉及其鱼皮中富含的胶原蛋白是皮肤最好的“营养品”，能延缓机体细胞老化，使皮肤丰润饱满，富有弹性。

黄豆中所富含的维生素 E 能抑制皮肤衰老，增加皮肤弹性，防止色素沉着，还能润泽肌肤。

第20周

第134～135天

孕期体重长到哪了

胎宝宝重 250 克左右，感觉器官迅速发育。

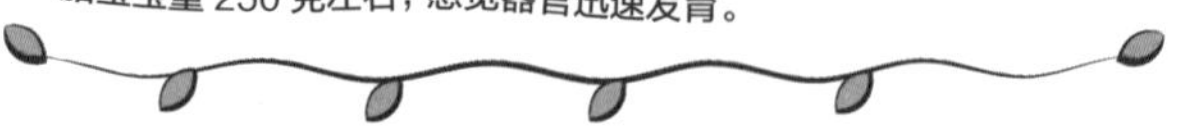

孕妈妈体重增加是必然的，但增长多少体重是合理范围，这些体重又长到哪了呢？孕妈妈要充分了解这些，做到心中有数。

孕期体重增长规律

不断增大的胎宝宝在分娩前大约有 3.5 千克；

胎盘和羊水大约有 3 千克；

孕妈妈体内血液增加约 1.8 千克；

子宫不断汲取营养，乳房不断增大，一共大约 1.8 千克；

孕妈妈体内脂肪不断增加。

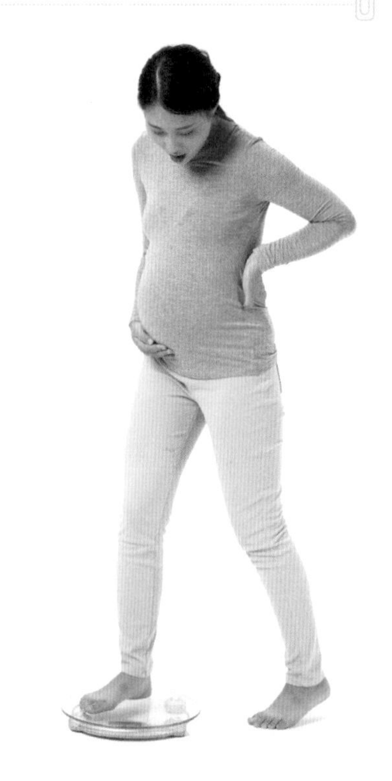

按照孕期体重增长的规律，一共有大约 11 千克是为胎宝宝长的。如果一位孕妈妈孕期体重一共增长了 15 千克，那么有 4 千克是孕妈妈自身的脂肪增加。一般来说，医生建议孕妈妈体重增加 12 千克左右，这样既可以保证胎宝宝健康发育，也不会让孕妈妈过度长胖。

管理体重很关键

整个孕期，体重管理都是孕妈妈优生优育的关键。孕早期，由于胎宝宝发育无需额外增加太多营养，而且早孕反应通常搞得孕妈妈食欲不振，所以孕妈妈的体重不会增加太多。但到了孕中期，早孕反应消失，胎宝宝迅速增大，会导致孕妈妈胃口大增，如果控制不当，可能导致体重增长过快。所以在饮食方面要格外注意，在坚持少吃多餐、荤素搭配、适当摄入碳水化合的总原则下，还要每天抽时间适当运动，保证多余热量被消耗。

吹空调有讲究

孕妈妈的新陈代谢比一般人高，体温也比非孕期高出0.2~0.5℃，而且孕妈妈的耐热能力较差，比普通人更怕热，所以夏天常会用到空调。

空调温度不要太低

孕妈妈吹空调一定要避免空调温度过低导致感冒，空调的温度设定在26~28℃，最好不要低于26℃，室内感觉不热就可以了。吹空调的时候不要让风直接吹到孕妈妈身上。如果孕妈妈刚出了一身热汗，也不宜马上吹空调，最好等汗消了再吹。

吹空调要盖好被子

夏季孕妈妈在空调房间里休息也要盖一床薄薄的被子，晚上睡觉时尤其要用被子盖好腹部和腰腿，以防受凉。而且，不建议孕妈妈在空调房里待太久，否则可能出现头昏、缺氧等不适。空调房要经常开窗通风，增加房间内的新鲜空气。

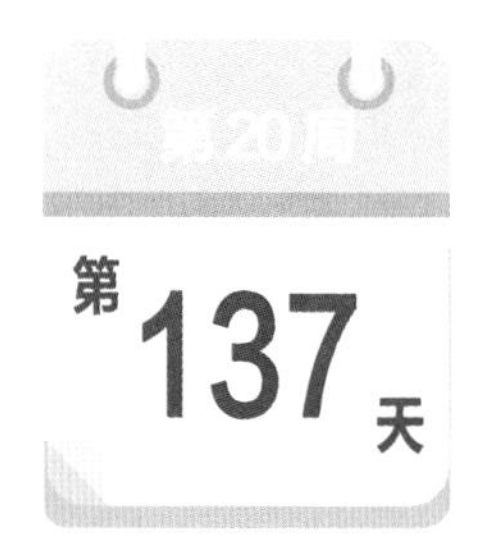

室内宜静不宜吵

孕妈妈所处的室内应避免大声吵闹，以免影响心情。噪声过大还会导致孕妈妈休息不好甚至头晕、恶心等。

10~30分贝为宜

妊娠期间，理想的声音环境是10~30分贝。一旦超出30分贝，可能会影响孕妈妈的心绪，让孕妈妈烦躁不安、紧张、易怒，这些不良情绪会刺激肾上腺素的分泌，不利于胎宝宝发育。如果孕妈妈在噪声环境待得太久，可能出现耳鸣、失眠、头疼、头晕、食欲不振、全身乏力等症状，甚至还会影响胎宝宝的听觉发育和脑神经发育。

第20周

第138天

便秘怎么办

怀孕期间便秘是因为孕妈妈体内的黄体素分泌增加，胃酸分泌减少。孕妈妈为了胎宝宝的营养，进食较为精细、高蛋白、高脂肪的食物摄入过多，也会导致便秘的发生。

减轻便秘困扰

1. 调整饮食习惯，在保证营养的情况下，尽量增加富含膳食纤维的食物，比如可以适当增加粗粮、青菜的摄入，以促进胃肠蠕动，缓解便秘。

2. 养成按时排便的习惯，不管有没有便意，都可以在固定时间段如厕，长期坚持会养成良好的排便习惯。

3. 养成定时喝水的习惯。每天在固定的时间段喝水；在口渴之前就喝水；一天至少6~8杯水。

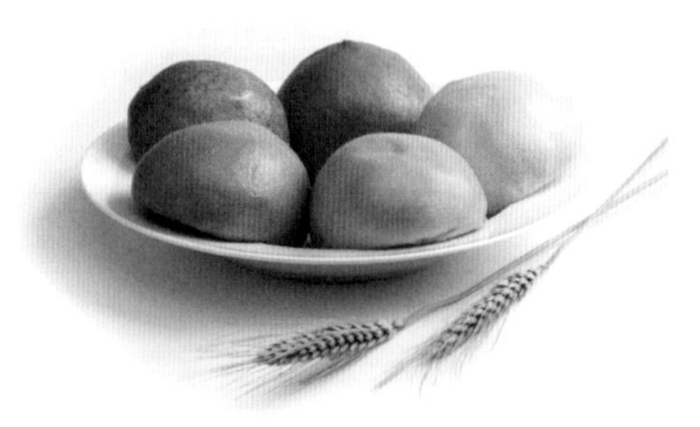

第139天

吃水果有讲究

水果是整个妊娠期间必不可少的食物。孕中期由于孕吐次数减少，孕妈妈可以尝试口味更丰富的水果。

适合孕妈妈的水果

1. **富含维生素C的水果：**柑橘类、草莓、猕猴桃和石榴，有利于铁的吸收。

2. **富含胡萝卜素的水果：**芒果、桃子等，对孕妈妈和胎宝宝的视力有好处。

3. **含有适量叶酸的水果：**橘子、橙子、黑莓、山莓及香蕉都含有叶酸，有助于胎宝宝大脑正常发育。

吃水果的注意事项

孕妈妈食用水果要尽量采取“少食、多种、多餐”的模式，切勿一次性进食太多水果。在水果的选择上，尽量选择含糖量低的水果，如柚子、草莓、蓝莓等。尤其是高龄孕妈妈，有可能会出现妊娠期血糖高的情况，在饮食上需要适当控制。

孕妈妈要晒太阳，促进维生素D的合成，提高钙的吸收率

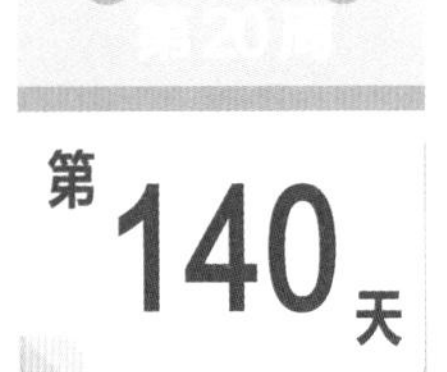

语言胎教：泰戈尔的诗

胎宝宝虽然尚在孕妈妈腹中，但一样需要跟孕妈妈互动，这样才能发育得更健康，性格更开朗。语言胎教是促进胎宝宝大脑发育、培养语言感受力的好方法。

现在，就来给胎宝宝读一首印度诗人泰戈尔充满爱与温柔的诗——《开始》，让他感受到孕妈妈是多么珍视他。

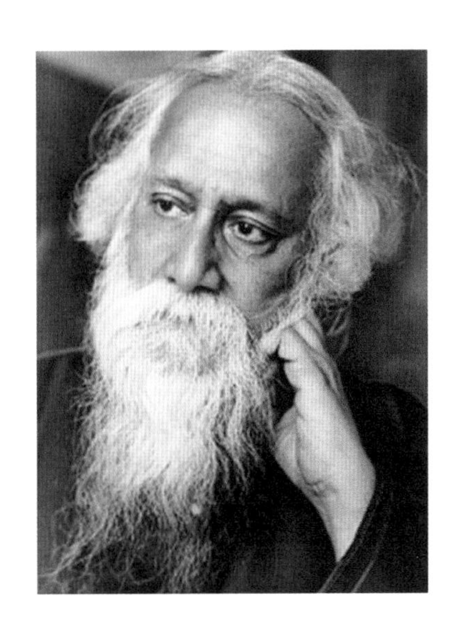

开始

“我是从哪儿来的，你，在哪儿把我捡起来的？”孩子问他的妈妈说。

她把孩子紧紧地搂在胸前，半哭半笑地答道——

“你曾被我当作心愿藏在我的心里，我的宝贝。

你曾存在于我孩童时代玩的泥娃娃身上；每天早晨我用泥土塑造我的神像，那时我反复地塑了又捏碎了的就是你。

你曾和我们的家庭守护神一同受到祀奉，我崇拜家神时也就崇拜了你。

你曾活在我所有的希望和爱情里，活在我的生命里，我母亲的生命里。

在主宰着我们家庭的不死的精灵的膝上，你已经被抚育了好多代了。

当我做女孩子的时候，我的心的花瓣儿张开，你就像一股花香似地散发出来。

你的软软的温柔，在我的青春的肢体上开花了，像太阳出来之前的天空上的一片曙光。

上天的第一宠儿，晨曦的孪生兄弟，你从世界的生命的溪流浮泛而下，终于停泊在我的心头。

当我凝视你的脸蛋儿的时候，神秘之感淹没了我；你这属于一切人的，竟成了我的。

为了怕失掉你，我把你紧紧地搂在胸前。是什么魔术把这世界的宝贝引到我这双纤小的手臂里来呢？”

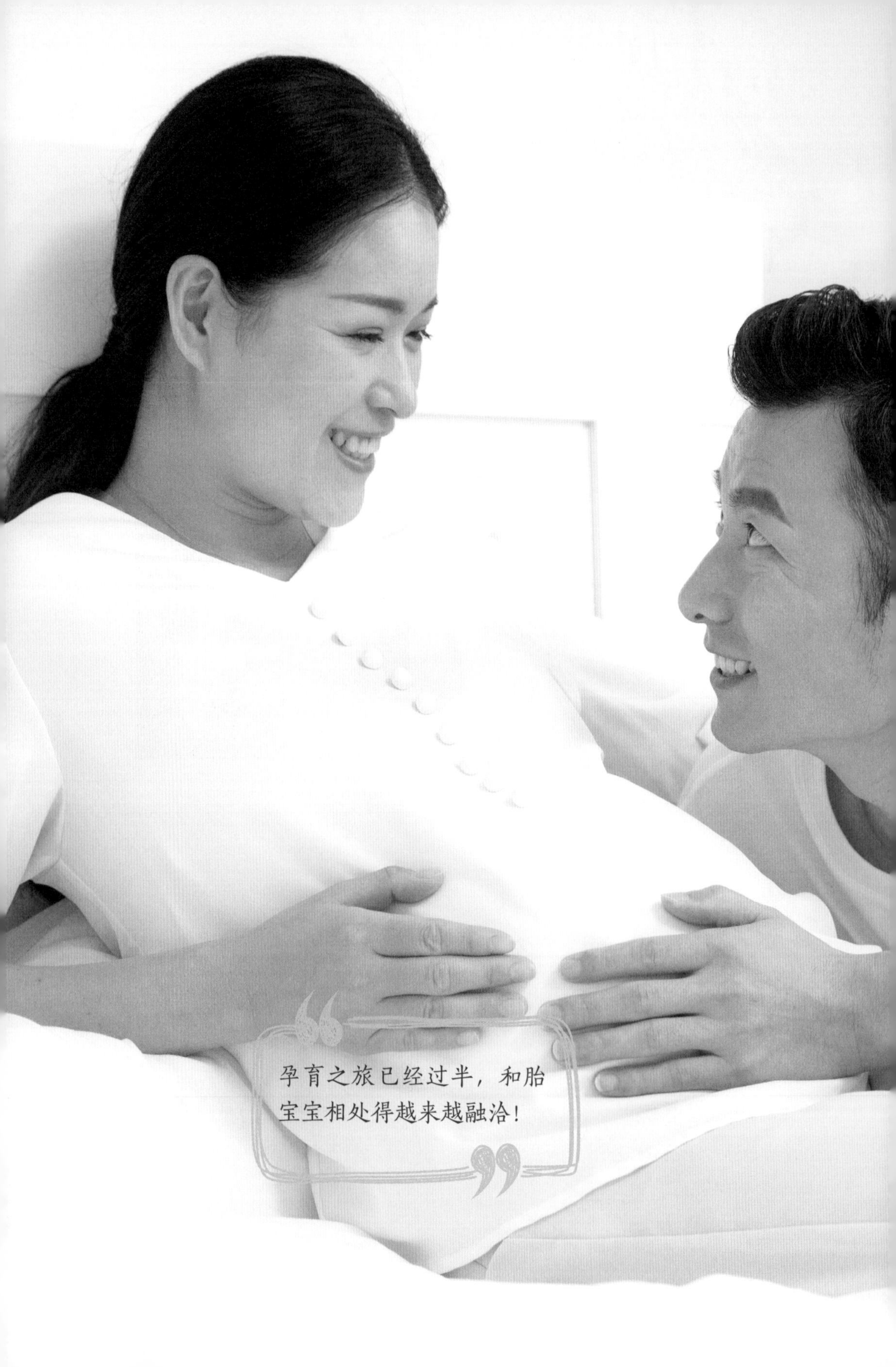
孕育之旅已经过半，和胎
宝宝相处得越来越融洽！

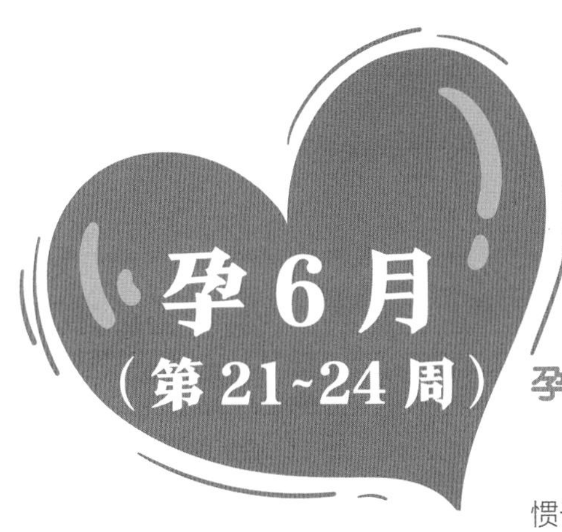

孕6月（第21~24周）

孕妈妈：腹部越来越大

身体上的不适感基本消失，孕妈妈越来越习惯于胎宝宝的存在。孕妈妈胃口比以前好了许多，适合借此时机加强营养，为将来的分娩和哺乳做营养储备。由于腹部越来越大，子宫已经开始压迫膀胱，尿频的症状加重。脸上可能出现妊娠斑，腹部还可能出现妊娠纹。

胎宝宝：可爱的模样

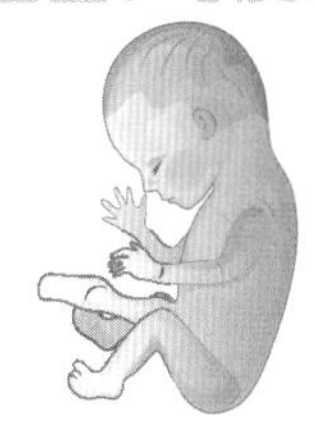

第21周
胎动增加

胎宝宝身长18厘米左右，体重约290克，指甲、嘴唇已经完全长好，牙床下坚固组织中已出现犬齿和臼齿。如果听到声音非常大，他会从睡梦中醒来，如听到喜欢的音乐，也会做出反应。

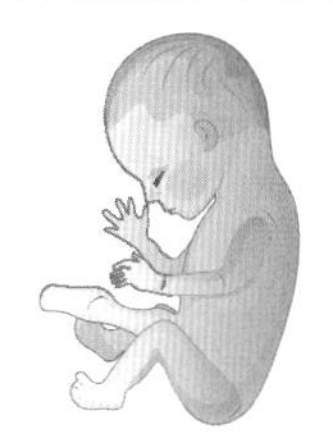

第22周
体重增加

本周胎宝宝的眉毛和眼睑已清晰可辨，体重开始大幅度地增加，皮下脂肪开始积蓄，但皮肤依然是皱巴巴的、红红的。清醒的时间越来越长，喜欢听外界的声音。

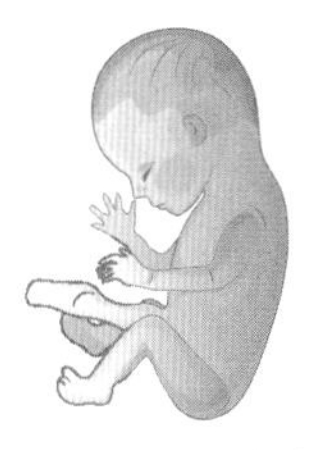

第23周
视网膜形成

本周胎宝宝身长大概有20厘米，体重约450克；肺部组织和血管正在发育，为出生后呼吸做好准备；视网膜也已形成，具备了微弱的视觉，会对外界光源做出反应。

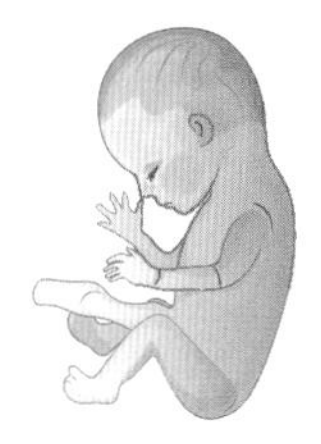

第24周
身体比例匀称

本周胎宝宝身长约26厘米，体重也接近500克，皮下脂肪已经出现，但其增长速度还赶不上皮肤的增长速度，因此看起来还是皱皱的。身体的比例开始变得更加匀称，听到声音可能会踢妈妈的肚子。

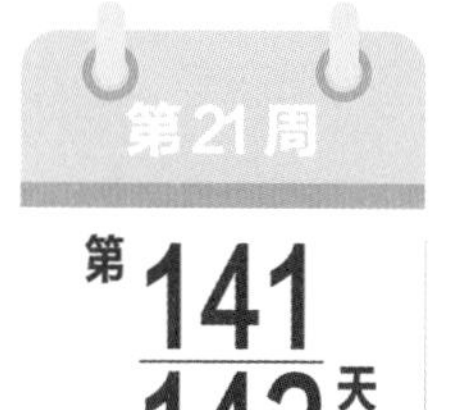

妊娠糖尿病，每个孕妈妈都要预防

胎宝宝还没长出足够的脂肪，皮肤仍然很透明。

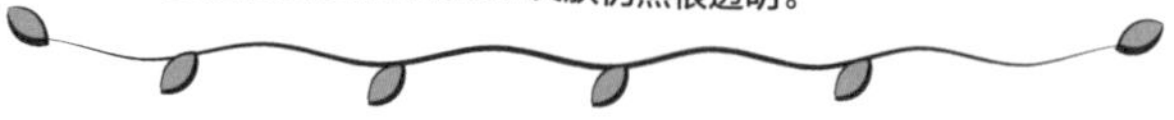

目前，妊娠糖尿病发病率逐渐提高，已成为妊娠期发病率较高的疾病之一。这种疾病会对孕妈妈和胎宝宝造成非常严重的影响，所以孕妈妈要积极预防。

患妊娠糖尿病的诱因

怀孕后生理发生变化，激素分泌增多，它们在人体组织外周有抵抗胰岛素的作用，可能会导致糖代谢异常或者胰岛素敏感性不够。如果日常饮食中摄入过多的碳水化合物，会导致血糖波动，产生高血糖问题。遗传也是很重要的因素，如果孕妈妈家族有糖尿病史，会提高孕妈妈患妊娠糖尿病的概率。

妊娠期糖尿病的危害

妊娠糖尿病会对母体和胎宝宝造成多种伤害，易导致胎宝宝过大，不但会增加孕妈妈的负担，同时也会增加孕妈妈发生生殖系统感染的机会。而且妊娠期糖尿病会带来严重的妊娠并发症，如妊娠高血压疾病，并会对孕妈妈分娩后的身体健康带来影响，如患糖尿病的概率增加等。

妊娠糖尿病筛查的注意事项

正常妊娠而无高危因素的孕妈妈一般在孕 24~28 周进行 75 克正规糖耐量试验，以监测孕妈妈血糖，如测试结果中有一项大于或等于限定值，即为妊娠糖尿病。

筛查前宜空腹 10~14 小时，一般抽血检查前一天晚上 8 点过后就不要进食了，第二天早上不吃早餐，抽血测量空腹血糖。

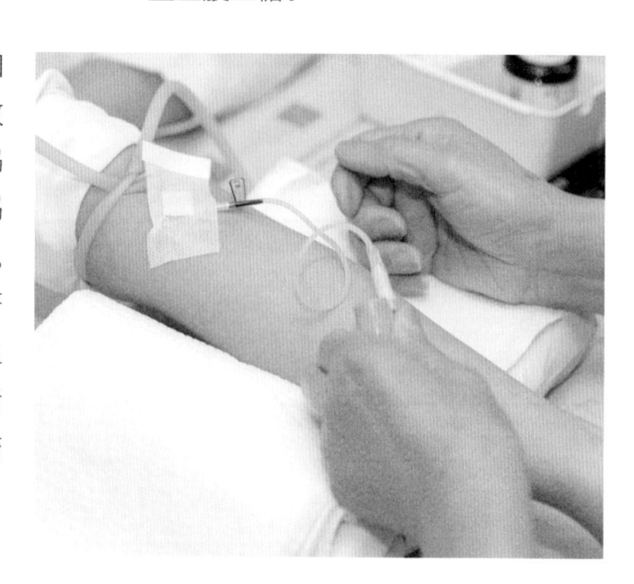

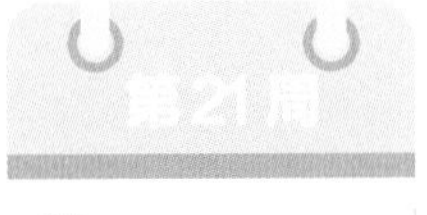

第143天

“糖妈妈”饮食有讲究

患妊娠糖尿病的孕妈妈要控制饮食量，控制碳水化合物的摄入，但脂肪、蛋白质、膳食纤维、维生素和矿物质的摄入量应与正常孕妈妈保持基本相同。

适合“糖妈妈”吃的食物

西蓝花：西蓝花中含有丰富的膳食纤维，能有效降低肠胃对葡萄糖的吸收，进而降低血糖。

南瓜：南瓜中的营养成分——钴，能活跃人体的新陈代谢，促进造血功能，并参与人体内维生素 B_{12} 的合成，是人体胰岛细胞所必需的矿物质，“糖妈妈”可将其当作主食吃。

糙米：患妊娠糖尿病的孕妈妈用糙米或五谷米饭来代替白米饭，可延缓血糖的升高，帮助控制血糖。

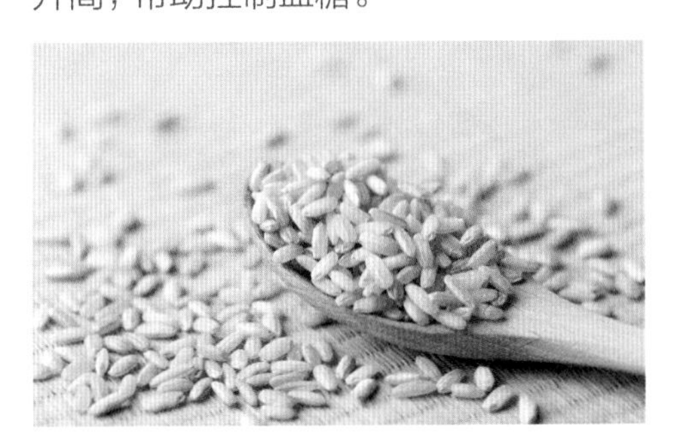

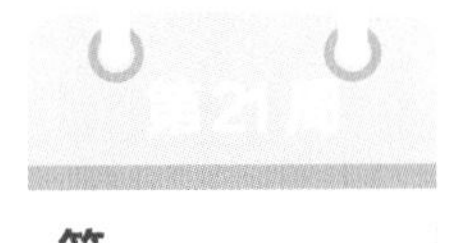

第144天

如何预防妊娠糖尿病

从科学角度讲，孕妈妈没有必要因为怀了宝宝就盲目大补特补，平时所吃食物尽量多样化，多吃新鲜蔬菜，少吃高盐、高糖的食物，控制水果的合理摄入，保证充足的睡眠，是预防妊娠糖尿病的关键。

不过饥不过饱

每餐七八分饱，在正餐之间适当加餐，将每日应摄取的营养分成五六份进食，是孕期饮食的总原则，也是预防妊娠糖尿病的饮食原则。尤其要注意避免晚餐与隔天早餐的时间相距过长，睡前少吃点东西可避免血糖忽高忽低。改变烹饪方式，控制脂肪的摄入，少用煎炸，多选用蒸、煮、炖等烹调方式。

第21周

第145-146天

在家自测宫高和腹围

测量宫高和腹围，是最直接了解胎宝宝发育情况的方式。如果孕妈学会在家自测，可以随时掌握胎宝宝的发育是不是在正常范围内。

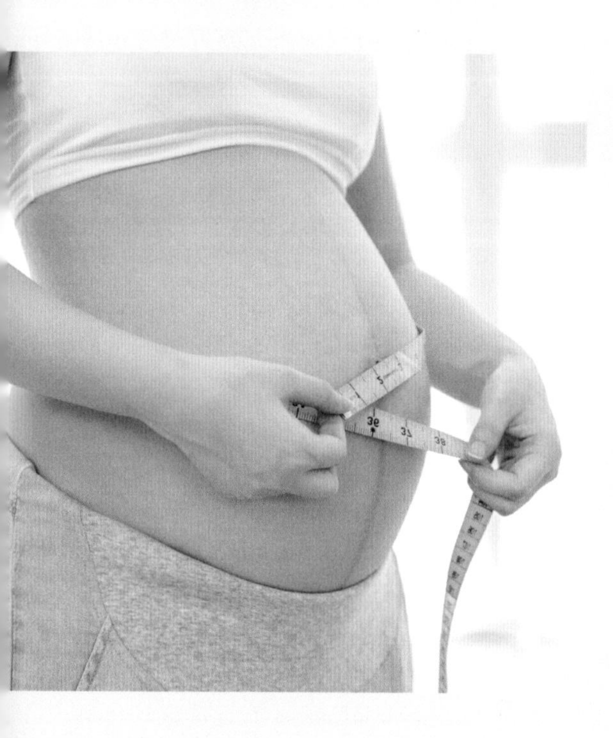

宫高的测量：从下腹耻骨联合处至子宫底间的长度为宫高。

腹围的测量：通过测量平脐部环腰腹部的长度即可得到。

宫高正常标准表

（单位：厘米）

妊娠周数	下限	上限	标准
满20周	15.3	21.4	18
满24周	22	25.1	24
满28周	22.4	29	26
满32周	25.3	32	29
满36周	29.8	34.5	32
满40周	33		

腹围正常标准表

（单位：厘米）

妊娠周数	下限	上限	标准
满20周	76	89	82
满24周	80	91	85
满28周	82	94	87
满32周	84	95	89
满36周	86	98	92
满40周	89	100	94

第147天

胎宝宝体操，让体格更强健

孕妈妈从感受到胎动时起，应该每天定时与胎宝宝互动。这样能促进胎宝宝发育，还能增进亲子感情。

点按操

点按操需要孕妈妈平躺在床上，全身尽量放松，在腹部松弛的情况下，轻轻用一个手指按一下腹部再抬起，这时会有轻微的胎动出现，是胎宝宝在给妈妈回应。有的胎宝宝不会当时给出反应，要过一会儿，孕妈妈不要心急。点按操开始时，只做一两下即可，慢慢延长至每天做五六分钟，到了孕晚期可以延长至 10 分钟。

击拍操

当胎宝宝踢孕妈妈肚子的时候，孕妈妈可以轻轻拍击被踢部位，然后静静等待胎宝宝的下一次动作。一般而言，胎宝宝在一两分钟之后，会接着踢孕妈妈的肚子，这时孕妈妈再轻轻拍几下，接着停下来。如果孕妈妈拍的地方改变了，胎宝宝会向改变的地方再踢。

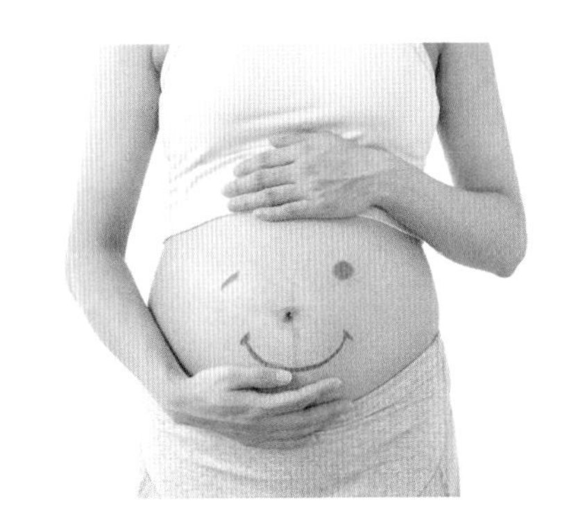

孕妈妈可以每天早晚各进行一次，每次三四分钟即可。

晚间爱抚

孕妈妈在晚上睡前，可以和准爸爸一起抚摸一下孕妈妈腹部，这样可以激发胎宝宝运动的积极性，促进发育。孕妈妈仰卧在床上，两手搓热放在靠近胎宝宝的位置上，也可将上半身垫高，采取半仰卧的姿势，双手由上至下，从左至右，轻柔缓慢地抚摸腹部，每次 2~5 分钟。

准爸爸这样做

胎教不是孕妈妈一个人的事，准爸爸参与其中才能达到更好的效果。胎教不仅能促进胎宝宝发育，让他更聪明、活泼，还是建立良好亲子关系的基础。

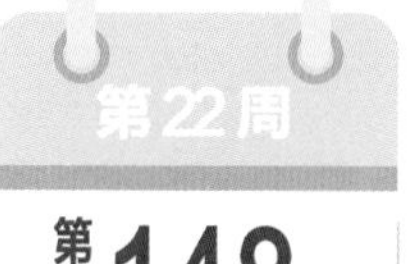

第22周
第148 149天

别肆意进补，注意控制孕期体重

胎宝宝的各器官正在快速发育，为出生做好准备。

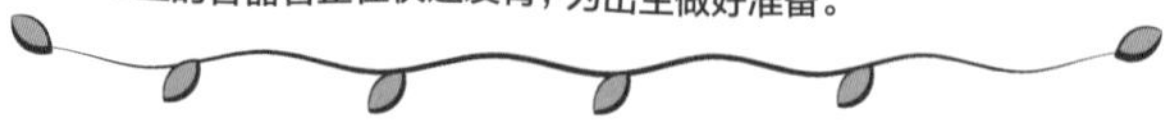

孕中期是相对舒适的时期，很多孕妈妈胃口大开，想吃就吃，但也需要注意，孕中期体重增加过快，到孕晚期就更难控制。

最佳孕期体重增长速度

控制孕期体重增长，孕早期3个月体重不增加，或者增加在1.5千克以内为好；孕中期、孕晚期以每月体重增加2千克以内为宜。整个孕期体重增加10~13千克，但增加在15千克以内都可以称之为控制较好。

调整饮食，营养更全面

孕6月，胎宝宝通过胎盘吸收的营养是初孕时的五六倍，孕妈妈比之前更容易感觉到饿，需要在保证原来饮食的基础上，进行饮食结构的细微调整。这个时候除了正餐要吃好之外，加餐的质量也要给予重视。少食多餐是这一时期饮食的明智之举。加餐可以选择富含钙的食物，如豆浆、牛奶等，也可以在饮食中增加豆制品的比例，如豆腐、豆干、腐竹等，增加饱腹感，减少饥饿感的出现。

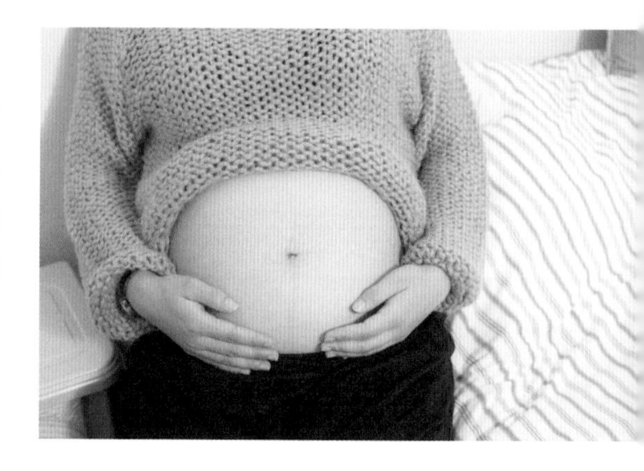

坚持运动

孕中期，孕妈妈更要坚持运动的习惯，每天保证30分钟以上的运动，如散步、做孕妇操、瑜伽等，只要孕妈妈感觉舒服的运动，都可以进行。

应以自己孕前熟悉的运动为主，动作幅度不要大，速度稍慢，可选择舒展体操等，以加强骨盆关节和腰部肌肉的柔韧性，为以后分娩做好准备。另外，孕妈妈可在运动时缓慢吸气、呼气，锻炼肺活量，可缓解喘不过气的感觉，也有益于分娩时呼吸的调节。

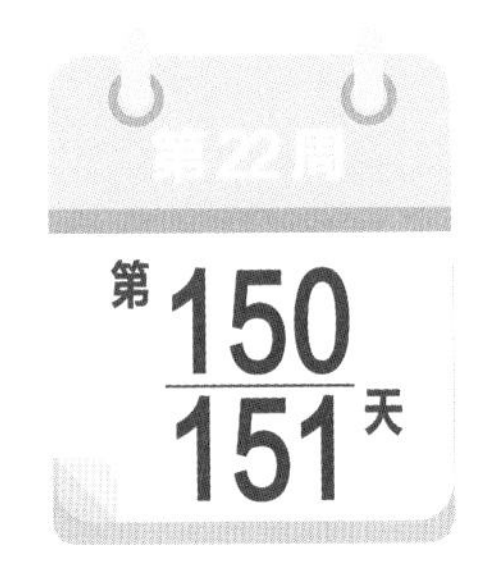

水、空气、阳光对妊娠都很重要

孕妈妈都知道注重营养的补充，对蛋白质、钙、铁等营养素的摄入丝毫不敢马虎，却往往忽略了水、空气、阳光对孕期的重要性。

水

水是构成人体的重要元素，饮水不足不仅口渴难受，而且不能有效地将营养物质和电解质运送到身体各处，会影响体内各个组织的运作。保持机体的稳定性也离不开水。怀孕期间，孕妈妈要时常饮水，保证正常的新陈代谢和体温调节，最好养成定时喝水的好习惯，不要等到口渴了再喝水。因为口渴时，身体已经轻度缺水。

空气

清新的空气是保证孕妈妈健康的必要因素。孕妈妈要经常给房间通风、定期打扫房间，保证空气清新干净。在户外时，孕妈妈尽量少去或不去汽车尾气污染严重的地方。公共场合人多的地方，孕妈妈不要停留太久。

阳光

孕妈妈晒太阳不足会影响钙质的吸收，严重时可引发骨质软化，导致孕妈妈贫血消瘦、动作缓慢、身体疲惫，进而导致胎宝宝缺乏营养。孕妈妈多晒晒太阳，让紫外线照射在皮肤表面，作用于皮下的胆固醇，生成具有促进钙质吸收的维生素 D。需要注意的是，孕妈妈晒太阳要做好防晒措施，尽量选择早上或者傍晚出门。如果是夏季，孕妈妈最好带把遮阳伞或者戴帽子，而且不要晒得太久，以免中暑。

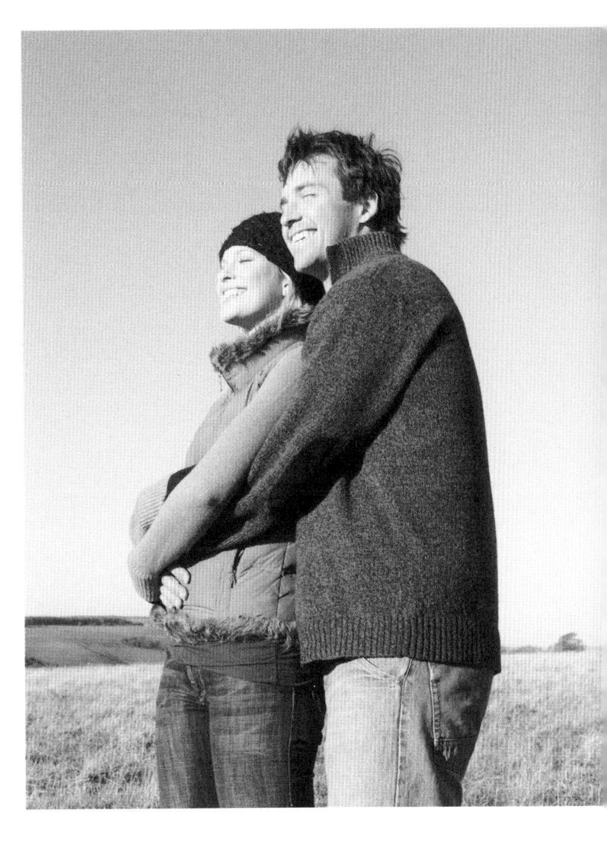

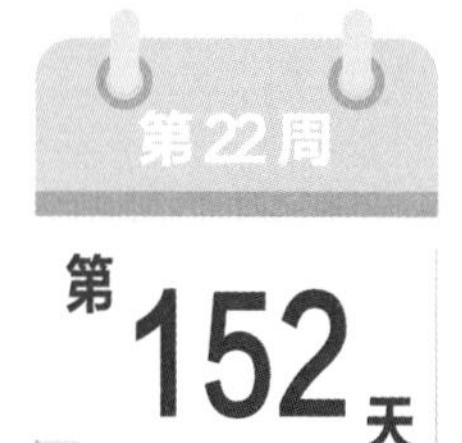

近视会遗传给宝宝吗

近视的孕妈妈通常担心将近视遗传给宝宝，导致宝宝将来也戴眼镜，还会担心对自然分娩造成一些阻碍，其实孕妈妈不必过度担心，来听听医生怎么说。

近视眼会遗传吗

宝宝是否会近视与遗传有一定的关系，尤其是当父母均为高度近视时，宝宝近视的概率会更大。不过，因为遗传因素而成为先天性近视的人仅占少数，绝大部分跟后天环境和习惯有关。孕期要合理用眼，避免近视度数增高。

高度近视能自然分娩吗

当高度近视的孕妈妈在分娩过程中竭尽全力时，由于眼压升高，确实存在着视网膜脱落的危险。但并不是高度近视就不能自然分娩，要根据眼底的具体情况决定。近视的孕妈妈只需在分娩前与医生提前沟通好即可。

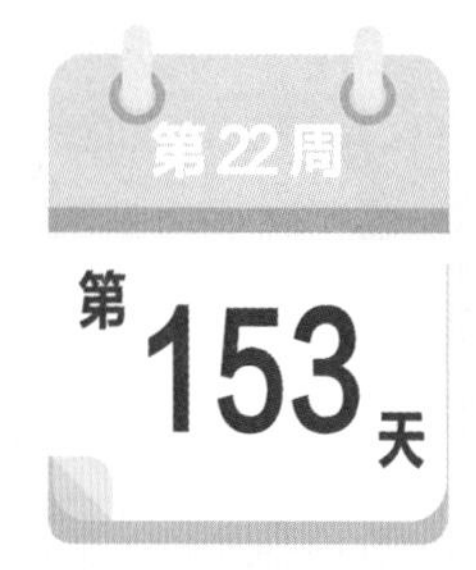

眼部发炎能用眼药水吗

孕妈妈能否使用眼药水要视情况而定。如果是用眼过度引起的眼睛干涩、视力模糊等情况，可以使用市场上常见的主要成分为玻璃酸钠、聚乙二醇的滴眼液，可缓解症状。但若眼睛发炎，则要在医生指导下使用眼药水，最好不要自行用药。

眼药水有缓解视疲劳的作用，是保护视力的良好手段，但孕妈妈身体特殊，能否使用眼药水要视情况而定。对于细菌性结膜炎、角膜炎，我们经常使用主要成分为氯霉素的眼药水，但氯霉素具有骨髓抑制作用，孕妈妈使用后可能使胎宝宝产生不良反应，所以建议孕妈妈最好不要使用。而红霉素相对比较安全。为了自己和胎宝宝的健康，孕妈妈应在医生的指导下使用眼药水。

第154天

这些饮料别再喝

饮料是许多女性的最爱，但为了胎宝宝的健康，孕妈妈要管住嘴，饮料暂时不要再喝了。

奶茶

奶茶中含有大量的糖分，并不适合孕妈妈饮用。而且市面上很多奶茶都是由奶茶粉冲泡的，其主要成分为植脂末、葡萄糖、鲜奶精、蛋白糖、阿拉伯胶、麦芽糊精、乙基麦芽酚以及香精等，是一种高油、高脂、高糖，但基本没有营养的饮品。孕妈妈偶尔喝一口解解馋没有关系，但最好不要长期大量饮用。

冰饮料

炎热的夏季喝一杯冰饮料是多么畅快的事，孕妈妈内热更容易禁不住冰饮料的诱惑。但太冷的饮料会对胃部造成刺激，容易引发腹痛、腹泻，进而影响到胎宝宝。

浓茶

孕妈妈可以少量喝茶，但最好不要饮浓茶。浓茶中的咖啡因有一定的兴奋作用，可以刺激胎动增加，甚至影响到胎宝宝的发育。茶叶中含有较多的鞣酸成分，影响铁元素在胃肠道的吸收，也不利于孕妈妈的营养补充。

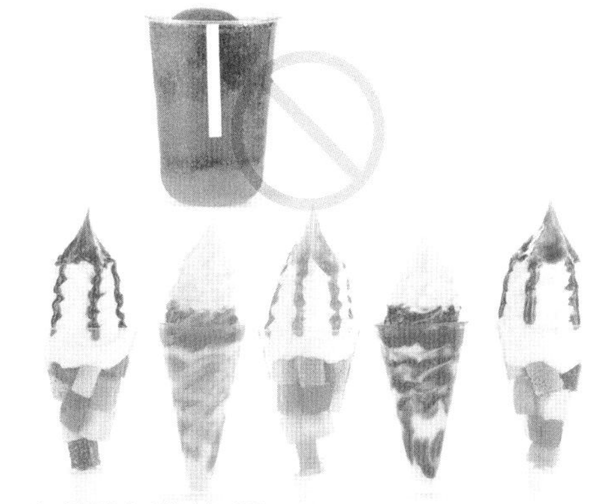

含酒精类饮品

酒精通过胎盘进入胎宝宝血液中，易造成流产及早产，还可能引发胎宝宝先天异常。除了白酒、黄酒、啤酒、红酒外，糯米甜酒以及各种含酒精的饮料，孕妈妈都不要喝。

咖啡、可乐型饮料

咖啡和可乐中含有的咖啡因会与脑部受体结合，直接作用于神经系统。胎宝宝正处于发育期，神经系统较为敏感，更容易受到咖啡因的影响，对发育产生不利影响。有研究表明，孕妈妈摄入过量咖啡因会导致胎宝宝早产和低体重，并可能导致宝宝焦躁不安。为了宝宝的健康，孕妈妈暂时别再饮咖啡、可乐等饮料。

第23周

第155~156天

补碘进行时

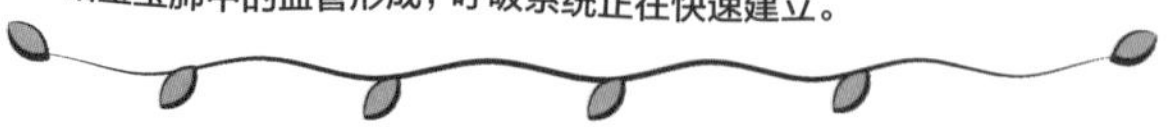

孕妈妈对碘的生理需要量比普通人要高，妊娠期碘摄入量不足，易造成孕妈妈甲状腺肿大，严重缺碘可致胎宝宝大脑与身体发育迟滞。

如何补碘

碘是胎宝宝发育不可缺少的物质，孕妈妈在孕期应适当比孕前多摄入一些富含碘的食物。一般最常见的含碘食物为盐，但孕妈妈不宜多摄入盐，根据《孕期妇女膳食指南》建议，每日加碘盐摄入不宜超过6克。孕妈妈可以适当多吃一些富含碘的海产品，如海带、海鱼、贝类等，但不必顿顿都吃。最好不要自行服用补碘剂。

补碘会导致甲亢吗

不补碘会对胎宝宝造成诸多危害，但很多孕妈妈会担心补碘过量导致甲亢怎么办？会不会对胎宝宝也造成不良影响？孕妈妈每天的碘的推荐摄入量为175微克。但大多数人对从食物中摄入过多的碘是非常耐受的，短期内摄入量超出上限并不会对人体造成危害，孕妈妈无需过度担心。当然，当孕妈妈的甲状腺出现异常时还是要第一时间到医院就诊。

海带豆腐汤

原料：豆腐100克，海带50克，盐适量。

做法：

1. 豆腐洗净，切丁；海带洗净，切段。
2. 锅中加清水，放入海带，大火煮沸后改用中火将海带煮软。
3. 放入豆腐丁煮熟，加盐调味即可。

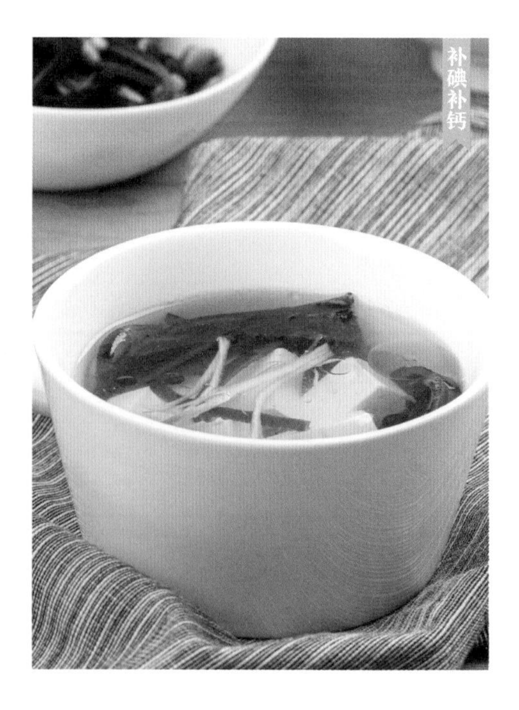

第23周

第157天

孕期脱发怎么办

受孕激素分泌和新陈代谢影响，从孕中期开始，部分孕妈妈会出现脱发的情况。不要太过于担心，生完宝宝，这种情况就会改善。

生理性脱发

激素的变化再加上怀孕后孕妈妈的感情比较敏感，容易焦虑，会引起脱发。如果脱发不是特别严重，属于正常的生理现象，无需过多担心，放松心情是最重要的。

病理性脱发

妊娠期间出现了突发性脱发，建议及时就医，查看血常规、血糖、甲状腺功能等是否存在异常。

如果是长期的弥漫性脱发，则可能与孕妈妈贫血或血糖异常有关。建议平时多进食富含铁的食物，注意均衡营养，时刻监测血糖水平。孕妈妈还可能由于甲状腺功能异常导致脱发，必须在医生指导下给予治疗。

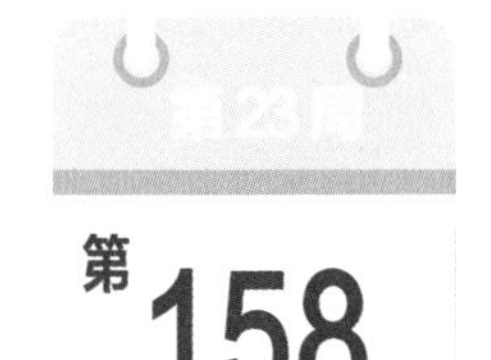

第23周

第158天

养出靓丽秀发

生理性脱发给孕妈妈造成的困扰是一时的，孕妈妈不要放弃对秀发的护理，这样才能早日恢复健康亮泽的秀发。

温水洗发，涂抹护发素

用适宜的水温清洁完头发后，可以涂抹正规品牌的护发素，让头发更顺滑光泽。另外，平时注意梳理秀发，用梳齿圆润的发梳轻轻按摩头皮，加速头皮血液循环。

秀发也要防晒

特别炎热的夏季，建议孕妈妈出门戴一顶帽子，不仅是为面部遮阳，也避免秀发遭受紫外线的照射，减轻因强烈阳光照射导致的秀发干枯、毛糙问题。

胎宝宝的味觉发展迅速，已经能尝出味道啦

21 22 23 24 25 26 27 28 29 30 31 32 33 34 35 36 37 38 39 40

孕6月 孕7月 孕8月 孕9月 孕10月

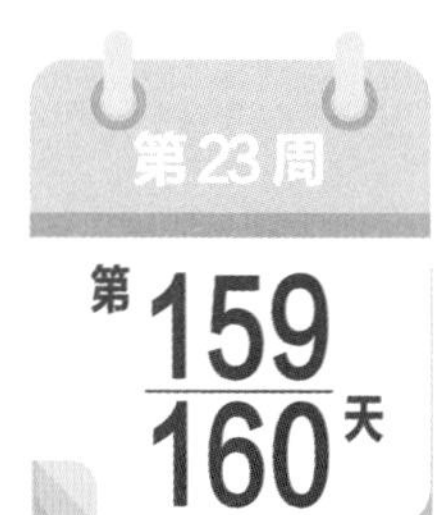

别让宝宝成为“巨大儿”

很多孕妈妈还一味地认为吃得越多、营养越丰富，对胎宝宝越好。其实，胎宝宝过大会给自身和孕妈妈带来很多健康问题。

导致巨大儿的原因

新生儿出生体重大于4千克，就被称为巨大儿，这与孕妈妈营养过剩有着直接的关系。孕期吃大鱼大肉及各种保健品，导致孕妈妈体重严重超标，胎宝宝的体重也随之猛增。如果孕妈妈患有妊娠糖尿病，也容易生出巨大儿。

巨大儿对母婴都不利

巨大儿出生时可能会面临难产的情况，如果孕妈妈是妊娠糖尿病患者，分娩的巨大儿还可能在出生后发生低血糖等情况。

预防胎宝宝过大

降低巨大儿发生率的关键在于合理摄入营养，调整生活节奏。孕妈妈应定期监控体重，按时产检，听取医生的建议，看自己是否需要增重或控制体重。孕妈妈也要适当运动，比如散步、做孕妇操等，不要整天待在家里坐着或者躺着。在饮食方面也要合理摄入，避免营养过剩。如果发现妊娠糖尿病，更应该遵从医生对营养摄取的指导，避免胎宝宝增长过快。

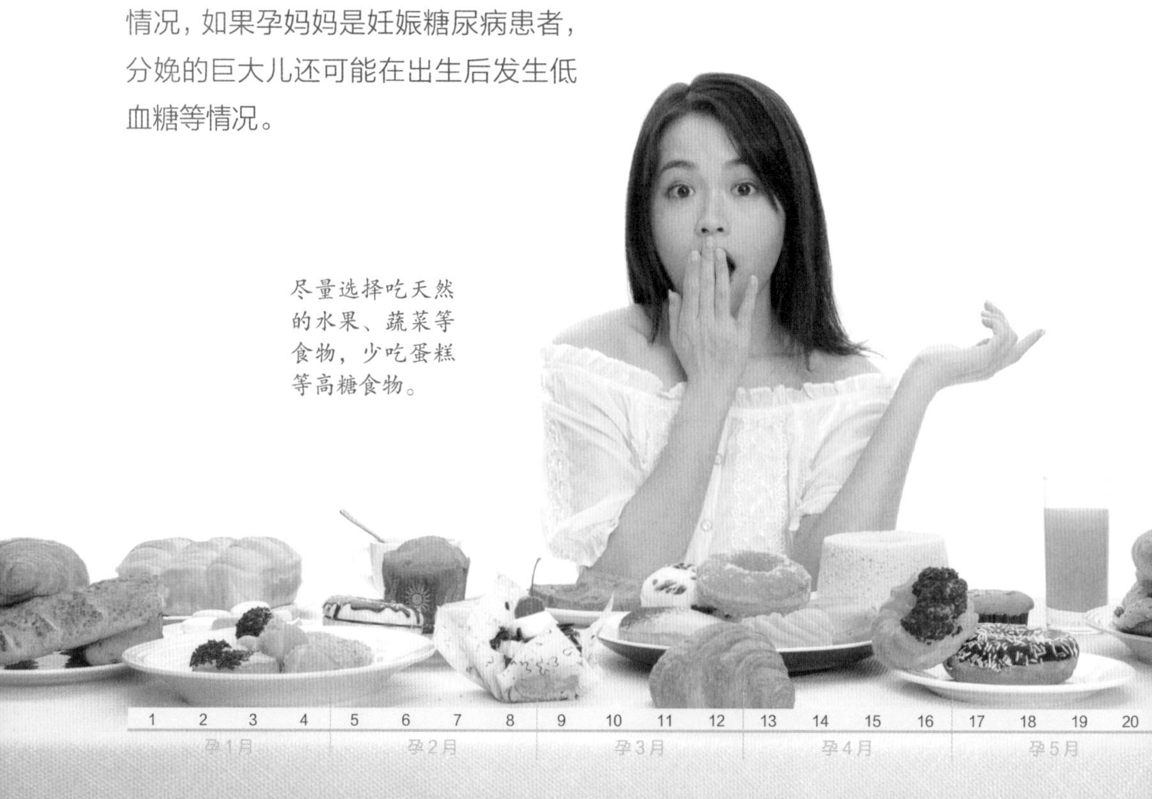

尽量选择吃天然的水果、蔬菜等食物，少吃蛋糕等高糖食物。

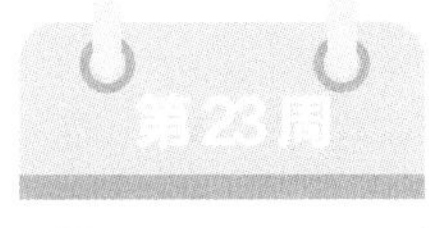

第161天

别让胀气影响胃口

不少孕妈妈会因为肚子鼓鼓胀胀的而感到不舒服，连胃口也跟着变差了。胀气不但影响孕妈妈的心情，还可能让胎宝宝营养不足。

导致胀气的原因

孕早期的胀气为激素分泌改变所致。大部分的孕妈妈胀气最严重的时候，是在怀孕后的前3个月，还会并发恶心、呕吐等症状。到了孕中期，子宫扩大、压迫到肠，使肠蠕动减缓，导致消化问题，如便秘、胀气等，通常要持续到孕7月。

孕34周后症状逐渐减轻

孕中、后期的胀气和孕早期的胀气不同，孕早期是因为胃胀气、肠蠕动变差造成的；进入孕中期，子宫扩大，胎宝宝开始压迫到腹部上方，也就是胃、十二指肠的部位。此时吃的食物太多或太油腻，就会有想吐、胃痛等症状；但是到了孕34~36周，胎宝宝会逐渐下降到骨盆，孕妈妈会有松了一口气的感觉。

缓解胀气的方法

按摩腹部：将双手搓热，轻轻揉按腹部，注意避开腹部中央的子宫位置。

饭后散步：孕中期胀气多由于肠胃功能弱导致，散步有助于促进肠胃蠕动，帮助食物消化，促进排便，对缓解胀气有一定作用。

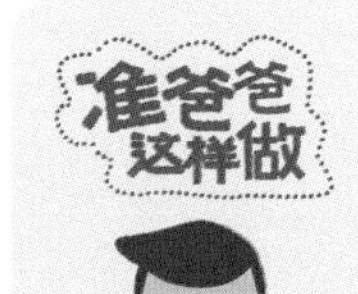

胀气是导致孕中期孕妈妈食欲下降的主要原因，准爸爸在烹饪菜肴时要避免易产气的食物。准爸爸还可以每天按时为孕妈妈做做腹部按摩，注意动作要轻柔和缓，避免伤及胎宝宝。

胎宝宝不断练习吞咽羊水，锻炼呼吸能力

21 22 23 24 | 25 26 27 28 | 29 30 31 32 | 33 34 35 36 | 37 38 39 40

孕6月 孕7月 孕8月 孕9月 孕10月

第24周

第162 163天

在家做好胎心监护

体重达到 500 克，胎宝宝在妈妈的子宫中开始充满整个空间。

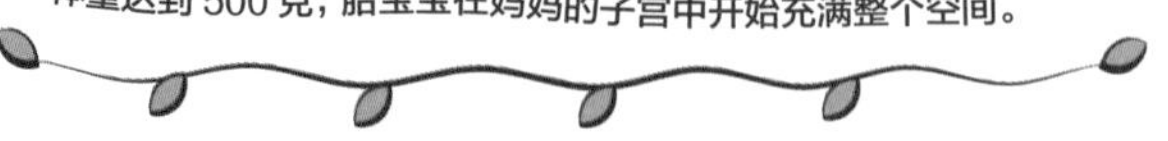

在胎心监护检查过程中，医生能够监测胎宝宝的心跳，包括胎宝宝休息和活动时的胎心率分别是多少。

胎心监护很重要

妊娠期间，有可能出现各种原因导致的胎宝宝宫内缺氧，产前胎心监护的目的是监测胎宝宝的正常发育情况，在胎宝宝缺氧早期及时发现并纠正。

在家做胎心监护的方法

1. 家用胎心听诊器：家用胎心听诊器在大锥形的双输口听头顶面的两个输口各接有胶管，胶管另一端接有一只耳塞，双输口听头侧面装有一只电子计时器，极大地方便了孕妈妈随时听胎心。

2. 准爸爸亲耳听：孕 6 个月后，准爸爸用耳朵贴在孕妈妈腹部就可以听到胎宝宝的心音了，听到的正常胎心音就像钟表的“滴答”声，每分钟 120~160 次。

听胎心的注意事项

在做监护 30 分钟前吃一些食物，比如巧克力、小点心。最好选择一天当中胎动最为频繁的时间进行，选择一个舒服的姿势进行监护，避免平卧位。

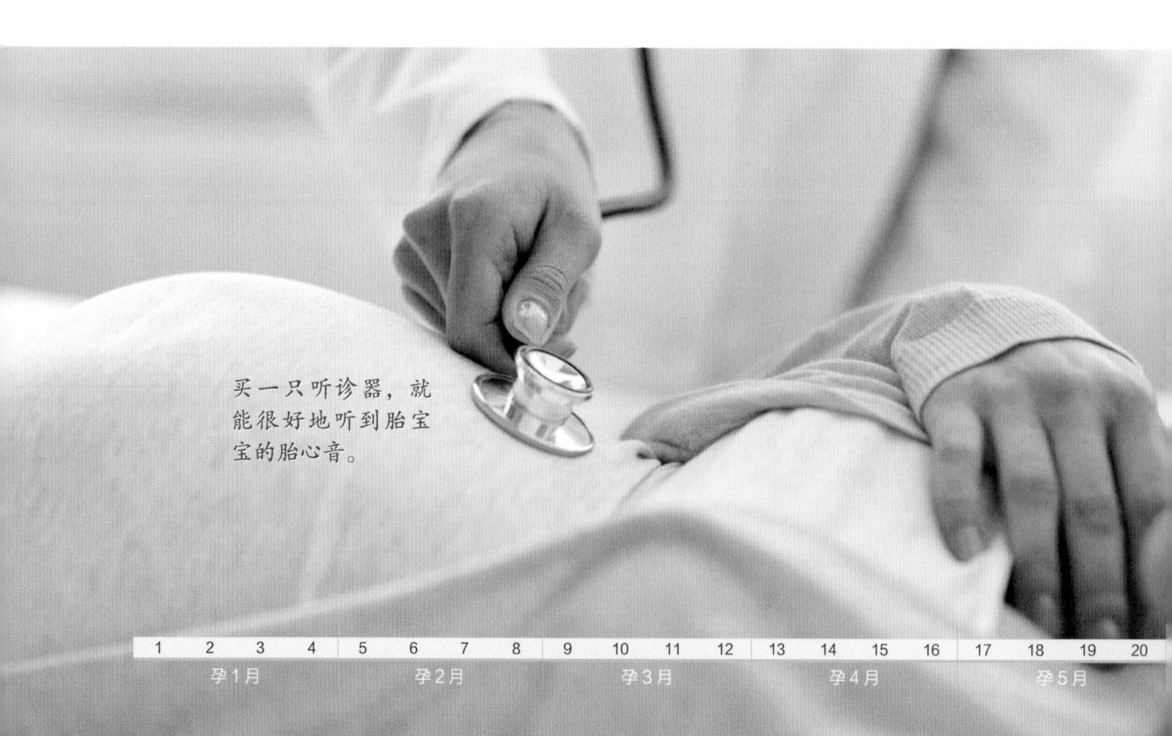

买一只听诊器，就能很好地听到胎宝宝的胎心音。

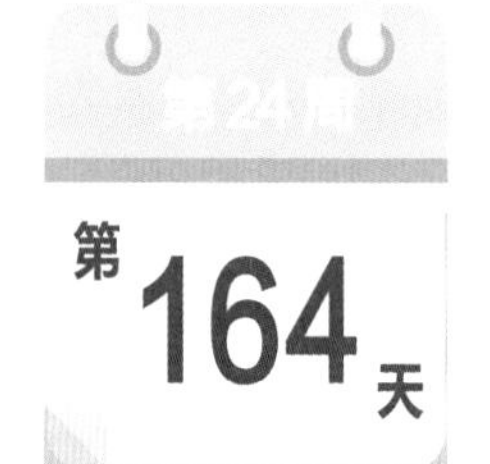

应对膝关节疼痛

孕期腿部会出现很多不适，随着胎宝宝的增大，膝关节会出现疼痛的症状，孕妈妈可以提前了解一些方法来缓解疼痛。

膝关节疼痛的原因

腹部膨胀和双膝间距加大是孕妈妈本月的主要体形特征，导致膝关节面的受力不均匀，成为膝关节疼痛的重要原因。

缓解方法

1. 稍微垫高鞋跟的外侧：改善下肢的受力面，使得膝关节结构尽可能恢复正常。

2. 热敷：每晚临睡前用热毛巾热敷膝关节 10~20 分钟，减轻疼痛。

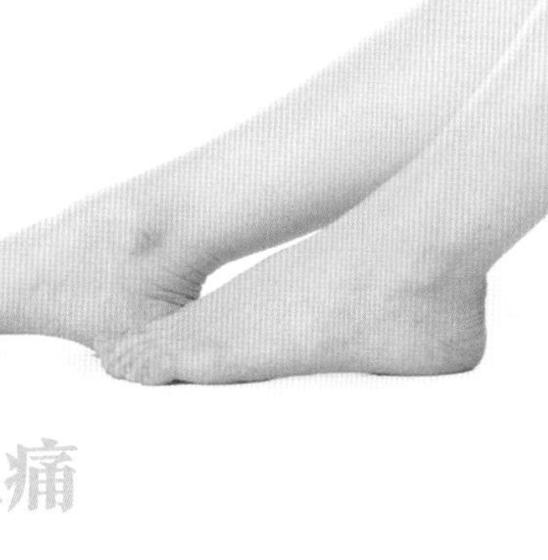

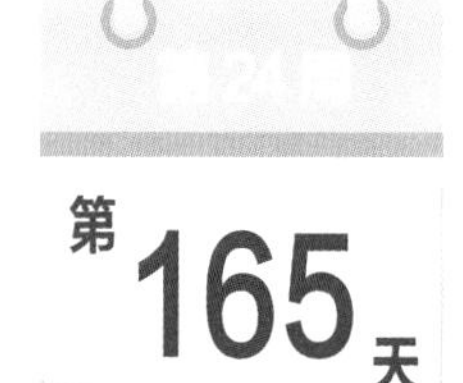

应对足跟痛

由于激素分泌变化，孕妈妈的骨骼和韧带会出现“松弛化”的现象，导致足部出现相对性结构变形，特别容易造成腿部和足部疲劳，严重时引发足跟痛。

导致足跟痛的原因

孕妈妈体重增加、足跟骨压力上升、足底筋膜张力过高以及下肢血液循环不良都是导致足跟痛的原因。

缓解方法

在鞋子内垫入具有缓冲效果的鞋垫，减轻走路时对足跟的冲击，对于足跟、膝盖、腰部都有保护作用。

每晚用热水泡脚，然后有针对性地按摩脚踝和脚跟。

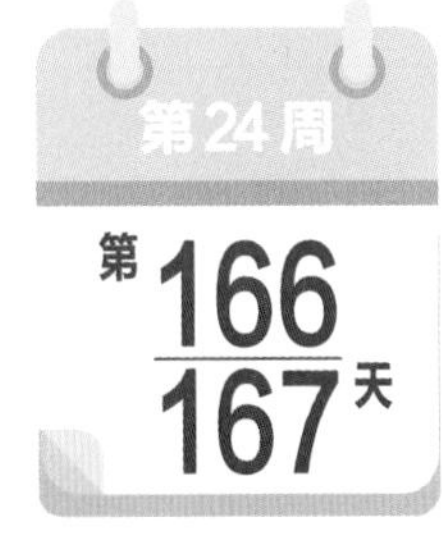

警惕仰卧位综合征

有些孕妈妈在孕中晚期仰卧时会突然出现头晕、恶心、出冷汗、眼前发黑甚至虚脱等症状，医学上称之为仰卧位综合征。

导致仰卧位综合征的原因

进入孕中期，外周血管扩张，下腔静脉血流量、回心血量及心脏搏出量均增加，在孕28~32周达到高峰，以后逐渐下降。当孕妈妈仰卧时，由于不断增大的子宫压迫下腔静脉，使得回心血流量突然减少，导致血压下降，从而出现心悸、出冷汗、面色苍白等症状。此时只要转向左侧卧位，子宫对下腔静脉的压迫会立即解除，症状也会随之缓解甚至消失。

左侧卧位益处多

孕妈妈躺下或睡觉时采取左侧卧位，可以避免子宫对下腔静脉的压迫，不仅能防止仰卧位综合征的发生，还能增加胎宝宝的血液供应，减少子宫对下腔静脉回流的阻力，从而减轻水肿。

左侧卧位时，右旋的子宫得到一定程度的纠正，减轻了子宫对右侧输尿管的挤压，减少泌尿系统感染的发生。

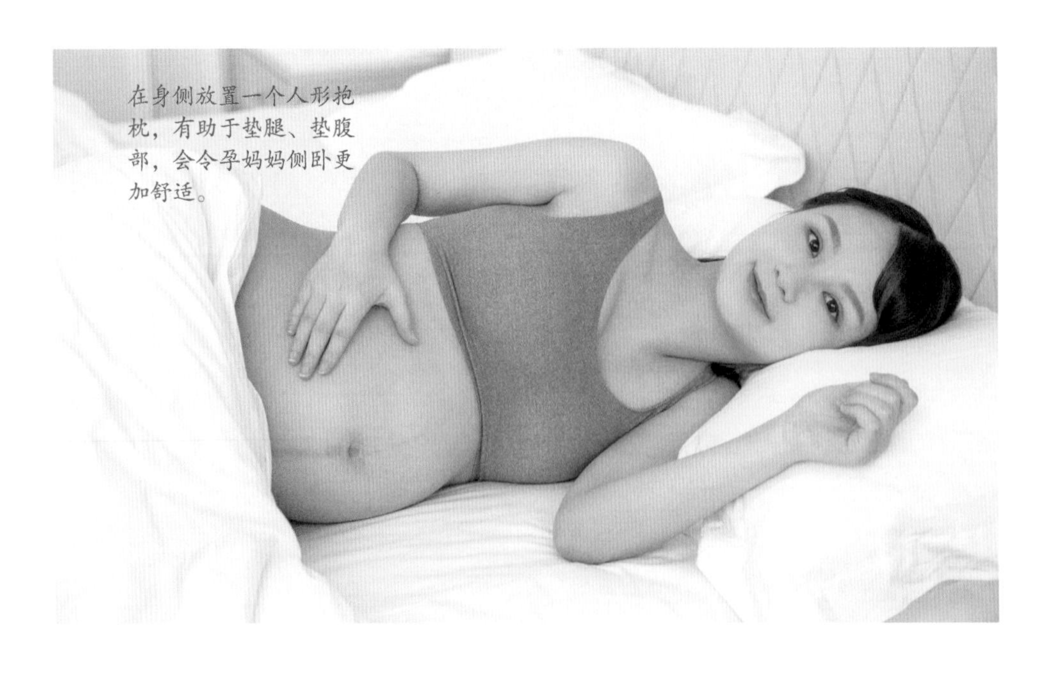

在身侧放置一个人形抱枕，有助于垫腿、垫腹部，会令孕妈妈侧卧更加舒适。

第24周

第168天

光照胎教：促进胎宝宝视觉发育

光照胎教不仅可以促进胎宝宝对光线的灵敏反应和视觉功能的健康发育，还有益于出生后动作行为的发育成长。

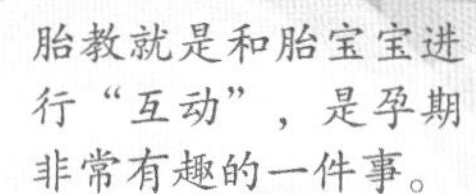

胎教就是和胎宝宝进行“互动”，是孕期非常有趣的一件事。

从孕24周开始最合适

虽然胎宝宝的视觉在孕早期就已经形成了，但此时他总是把小眼睛紧紧地闭着。一般来说胎宝宝在孕24周左右才愿意把眼睛睁开，这时他能看到的是母体内一片红色的光芒，橘黄色的阴影下母亲的体液在流动。

光照胎教的方法

孕妈妈可用手电筒的弱光作为光源，照射自己的腹部胎头的方向，每次两三分钟。在进行光照时，切忌用强光，也不宜照射时间过长。

在这个过程中，孕妈妈应注意把自身的感受详细记录下来，比如胎动的变化是增加还是减少，胎动强烈还是微弱。通过一段时间的训练和记录，孕妈妈可以总结下胎宝宝对刺激形成的规律性的反应。光照胎教可以配合对话胎教，孕妈妈可以和胎宝宝一边讲话一边进行，综合性刺激对胎宝宝发育更有利。

准爸爸不要对胎教有心理负担，胎教没有固定的模式和限制。准爸爸可以配合孕妈妈一起完成胎教，不仅是关心胎宝宝的成长发育，也让孕妈妈感受到你对家庭和孩子的责任心。

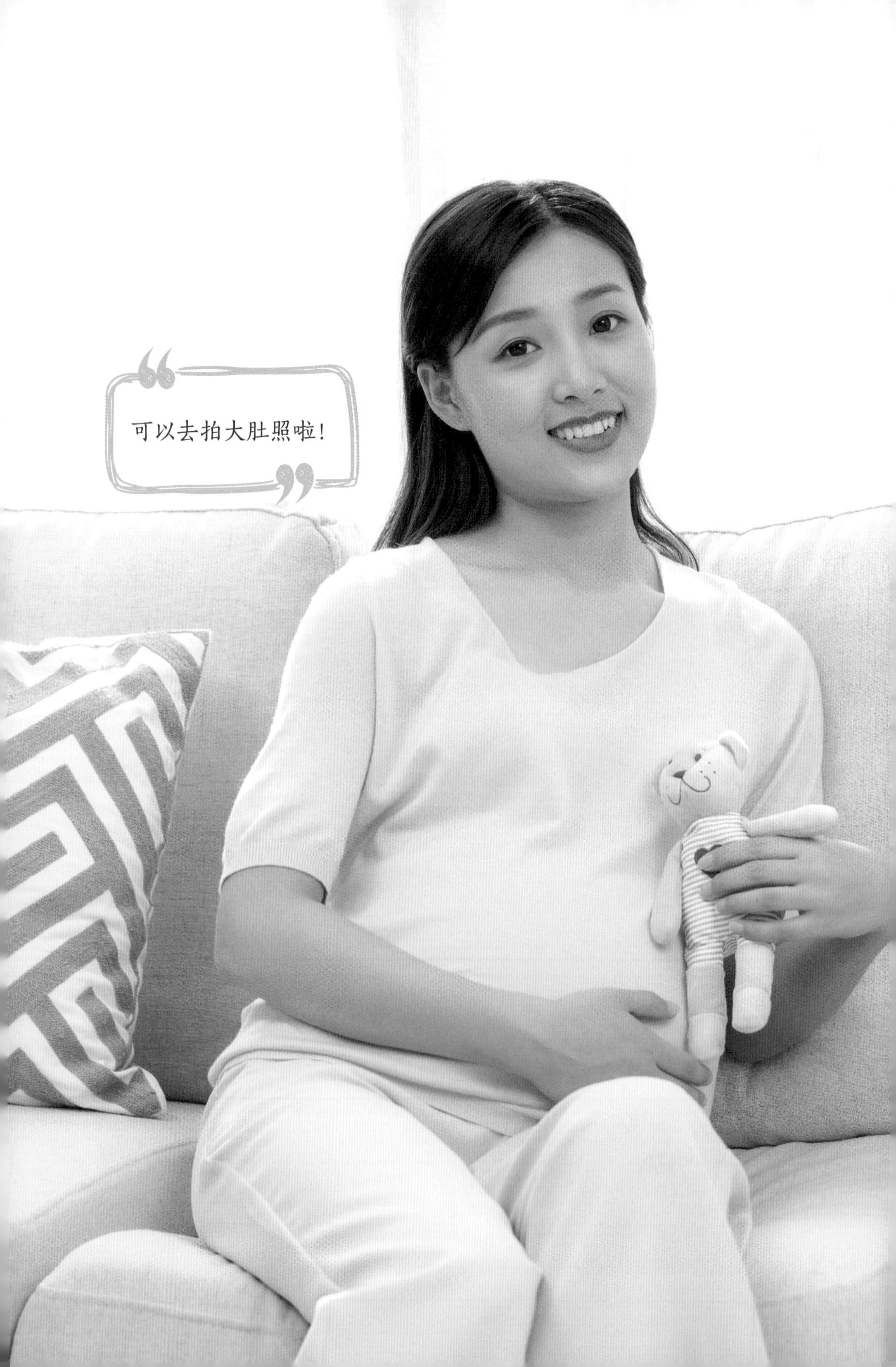
可以去拍大肚照啦!

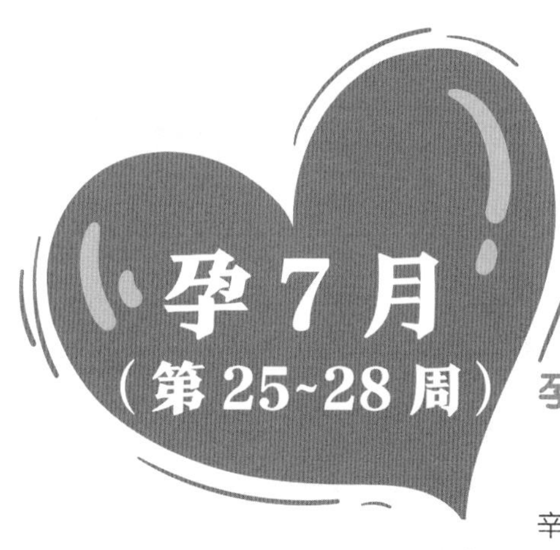

孕7月（第25~28周）

孕妈妈：体重增长幅度增大

这个月胎宝宝越来越大，孕妈妈也会觉更加辛苦，更加容易疲倦，腰腿疼的情况也会更明显，妊娠纹也更加深了，有的孕妈妈可能还会出现妊娠斑。孕妈妈的体重增长幅度开始增大，有时会感觉气短，这是因为子宫底部已接近肋缘的缘故。有时孕妈妈会感觉到胎宝宝有节奏地运动，这是胎宝宝在打嗝。

胎宝宝：可爱的模样

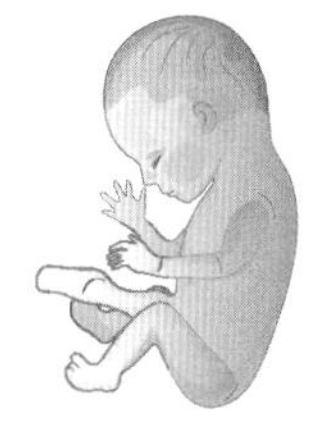

第25周

脑神经发育高峰期

胎宝宝体重600克左右，子宫对他来说不再是“大房子”。皮肤比上周舒展很多，也变得饱满了。味蕾继续发育，已经可以品尝到味道。大脑神经发育又一次进入了高峰期。

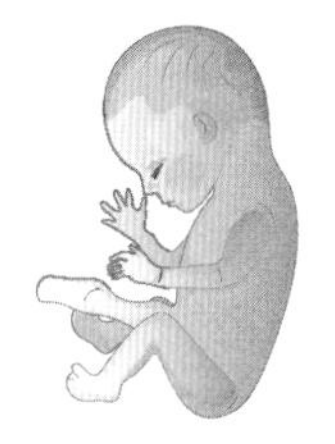

第26周

可以睁开眼睛了

胎宝宝全身依然覆盖着细细的绒毛，皮下脂肪已经出现，但皮肤仍然是皱皱的；胎宝宝对声音更加敏感；可以睁开眼睛，视觉神经开始工作，当孕妈妈用手电筒照腹部时，胎宝宝会把头转向光亮的地方。

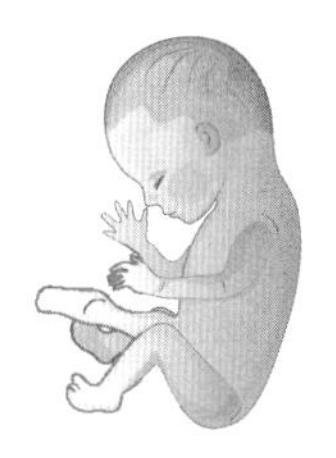

第27周

睡眠变得规律

本周胎宝宝身长38厘米左右，体重也接近900克；大脑活动异常活跃，脑组织快速增长；睡眠也变得非常规律。孕妈妈此时会感到胎宝宝在做一些有节奏的运动，这是胎宝宝在打嗝。

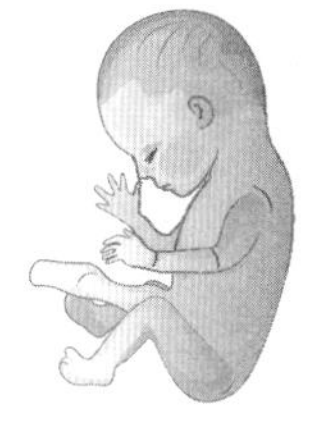

第28周

活动次数变少

本周胎宝宝的体重增加到1千克左右，脂肪继续积累，他几乎充满了整个子宫。因为空间有限，活动次数变少了；胎宝宝正在努力地练习呼吸，但他的肺叶还没有发育完全。

第25周
第169/170天

长胎不长肉的食物

胎宝宝体重已达到600克左右，皮肤舒展很多。

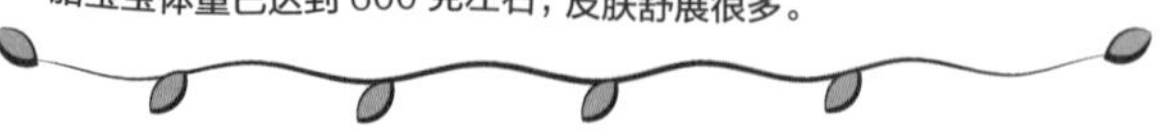

孕中期营养的需求量随着胎宝宝的不断发育而增加，孕妈妈还要为分娩积蓄能量，所以吃得好又不胖是十分必要的。

麦片

麦片是优质的早餐食物，不但可以让孕妈妈保持一上午都精力充沛，而且所含丰富的膳食纤维还能帮助降低体内胆固醇。最好选择天然的、没有任何糖类或其他添加成分的麦片。

低脂酸奶

酸奶富含钙和蛋白质，即便是患有乳糖不耐症的孕妈妈，对于酸奶也还是易于吸收的，而且有助于胃肠蠕动，减轻便秘。低脂酸奶比普通酸奶更有利于孕期体重控制，是担心发胖的孕妈妈的好选择。

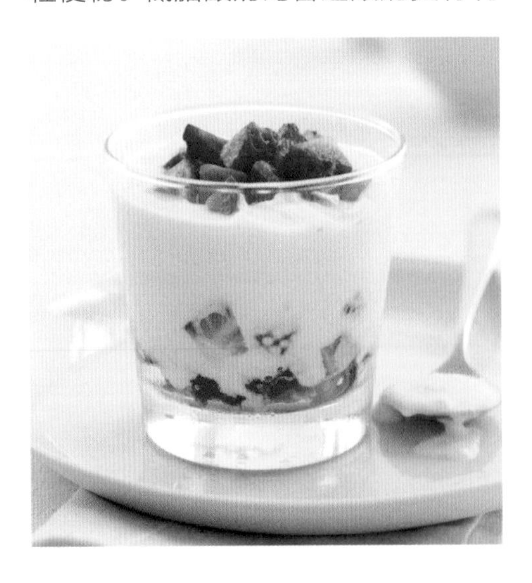

绿叶蔬菜

绿叶蔬菜是很好的叶酸和锌的来源，圆白菜是很好的维生素来源。喜欢吃沙拉的孕妈妈，多加入一些深颜色的蔬菜，如莴笋、紫衣甘蓝等，颜色越深的蔬菜维生素含量越高。

豆制品

豆制品富含优质蛋白质和钙，还含有多种维生素，是营养丰富的保健食品，并且具有益消化吸收的特点。

瘦肉

瘦肉中富含铁，铁在人体血液转运氧气和红细胞合成的过程中起着不可替代的作用，孕妈妈怀孕后血液总量会增加，相应对铁的需要量也在增加。

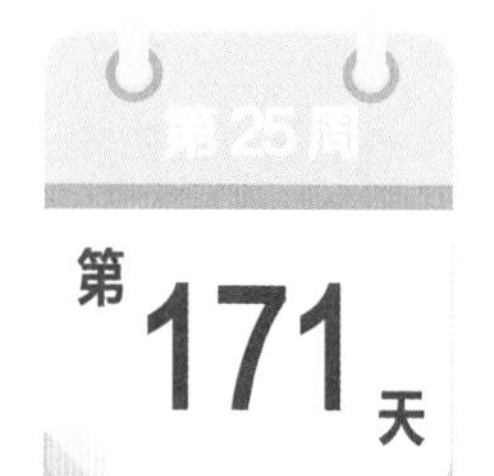

合理摄入营养

这个阶段，孕妈妈和胎宝宝的体重增加较快，本月孕妈妈要保证有足够的营养来提供给胎宝宝，但不能过度摄入营养，以免体重超标。

营养过剩危害多

到了本月，胎宝宝的营养需求越来越大，孕妈妈新陈代谢也需要更多热量来维持，但孕妈妈注意不要过多摄入营养，以免使体重增加过快，还会增加产生“巨大儿”的风险。

营养不良易引发妊高征

怀孕20周后容易发生妊娠高血压综合征，目前这种病的病因尚不明确，营养不良的孕妈妈属于高危人群。加强孕期营养，补充钙、铁、多种维生素等，对妊高征有预防和治疗作用。

吃对食物让自己开心起来

孕中、晚期如果过于焦虑容易导致焦虑症，怀孕后准爸爸一定要加强对孕妈妈的关心，另外要注意心理疏导，用饮食调节情绪也是个不错的办法。

小心焦虑症

一般随着胎宝宝越来越大，越接近分娩，孕妈妈心里的紧张感也越重，这时候孕妈妈一定要关注自我的心理状态，多到户外散散心，告诉自己不用太担心，并且和准爸爸多聊天。此时的焦躁等负面情绪一定要引起重视，如果不注意调节很容易导致产后抑郁。

能够安抚情绪的食物

富含B族维生素、维生素C、镁、锌的食物具有安抚情绪、改善忧郁、减缓焦虑的作用。当孕妈妈情绪不佳时，可以吃点香蕉、猕猴桃、牡蛎。但要避免过多进食巧克力、蛋糕等甜食，以及肉和鱼等，这些食物会促使血液中的儿茶酚胺水平增高，加重烦躁、忧郁情绪。

第25周

第173/174天

学会辨别早产征兆

过了这个月，孕妈妈会从比较舒适的孕中期过渡到孕晚期。在这段时间，孕妈妈如果过于劳累、身体不适，可能引发早产。

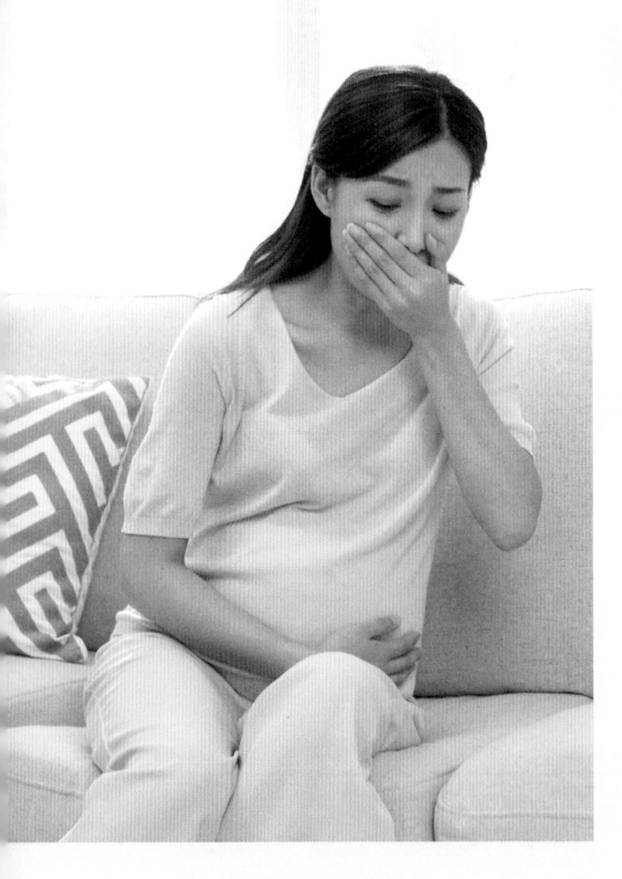

下腹疼痛、宫缩

下腹部有类似月经前般的坠痛，出现规则的子宫收缩及肚子变硬，持续感到腰腹背酸痛，这可能是早产发出的信号，要第一时间就医。

见红或分泌物有异样

见红是指阴道出现鲜红色或褐色血丝的黏液分泌物，这是由于生产前子宫颈口变化所致。如果子宫颈口扩大，分泌物有异样、分泌物增加、有水状或血状的阴道分泌物要及时就医。

阴道有温水样的液体流出

如果孕妈妈感觉阴道有液体突然流出来，不管是大量流出还是少量、断断续续流出，都可能是破水。一旦有破水的现象发生，必须马上到医院检查。

孕妈妈外出时，准爸爸要陪同在侧，万一出现不适可以第一时间将孕妈妈送到医院。而且孕妈妈肚子越来越大，家务不要做太多，准爸爸尽量多分担一些。

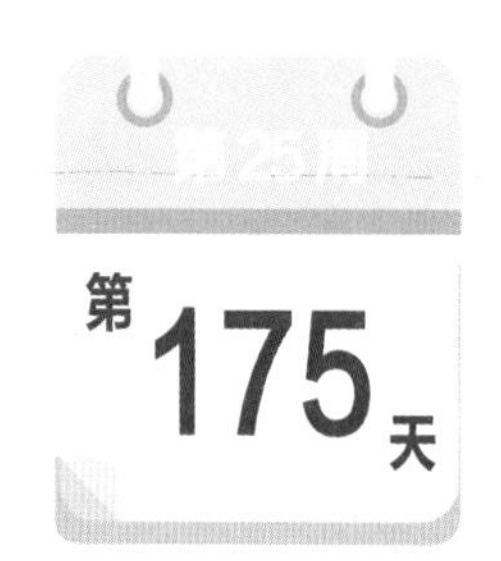

流鼻血不要怕

孕妈妈流鼻血是较为常见的现象，整个孕期都可能出现，到了孕晚期孕妈妈流鼻血的症状可能加重，这是生理变化导致的，只要身体没有不适就不必太惊慌。

流鼻血的原因

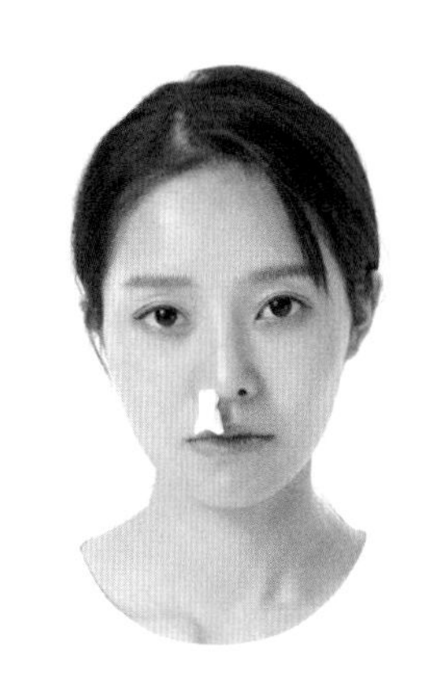

怀孕后女性体内分泌大量孕激素，使得血管扩张、充血，同时血容量比非孕期增高，而人的鼻黏膜血管比较丰富，血管壁较薄，所以容易破裂引起出血，尤其是当经过一个晚上的睡眠，起床后体位发生变化或洗脸时碰触到鼻部，更容易引起出血。另外，如果孕妈妈患有鼻息肉、急性呼吸道感染等疾病也会导致流鼻血的现象发生。

如何处理流鼻血

孕妈妈外出多携带一些纸巾，如果在室外发生流鼻血，先放松情绪，慢步走到阴凉处坐下或躺下，抬起头部，用手捏住鼻子，然后将纸巾塞入鼻部。

如果在室内流鼻血，也采用同样的方法，再在额头部位敷上冷毛巾，并用手轻轻拍打额头，从而减缓血流的速度。

如何预防流鼻血

少吃辛辣食物，多吃些富含维生素 C、维生素 E 的食物，比如绿叶蔬菜、黄瓜、番茄、苹果、桃子等，以及具有巩固血管壁、增强血管弹性的豆类、蛋类和乳制品等。另外，怀孕女性内热较重，天气炎热时更容易引发流鼻血，尽量保证室内温度适宜，太热的天气少出门。

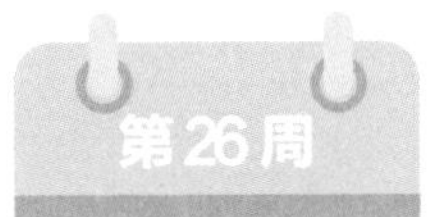

第26周
第176
177天

水肿越来越明显

胎宝宝体重增长到800克左右，皮下脂肪出现。

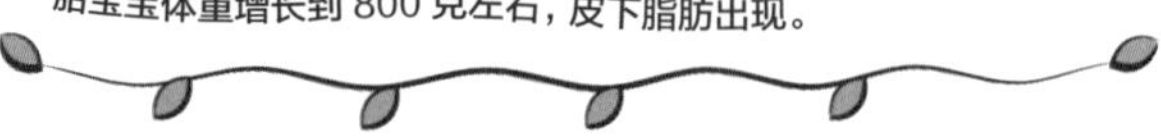

孕晚期，孕妈妈可能会出现腰酸背痛、腿发麻等问题，这是由于水钠潴留或胎宝宝过大压到静脉腔而使手脚和周身有些发胀导致的。

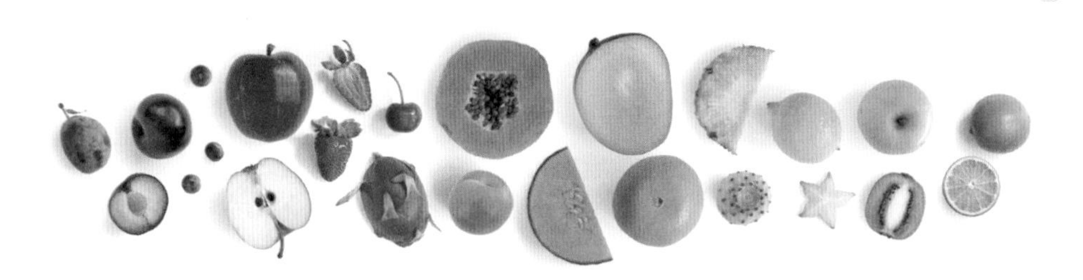

少吃盐

如果每天摄入过量的盐，则必然有过量的水分相伴贮于体内。尤其是对于孕中期来说，要注意饮食清淡，在合理范围内摄入盐，保证身体代谢的平衡。

适量喝水

孕中期很多孕妈妈会出现口渴的现象，往往不知不觉喝水过多。但此时多数孕妈妈原本就有水肿现象，过多饮水会加重下肢水肿，加重孕妈妈的不适。而且随着胎宝宝的增大，孕妈妈尿频情况会越来越明显，过多饮水会加重尿频。孕妈妈每天喝6~8杯水，最好不要等口渴再喝。也可以通过吃富含水分的蔬果，如番茄、黄瓜、梨等补充水分。

改变睡姿

孕妈妈在休息的时候可以将下肢稍微垫高，水肿会慢慢减轻。睡觉时采用左侧位，减轻心脏的负担，促进血液回流。另外注意多休息，也可以减轻水肿。

准爸爸这样做

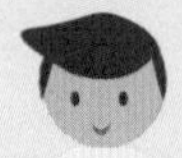

准爸爸除了要关注孕妈妈饮食中蛋白质的摄入外，还要关注食材的选择，尽量避免选择容易导致水肿的食材，例如含盐量高的腌菜等。特别要注意的是，如果孕妈妈营养不良也会导致水肿现象的发生。

第26周

第178—179天

好形象，好心情

虽然孕期女性的体态变化了很多，已经没有当初的婀娜多姿，但是孕妈妈"孕味"十足，别有一番风情。日常生活中，孕妈妈也应该注意打理好自己的形象。

注意皮肤保养

孕妈妈要选用温和的洁面乳或者孕妈妈专用产品。洗脸后，用手轻轻拍打脸部几下，用温和的润肤霜涂抹在脸部，轻轻地按揉，这样有利于保持皮肤的水分。

做个清爽利落的发型

很多孕妈妈担心染发剂等对胎宝宝发育产生伤害，而且有脱发烦恼，就忽视了对头发的护理，也不怎么打理。头发不清爽，整个人看起来也没有精神。其实，不妨去理发店剪一个清爽利落的发型，简简单单就能让孕妈妈"俏皮"起来，打理起来也更加方便。

不贫血有好气色

到孕中期后，孕妈妈对铁的需求增加，如果早期有点轻度贫血没有及时补铁，会慢慢转变为中度贫血。此时的贫血症状会比较明显，比如心脏和呼吸的频率加速、产生心悸、呼吸困难等，甚至晕倒。如果贫血严重，孕妈妈精神会较差，脸色也会失去往日的红润和光泽感，所以孕妈妈要注意食补改善贫血，必要的时候可就医开一些药物辅助。

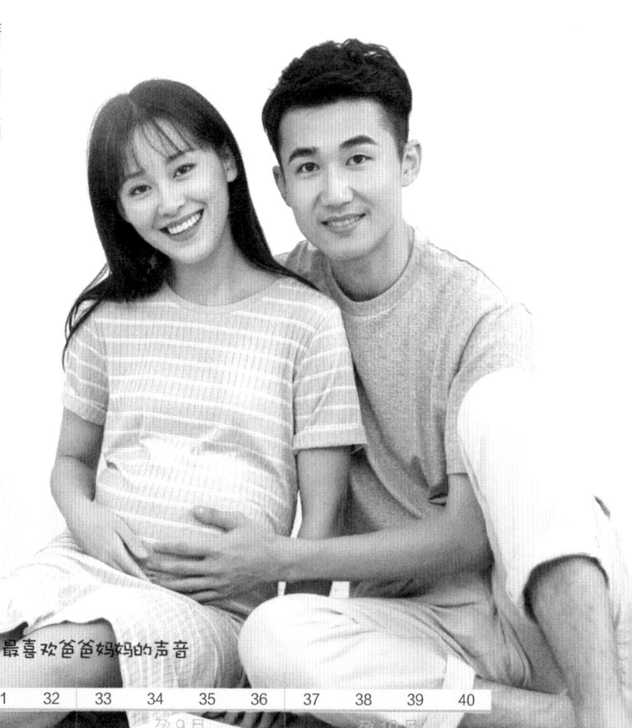

准爸爸要多承担家务劳动，让孕妈妈有更多时间打理自己。

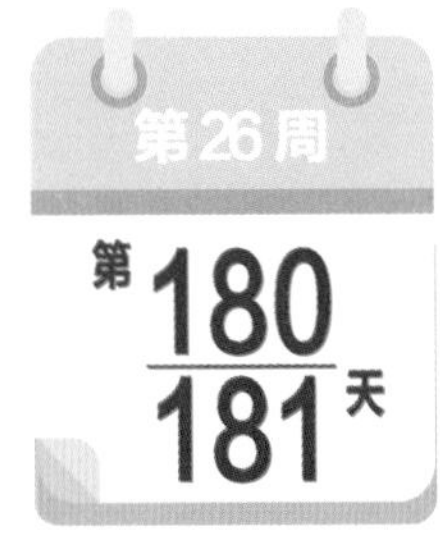

安然入睡的方法

孕期失眠多梦，睡眠质量差，这是孕期妈妈非常烦恼的事情。几乎每个孕妈妈都会遭受失眠的折磨，能拥有一个良好的睡眠是每个孕妈妈的愿望。

少食多餐，适当运动

如果运动较少，胃肠道的蠕动会相对减缓，造成胃胀气，严重的会影响睡眠。日常要少食多餐，减少胃肠道的负担，保持适当的运动，特别是吃完饭以后不要总躺着，否则很容易引起胃肠道的胀气及反流。

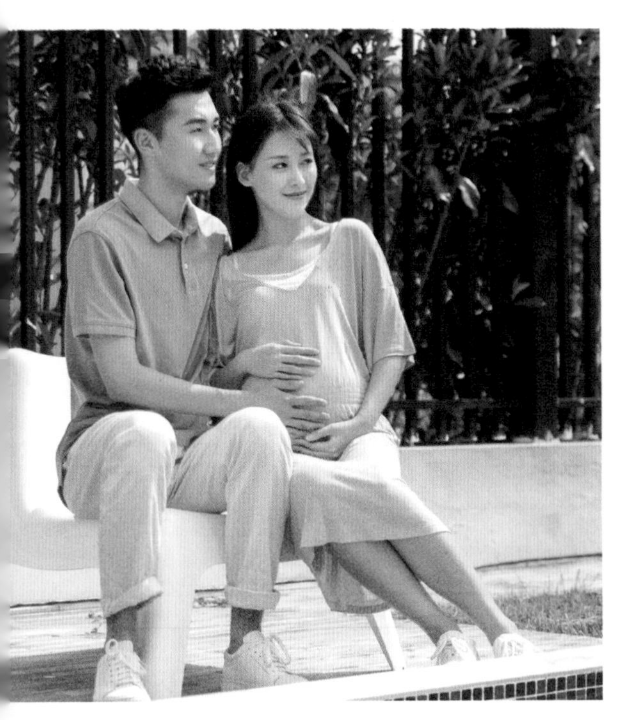

放松心情，想些美好的事助眠

很多孕妈妈出现失眠是因为情绪过于焦虑，影响睡眠，睡不着又担心失眠影响胎宝宝健康，进而更加紧张，形成了恶性循环。对于分娩、宝宝出生以后的事，孕妈妈不要太过于焦虑。这种情绪每个孕妈妈都经历过，但绝大多数结果都是好的，暂时失眠也不会对胎宝宝发育产生影响。不妨在临睡前，想想宝宝出生后的幸福画面，让美好的心情陪伴入眠。

巧用抱枕

孕妈妈抱枕采取右靠左抱设计，协助孕妈妈保持左侧卧睡姿，并有效缓解孕妈妈长时间卧睡带来的不适，提高睡眠质量。它还满足孕妈妈垫高头部、垫腰、抬腿的需求，可以让四肢舒服放松，减少对腰部肌肉的拉伸，缓解孕期常见的腰酸背痛。很多孕妈妈都反映，用了抱枕后对睡眠有较好的帮助。

第182天

正确运动，减轻疼痛

怀孕期间，孕妈妈的身体处于不断变化的状态，会造成一定的不适感。而伴随着胎宝宝体重的与日俱增，孕妈妈的身体负担加重，各种疼痛随之而来。

颈部运动

简单的颈部运动可缓解颈部酸痛感。将头尽可能地向左侧弯，停留 15 秒，然后回正。接着换右边，一样停留 15 秒。然后将头低下，停留 15 秒，最后回正位置，也可以辅助颈部肌肉按摩来完成动作。

肩部运动

孕期可能由于长期不良姿势导致肩部肌肉酸痛，可以适当做一些小幅度的运动来缓解。两手臂弯曲，手指尖置于双肩处，肘关节向前作画圈动作，然后再向后做，每组做 10 次，感到背部和肩部肌肉有放松感后停止。

脚腕运动

孕妈妈可以在坐着休息的时候，把脚稍稍垫高，这样有助于促进腿部静脉血回到心脏，减缓水肿。然后左右摇摆脚腕并且转动一周，连续数次后就会发现脚腕比以前舒服多了。这样做可以促进腿部血液循环，改善因水肿导致的胀痛感。

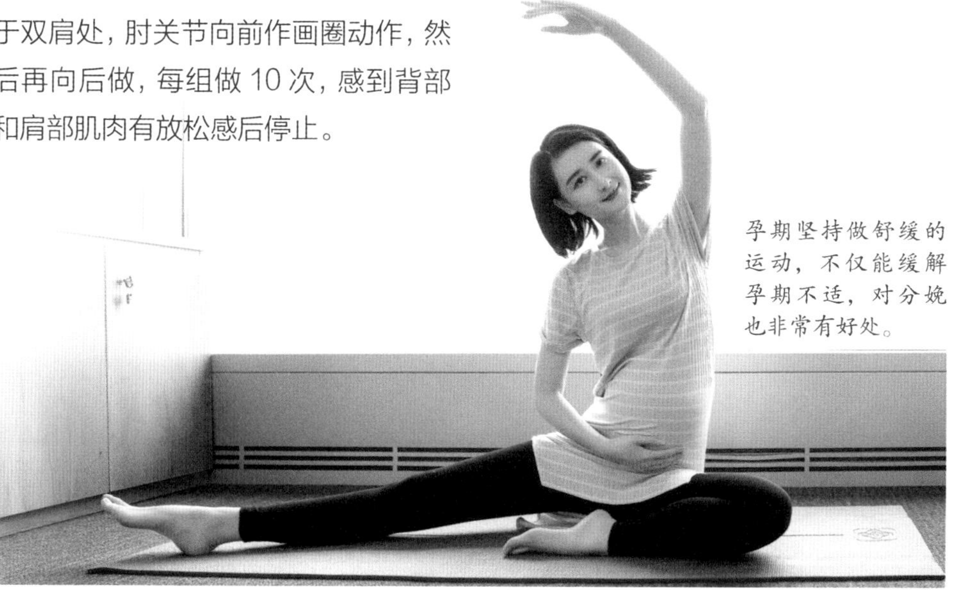

孕期坚持做舒缓的运动，不仅能缓解孕期不适，对分娩也非常有好处。

第27周

第183-184天

保暖工作要做好

胎宝宝几乎有了新生儿的模样，五官已经很对称，眼、耳、鼻、嘴都齐全了。

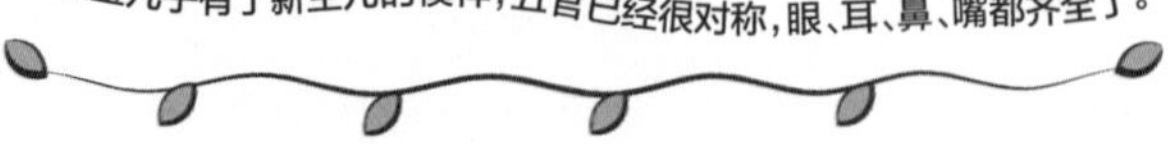

孕妈妈不但要时刻注意胎宝宝的成长状况，也要时刻关注自身的健康情况。孕妈妈将自己保护好了，身体舒服了，才能给胎宝宝提供一个完美的成长温床。

注意腰腹保暖

孕期要注意自身保暖，特别是在寒冷时节。孕妈妈受寒会引起血管收缩，以及胃肠胀气，导致腹痛。孕期还要注意腰部保暖，腰部受寒除了导致疼痛外，还可能会影响分娩后的腰部健康。

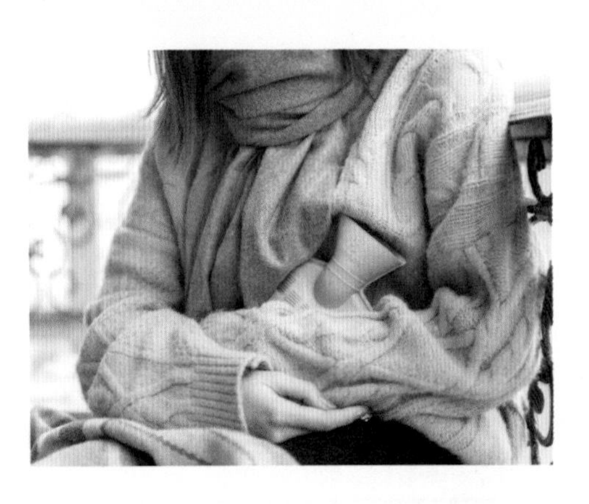

睡前泡泡脚

民间有“养树需护根，养人需护脚”的谚语，睡前泡脚，不但可以促进脚部血液循环，降低局部肌张力，而且对消除疲劳、改善睡眠大有裨益。要注意泡脚水不能太热，以40℃左右为宜，天气冷时可以用生姜片来煮水泡脚。

出门戴帽子

秋冬季节出门散步的时候，要注意头部的保暖，避免吹风引起头疼，出门时戴一顶帽子是不错的选择。如果天气很冷，最好选择可以覆盖住耳部的帽子，能获得更好的保暖效果。

准爸爸这样做

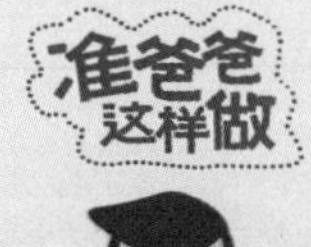

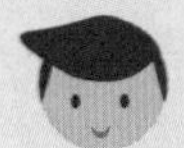

孕妈妈如果心情好，就会相对忽略身体上的不适感。这种好心情多数来自于准爸爸的关怀和理解。如果准爸爸更加爱护孕妈妈，孕妈妈的情绪会更好，胎宝宝也会“感染”这种快乐。

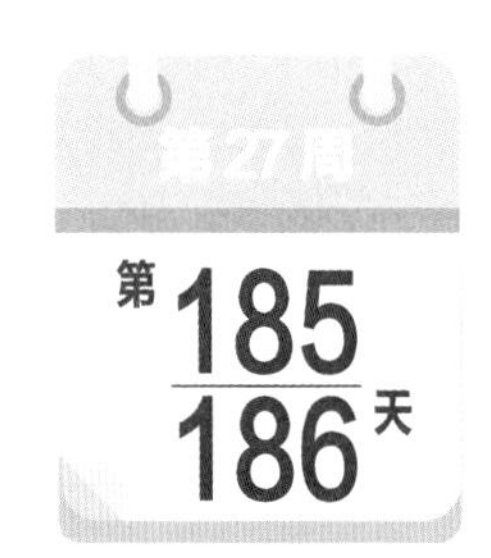

宝宝胎位处于变化中

在整个孕期，胎宝宝的姿势不是一成不变的。随着月份的增大，胎宝宝的位置也在不断变化。到了本月，多数胎宝宝已转为头位，开始为最后分娩的时刻努力做着准备。

胎宝宝在肚子里的姿势

正常的胎位应该是胎头俯曲，枕骨在前，分娩时头部最先伸入骨盆，医学上称之为“头先露”，这种胎位分娩一般比较顺利。不过，有些胎宝宝虽然也是头部朝下，但胎头由俯曲变为仰伸或枕骨在后方；还有些分娩时臀部先露，或者脚或腿部先露，甚至手臂先露等，这些胎位都不利于分娩。

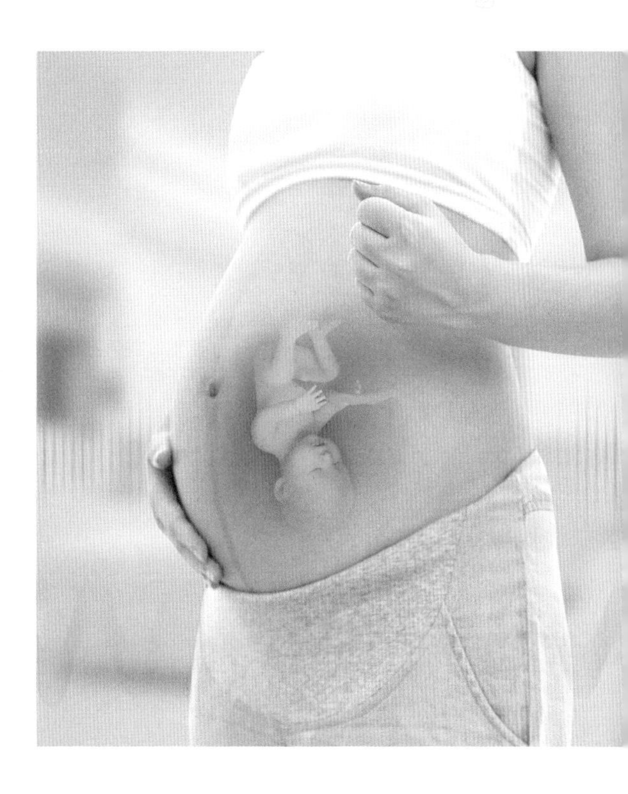

关注胎位不正现象

胎宝宝出生前在子宫里的姿势非常重要，关系到孕妈妈是顺产还是剖宫产，因此要注意关注胎位的变化。在未满 7 个月前，胎宝宝身量较小，在子宫内可自由活动的空间较大，胎位变动较大。但是孕 7 月后胎宝宝迅速增长，这时候胎位如果不正，就很难自己调整到正常胎位了，所以要密切观察这个时间段胎宝宝的位置。

听从医生的指导

胎位不正并不会造成怀孕的不良后果，只是孕妈妈在生产时必须面临生产方式的选择。大部分孕妈妈无法自知胎位不正，必须经由检查才得知。但是如果及早发现，可以纠正的空间较大。可以借助一些专业的动作在医生的指导下完成。如果还是没有纠正过来，那么建议不要尝试顺产，风险较大。

第27周

第187
188天

胎宝宝打嗝别担心

孕27周，虽然胎宝宝的气管和肺部还未发育成熟，但是他的呼吸动作仍在继续。这个时候，细心的孕妈妈会发现，小家伙偶尔会“打嗝”，这是正常的现象。

胎宝宝打嗝的原因

胎宝宝在孕妈妈的体内不断吞咽羊水，用来锻炼肺部的呼吸。在胎宝宝的胸腔和腹腔之间有一个像帽子似的厚厚肌肉膜，称为膈肌，将胸腔和腹腔分隔开。和身体其他器官一样，膈肌也有神经分布和血液供应，当引起打嗝的诱因刺激它时，刺激被传导给大脑，大脑就会发出指令，使膈肌出现阵发性和痉挛性收缩，就出现打嗝现象。

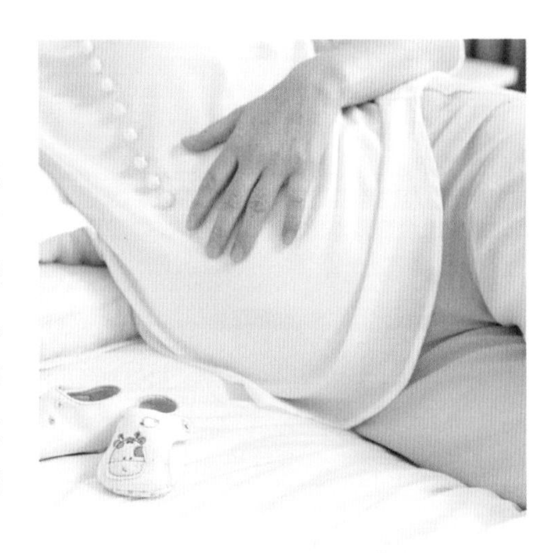

打嗝不同于胎动

打嗝是胎宝宝在孕妈妈腹中有规律的运动，两三秒一次，持续的时间为2~5分钟，有时会持续10~20分钟，腹中的宝宝会一跳一跳的，频率和心跳差不多，用手摸一摸跳动的地方，会一弹一弹的。这跟胎动的感觉是不一样的，孕妈妈如果细心感受，可以判断出两者的不同。

属于正常的生理现象

胎宝宝打嗝的时候，有些孕妈妈可能就会想起成人的打嗝，会替胎宝宝觉得不舒服。其实，胎宝宝打嗝是很正常的，因为他在锻炼吞咽羊水时肺部还没有发育好，打嗝是一种提升肺部呼吸能力的方式，这对出生后正常呼吸有很大帮助。在胎宝宝打嗝的时候，孕妈妈轻轻抚摸他就可以了。

第27周

第189天

出现轻微泌乳怎么办

从孕6月起,部分孕妈妈可能就有乳汁分泌的现象了。相信大部分孕妈妈在产后都会选择母乳喂养,因此坚持进行乳房护理或者适当的乳房按摩十分必要。

保持乳头和乳晕的清洁

出现轻微泌乳的孕妈妈要注意乳房的清洁。在洗澡时要注意清洗乳晕和乳头,而后用干净的温毛巾进行热敷。乳头褶皱部位容易堆积和滋生细菌,所以清洗的时候要细致,用柔软干净的小毛巾轻轻擦拭即可,千万不要过于用力揉搓,以防破损造成感染。

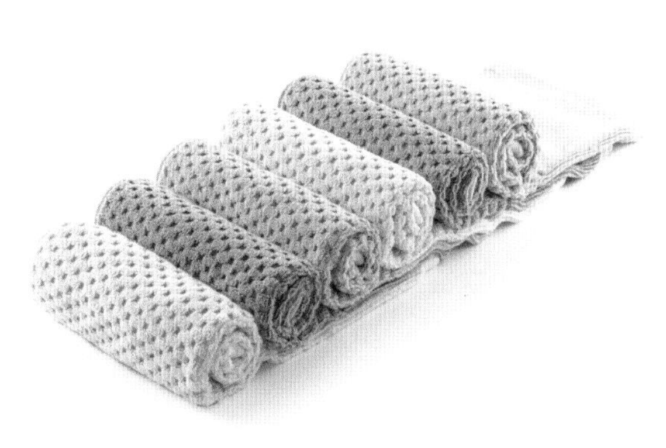

适当按摩

每次清洗乳晕和乳头后,用热毛巾敷盖乳房并用手轻轻地按住,将乳房擦净后撒一些爽身粉,并用沾有爽身粉的手指从乳头四周由内向外轻轻按摩几圈,最后用干净的毛巾蘸取温热的水将乳房上的爽身粉擦拭干净即可。

避免挤压乳房

孕妈妈在睡眠时,应注意采取适宜的睡姿。最好取侧卧位,避免俯卧位。俯卧位容易使乳房受到挤压,导致血液循环不通畅,从而影响泌乳。孕期内衣也要松紧适宜,避免过紧影响乳房周围血液循环,又不可过松导致对乳房的承托力量不足。

准爸爸这样做

多数孕妈妈都是第一次孕育,面对未知的局面未免心中会有些害怕。准爸爸可以学习并跟孕妈妈讲解正确的分娩知识。分娩是正常的生理过程,而且每个宝宝也足够强壮来迎接这个过程。

第28周

第190 / 191天

胎宝宝大脑发育进入高峰期

胎宝宝的体重增加到 1 千克，脂肪层继续变厚。

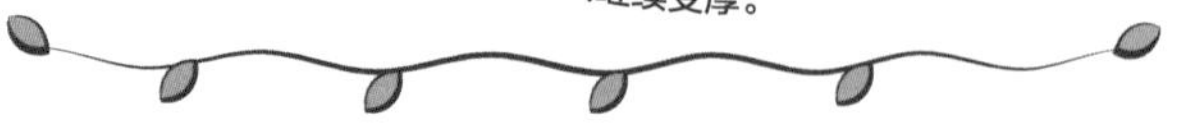

到本周末，胎宝宝基本发育成形，大脑发育再次进入高峰期，这时需要补充利于大脑发育的脂肪酸等物质，让宝宝更聪明。

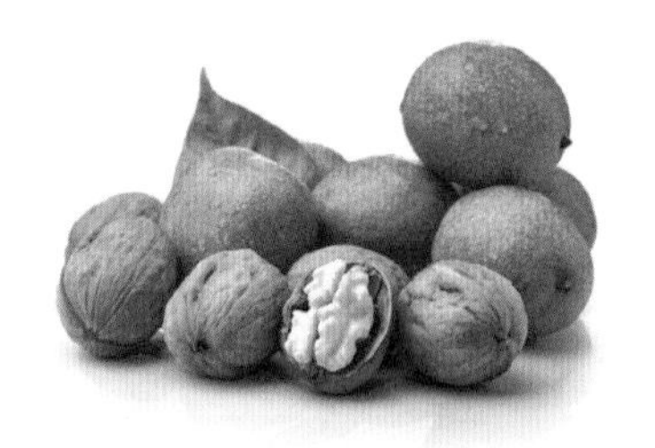

多吃一些补脑食物

胎宝宝的大脑细胞迅速增殖分化，体积增大，孕妈妈要注意多食用补脑的食物，比如核桃，它含有丰富的不饱和脂肪酸、蛋白质、维生素等成分，可以促进脑细胞生长、提高智力。另外，葵花子也是一款不错的孕期小食，常吃葵花子有补脑健脑的作用。

摄入适量碳水化合物

由于胎宝宝成长所需，这个时候营养消耗过快，孕妈妈要注意多摄入富含碳水化合物的食物，比如谷物、水果、坚果、蔬菜等。如果碳水化合物摄入不足，可能会由于缺乏热量而造成孕妈妈消瘦、低血糖、头晕等症状，严重时还可能影响到胎宝宝的发育，造成发育缓慢。

及时补锌

锌是人体重要的微量元素之一，被誉为“生命之花”，对维持人体健康很重要。对孕妈妈来说锌更是必不可缺，因为它能促进胎宝宝生长发育，预防胎宝宝畸形，有助顺产等。坚果以及海产品中含有丰富的锌，孕妈妈每天吃一把葵花子，或者保证每周吃一两次海产品，如贝类、深海鱼等，能有效补充锌。同时，孕妈妈还要注意减少鸡精、蚝油等富含谷氨酸钠成分的调味品，以免使体内锌流失。

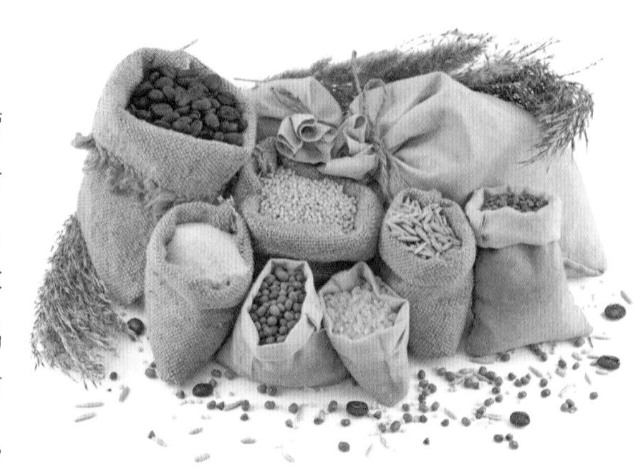

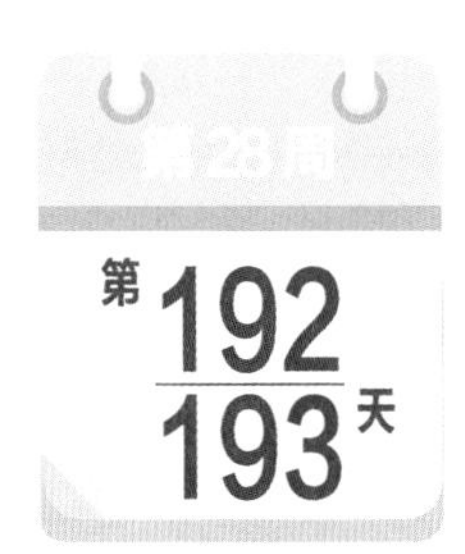

警惕妊娠高血压疾病

妊娠高血压疾病对孕妈妈和胎宝宝会产生很多不利影响，近年来的发病率也越来越高。孕妈妈要按时产检，重视对妊娠高血压疾病的预防。

对孕妈妈和胎宝宝的不利影响

一定要警惕妊娠高血压疾病对孕妈妈的危害，它不仅会给原本负担较重的心脏增加压力，还会对孕妈妈动脉等造成不可逆的伤害，严重的还会危及孕妈妈和胎宝宝生命。所以孕妈妈体检发现血压偏高时，一定要遵从医嘱，积极干预。

妊娠高血压疾病的症状

妊娠期高血压主要表现：血压轻度升高，可能伴有轻度水肿和微量蛋白尿，症状可持续数日至数周，并会逐渐发展或快速恶化。水肿的具体表现为最开始体重增加（隐性水肿），以后逐步发展为临床可见的水肿，从脚踝开始逐渐向上发展至小腿、大腿甚至全身，并伴随血压升高。

子痫前期主要表现：血压进一步升高，尿蛋白增加，伴有水肿，可有头晕等轻度自觉症状。

子痫前期重度主要表现：包括先兆子痫以及子痫，尿蛋白继续增加，水肿程度不等，出现头疼、眼花等自觉症状，严重者会抽搐、昏迷。

易患妊娠高血压疾病的人群

第一次怀孕的孕妈妈。

体形矮胖的孕妈妈。

营养不良，特别是严重贫血的孕妈妈。

双胎、羊水过多及葡萄胎的孕妈妈。

家族有疾病史，孕妈妈的母亲有子痫前期的孕妈妈。

患有原发性高血压、慢性肾炎、糖尿病合并妊娠的孕妈妈。

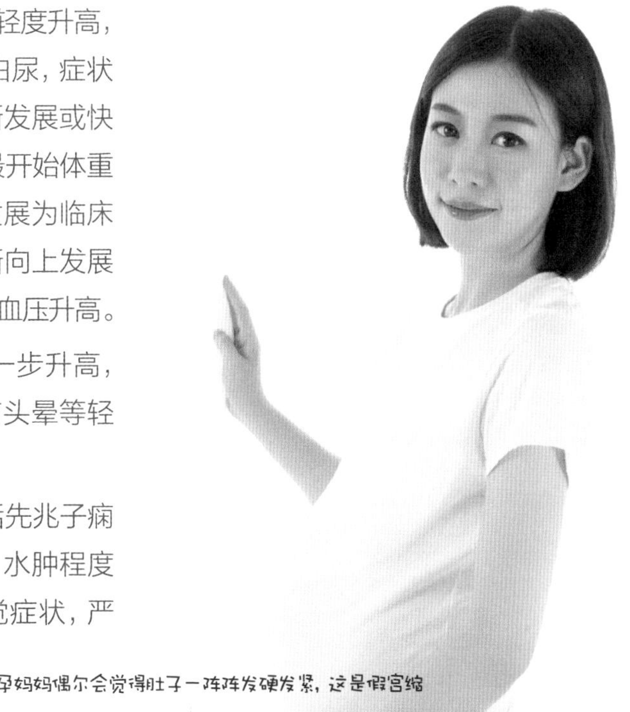

孕妈妈偶尔会觉得肚子一阵阵发硬发紧，这是假宫缩

第28周
第194—195天

预防妊娠高血压疾病

避免妊娠高血压疾病带来的危害，孕妈妈要在日常生活中有意识地积极预防，不管是生活习惯还是饮食都要注意。

预防方法

坚持做产前检查：产前检查是保护孕妈妈和胎宝宝健康的重要手段，坚持产前检查，能尽早发现孕妈妈的不适，及早采取措施。

注意休息：正常的作息、足够的睡眠、保持心情愉快对于预防妊娠高血压疾病有重要作用。采用侧卧以增加胎盘及全身器官的血流。不要久站，睡觉时将腿垫高，以利于血液循环。

注意血压和体重：平时注意血压和体重的变化，可每日测量血压并做记录，如有不正常情况，应及时就医。

坚持体育锻炼：散步、打太极拳、做瑜伽等运动可使全身肌肉放松，有助于平稳血压。

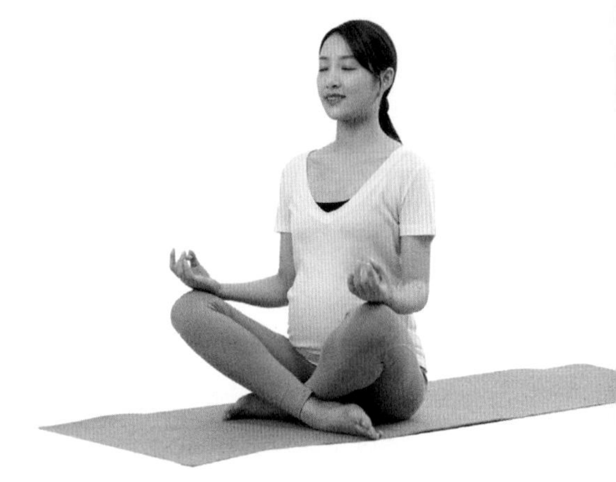

做好保暖：天气寒冷会导致全身血管遇冷后收缩，引起血压升高，所以要注意腰腹、手脚和头部保暖，尽量避免身体感到寒冷。

妊娠高血压孕妈妈饮食攻略

均衡营养是关键，勿吃太咸、太油腻的食物。多吃新鲜蔬菜和水果，适量进食鱼、肉、蛋、奶等高蛋白、高钙、高钾及低钠食物。每天坚持喝奶，有稳定情绪和降低血压的作用。不宜多吃动物性脂肪，少吃辛辣食物。

准爸爸尽量每次产检都陪着孕妈妈，还要准备一些小零食。产检时可及早发现诸多疾病，这对治疗有重要意义。孕妈妈一旦感觉不适，要第一时间到医院就诊。

第28周

第196天

音乐胎教：小星星变奏曲

胎宝宝可以对外界的触、声、光等刺激产生反应。孕妈妈思维和联想所产生的神经递质，也能传入胎宝宝脑部，刺激胎宝宝脑神经发育。

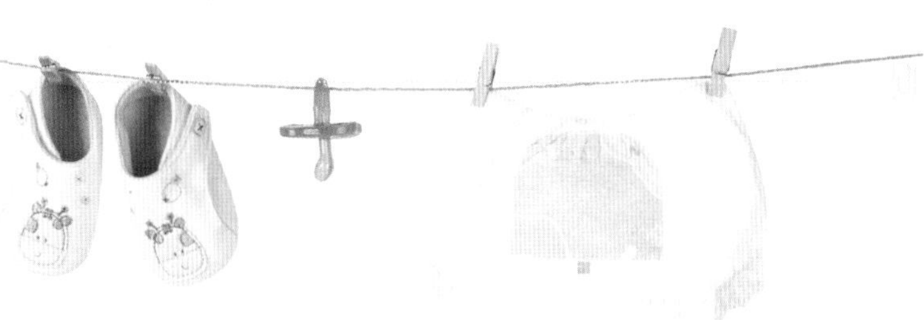

音乐胎教的好处

这时胎宝宝已开始有了听觉功能，所以胎教音乐从内容上可以更丰富一些。通过音乐的欣赏，不仅陶冶孕妈妈的情操，调节了孕妈妈的情绪，对胎宝宝也将产生潜移默化的影响。

小星星变奏曲

听莫扎特的音乐，心情会变得明朗，这个时候，孕妈妈想象自己走进一个欢乐王国，跳动的音符是小精灵，拉着你跟着它们的旋律一起旋转跳跃，《小星星变奏曲》就是这样一首乐曲。

《小星星变奏曲》，C 大调作品，是莫扎特于 1778 年所创作的钢琴变奏曲。其音乐主题出自一首古老的欧洲民谣，这个主题的节奏与旋律单纯质朴，莫扎特为它配上 12 段可爱又富有魅力的变奏，乐声一直自然而愉快地流淌。从简单的曲调开始，经过十六分音符的快速跑进，三连音的分解和弦、赋予生命的装饰音，以及多样的节奏变化，使主题在时而轻快，时而清晰，时而隐匿，时而歌唱，时而宁静，时而喧嚣，时而华丽，时而淳朴中经常变换，最后在热烈而辉煌的气氛中结束。

一闪一闪亮晶晶，
满天都是小星星，
挂在天空放光明，
好像千万小眼睛。
一闪一闪亮晶晶，
满天都是小星星，
太阳慢慢向西沉，
乌鸦回家一群群。
星星眨着小眼睛，
闪闪烁烁到天明。

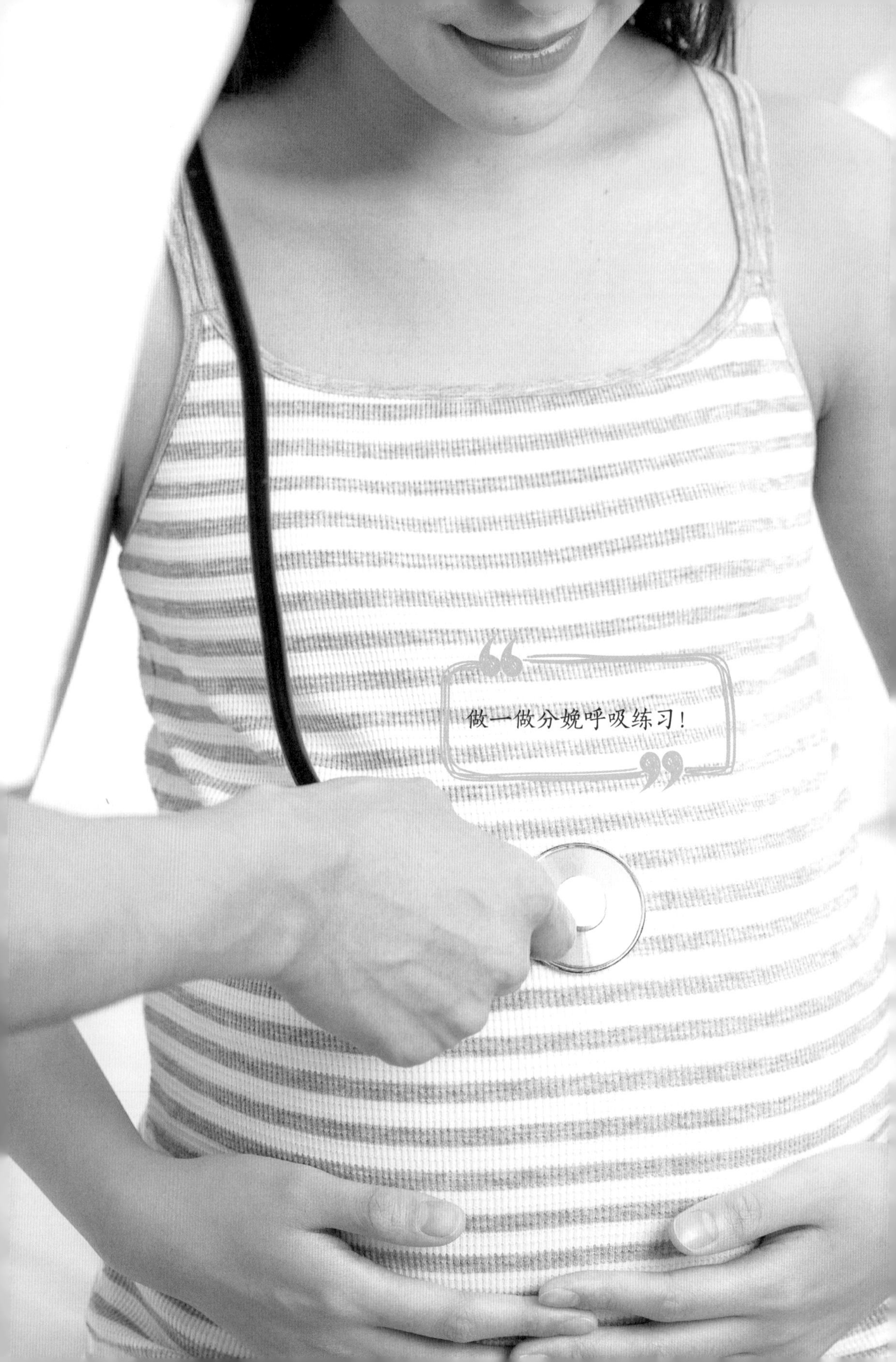
做一做分娩呼吸练习！

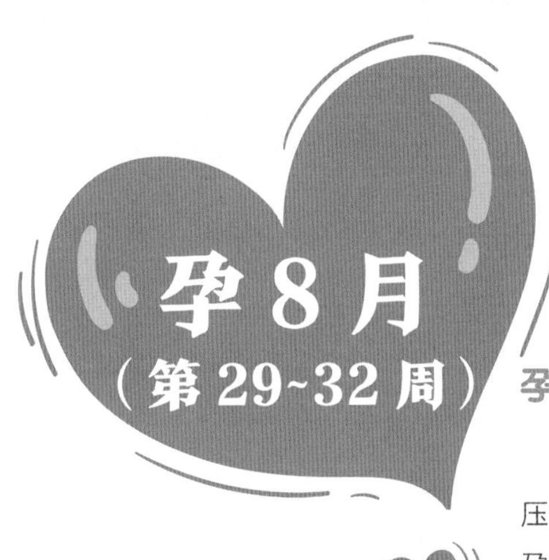

孕8月（第29~32周）

孕妈妈：疲惫感加重

孕妈妈体重不断增加，由于内脏受到子宫的压迫，背部酸痛、便秘、水肿等问题越来越严重。孕妈妈还可能感到喘不上气来，而且发现胎宝宝的胎动次数明显减少，这都是正常的生理变化，无需担心。

胎宝宝：可爱的模样

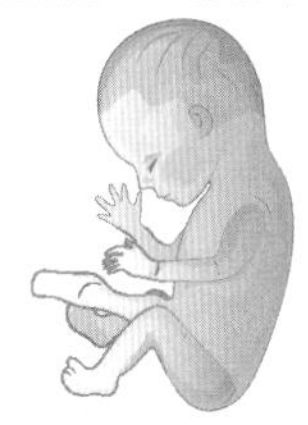

第29周

更圆润了

本周胎宝宝体重1.3千克左右，身长也大约有43厘米，皮下脂肪积蓄，看起来更圆润了一些。胎宝宝的大脑仍旧持续快速发育，生殖系统发育也接近完成。

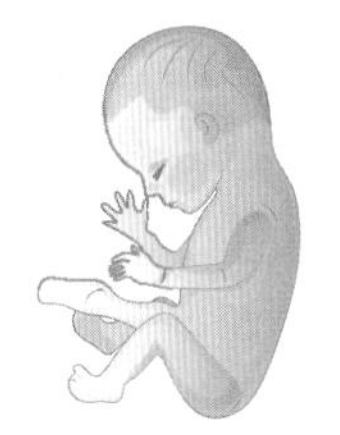

第30周

眼睑开闭更自由

胎宝宝正进行着囤积脂肪的工作，皮下脂肪不断被“充实”。大脑持续迅速发育，脑细胞和神经系统已经发达到一定程度；眼睑开闭更加自由、熟练。

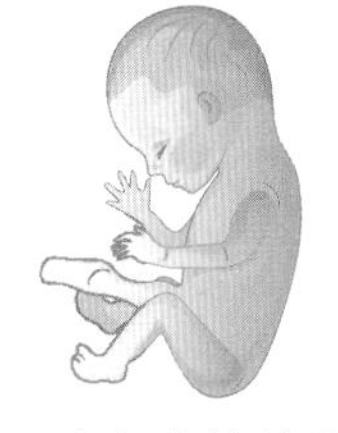

第31周

皮肤皱纹减少了

胎宝宝的体重1.8千克左右，皮下脂肪更加丰富，皮肤上的皱纹变少了；身体和四肢继续长大，头部和身体的比例更加合理。各个器官继续发育完善。

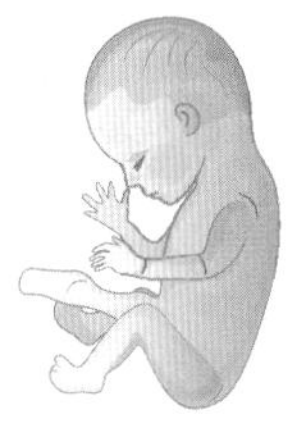

第32周

肺和肠胃功能接近成熟

胎宝宝体重可达2千克，皮肤变得粉嫩而光滑。肺和肠胃功能接近成熟，已具备呼吸能力，并能分泌消化液。脚指甲也全部长出来了。

第29周

第197 198天

不适合远行

胎宝宝头部随着大脑的发育而增大。

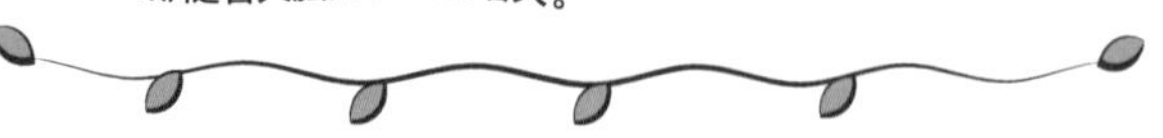

孕妈妈应在家中安心待产，不宜再远行。长时间在路上颠簸会使孕妈妈的睡眠质量降低，休息不好就容易产生烦躁的情绪。

狭小的空间会产生不适感

乘坐长途汽车，车里的汽油味会使孕妈妈感到恶心、呕吐、食欲降低。而且乘车的人较多时，空间狭小，导致空气比较污浊，致病菌散布各处，导致孕妈妈受感染的概率增大。

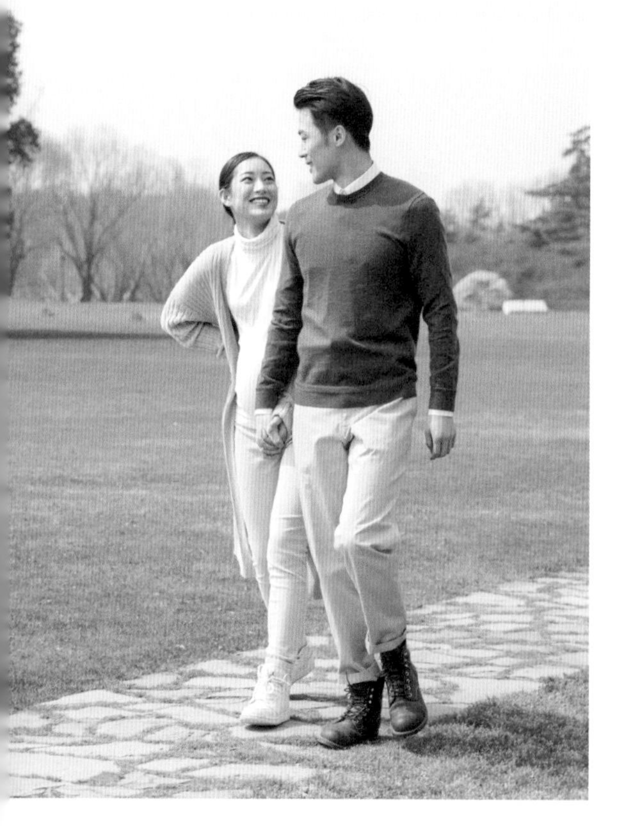

不宜乘坐飞机

虽然通常情况下孕 32 周内的健康孕妈妈乘飞机没有限制，但怀孕的前期和后期最好不要坐飞机。孕早期，有的孕妈妈早孕反应比较厉害，身体比较虚弱，这时候不建议外出。孕晚期，如果旅途中出现意外，有可能会诱发子宫收缩，出现早产、胎盘早剥等一些严重的并发症。

适当散步

孕期最健康的"旅行"就是每天适当散步，有助于增加体力，保持肌肉健康，增进食欲，为分娩积蓄产力，有助于分娩的顺利进行。而且散步会消耗体力，对于良好的睡眠有一定作用。

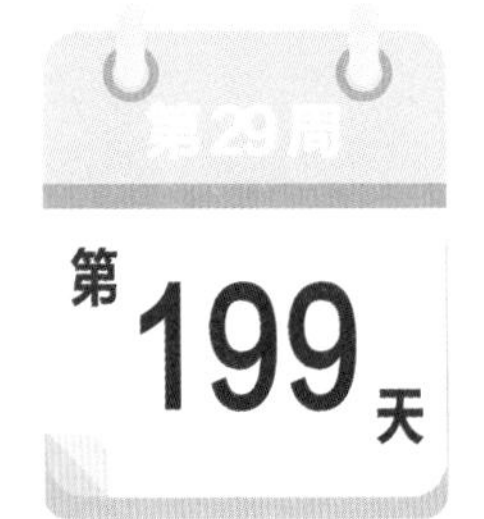

增加碳水化合物，保证蛋白质

到了孕晚期，孕妈妈自身需要消耗更多的热量，胎宝宝发育需要更多的蛋白质，这就需要每日合理补充碳水化合物和优质蛋白质。

碳水化合物提供能量支持

孕妈妈应适当增加碳水化合物的摄入量，以满足胎宝宝的能量需求，因此每餐的主食都要吃好，以便为胎宝宝的成长提供足够的能量支撑。在两餐之间可以适当加餐，吃一些补充能量的食物，如坚果、全麦面包、水果等。

优质蛋白质促进胎宝宝发育

胎宝宝的发育和孕妈妈身体的变化都需要大量的蛋白质，如果孕妈妈体内的蛋白质供给不足，会引起胎宝宝发育缓慢，出生后的免疫力也会受到影响。牛奶、瘦肉、鱼、虾、豆腐等都是优质的蛋白质来源。

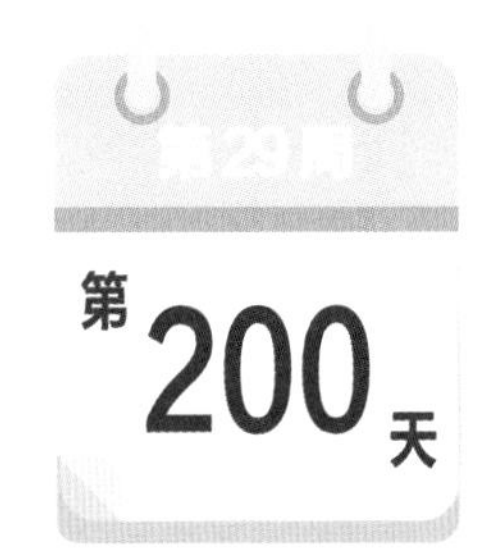

控制脂肪摄入

适当摄入脂肪有助于孕妈妈和胎宝宝的健康，但摄入过多则容易导致孕妈妈体重超标、胎宝宝过大等问题。

肥胖不利分娩

脂肪摄入过多会导致孕期体重增加过快，造成脂肪堆积。在分娩过程中，骨盆会因为脂肪的堆积而变窄，宝宝分娩出来的过程就会延长。而且肥胖还会导致孕妈妈体虚，生产时没有力量。比较胖的孕妈妈，剖宫产的比例比正常体形的孕妈妈要高。

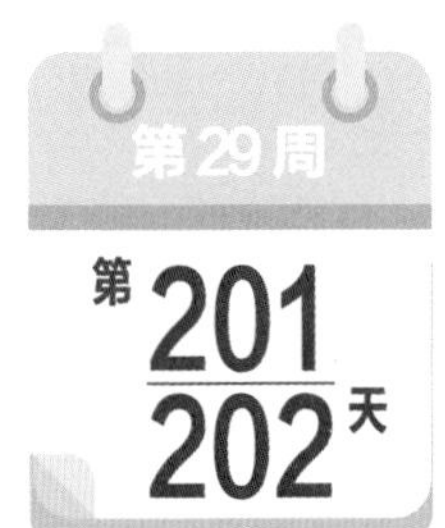

学会辨别真假宫缩

进入孕晚期，孕妈妈腹部迅速增大，胎宝宝发育逐渐成熟，可能出现假宫缩现象，孕妈妈要学会辨别。

假宫缩的原因

在孕中晚期，孕妈妈会感到腹部一阵阵发紧、变硬，这就是“假宫缩”。这是由于子宫位置逐渐下降，而胎头下降使子宫下段产生牵拉刺激，从而产生子宫收缩的一种现象。随着预产期的临近，假性宫缩的情况会越来越明显，也越来越频繁，但只要没有其他异常情况，就是正常的。

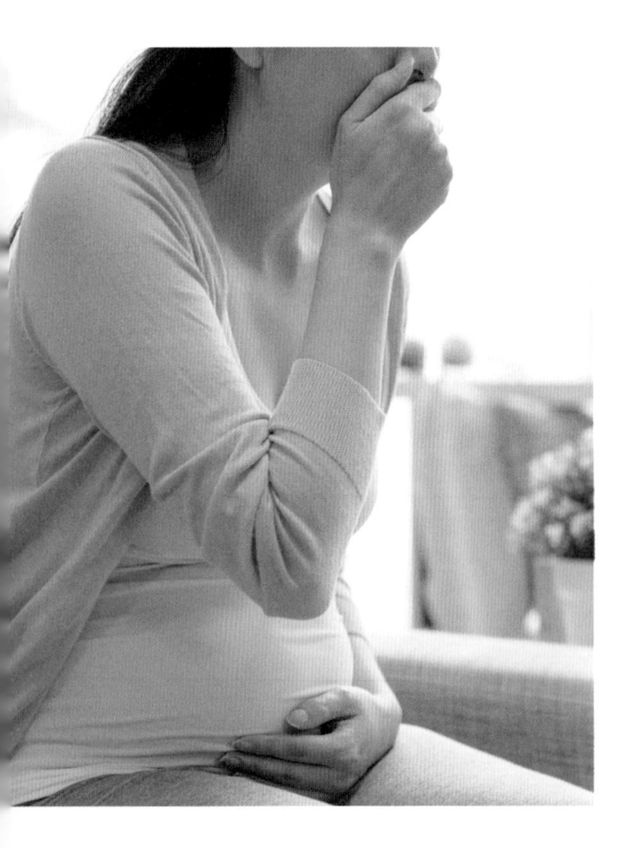

假宫缩什么感觉

假宫缩的特点是出现的时间无规律，程度也时强时弱。越临近分娩，假宫缩的情况会越频繁。假宫缩和真宫缩的区别在于，真宫缩的到来会有规律，每隔几分钟痛一次，一次持续几十秒或1分钟。

如何缓解假宫缩

当频繁出现假宫缩现象时，孕妈妈最好选择卧床休息，以暂缓假宫缩。另外，孕妈妈平时活动过于频繁、精神过度紧张、频繁抚摸肚子等都可能造成假宫缩。需要注意的是，若存在比较频繁的假宫缩，很容易造成早产甚至流产，一定要引起重视，平时保证充分休息、放松心情。一旦出现阴道不规则流血现象，应该及时到医院就诊。

大龄孕妈妈要注意

大龄孕妈妈会比适龄孕妈妈有更多担心，尤其到了孕晚期即将面临生产，往往产生焦虑情绪。大龄孕妈妈要放松心情，在生活细节上也要更注意。

孕32周后不宜再工作

大部分医生认为，大龄孕妈妈自孕32周以后就不宜再工作。这时，孕妈妈的心脏、肺脏及其他重要器官必须更辛苦地工作，而且隆起的腹部对脊柱、关节和肌肉造成的负担比以往更重。此时，应尽可能让身体休息。

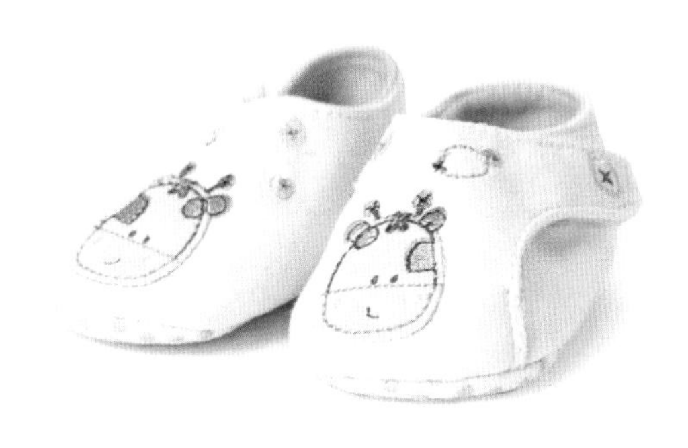

选择合适的入院时机

住院时间根据医生的建议来定。过早住院，会让孕妈妈和家人无形中产生不必要的心理压力，造成产程过长等问题。但是如果入院太晚，孕妈妈情况急迫，也可能给自身及胎宝宝带来风险。

自然分娩还是剖宫产

分娩方式的选择跟孕妈妈的年龄有关系，但并不绝对。剖宫产相比自然分娩更容易产生并发症，比如感染、伤口发炎等，而且产后恢复所需要的时间也比自然分娩长。大龄孕妈妈如果一切都正常，还是采取自然分娩比较好。正确的做法是在临近分娩前与医生沟通好自己的分娩方式，以免到时措手不及。

准爸爸可以鼓励孕妈妈试试无痛分娩。从临床经验来看，无痛分娩比较安全，不会对母亲和胎儿增加危险。无痛分娩也不会使产程延长，不会减少子宫收缩的强度和频率。

从孕晚期开始，胎宝宝50%以上的能量都用于大脑发育

第30周

第204 205天

羊水过多或过少怎么办

胎宝宝皮下脂肪持续增长，大脑仍在迅速发育。

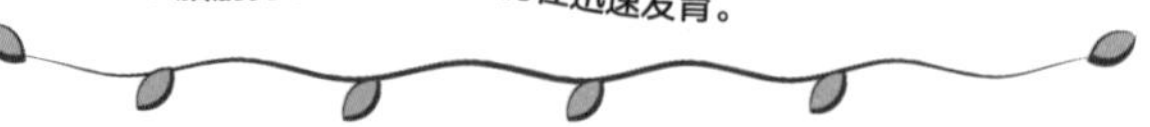

羊水是维系胎宝宝生存的要素之一，为胎宝宝的生长发育提供所需的自由活动空间。但羊水的多少应该在合理范围内，过多过少都不好。

羊水过多

羊水量超过2000毫升时就属于羊水过多。羊水过多大多发生在孕晚期，发生得越早越危险。患有妊娠高血压、妊娠糖尿病或怀有双胞胎的孕妈妈，容易发生羊水过多。

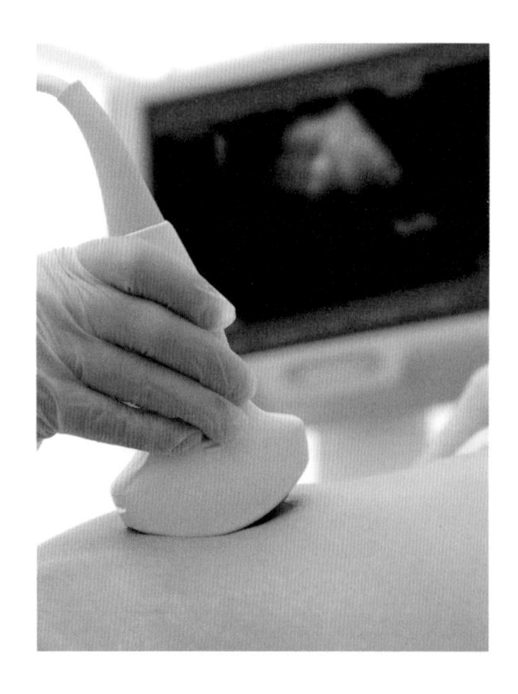

羊水过多的影响

羊水过多会使胎宝宝在宫腔内过于浮动，容易发生胎位不正，分娩时有发生脐带脱垂的危险。轻度的羊水过多，不需要特殊治疗，大多数可以自行调节，如果情况比较严重，应听从医生的指导。

羊水过少

羊水量少于300毫升，便属于羊水过少。孕妈妈自己通常无法察觉羊水过少，只有在产检时通过B超才能发现。

羊水过少的影响

孕中晚期羊水过少会导致子宫四周的压力直接作用于胎宝宝，引起胎宝宝发育不良等诸多问题，严重的还可导致宫内窘迫、新生儿窒息等。孕晚期孕妈妈更要按时产检，及时发现羊水问题。羊水过少可通过孕妈妈增加水分摄入得到缓解。

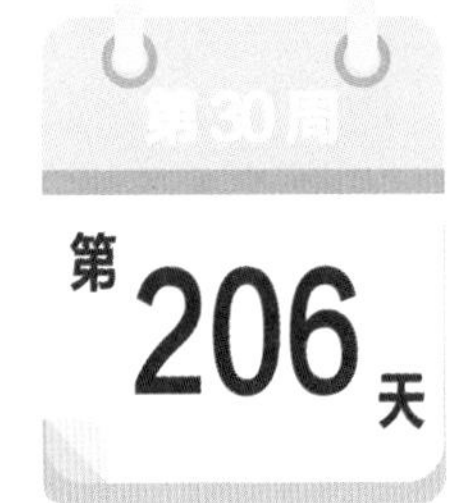

可能会出现的不适症状

进入孕晚期，孕妈妈的身体负担加重，一些不适症状会出现。孕妈妈要正确了解这些不适症状，调节心理，这些不适症状在分娩以后都会消失。

耻骨疼

这是孕妈妈身体为胎宝宝长大以及分娩做的准备，通常会在坐起和翻身，或双腿张开时会较疼痛。建议孕妈妈坐起、翻身时，动作幅度调小。如果十分疼痛，建议多卧床休息。

手指发麻

常见于孕28~30周，是由于孕妈妈血液循环不佳引起的。当有手指发麻的情况时，孕妈妈起来活动一下，或者捏捏发麻的手指，促进血液循环，有缓解作用。

气短

进入孕8月，孕妈妈会发现呼吸更加费力。这是因为子宫逐渐增大，对膈膜造成的压力增大的缘故，这时候孕妈妈要注意调节呼吸节奏，尽量保持心态的平和。

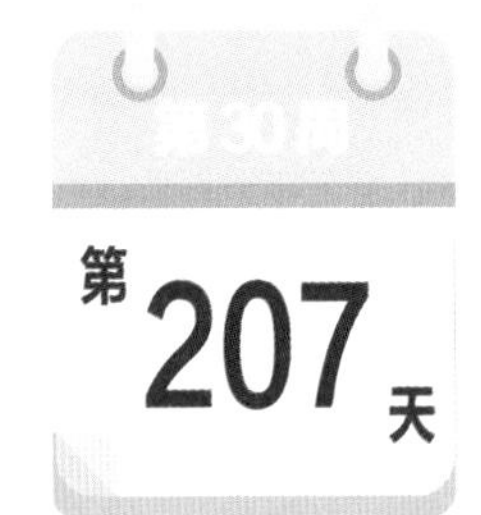

减轻痔疮困扰

孕期长痔疮虽然比较常见，但是孕妈妈也不用太过担心，只要保持良好的生活习惯，一般都不会有太大的影响。

多喝水，多摄入膳食纤维

孕妈妈发生痔疮时，原则上以保守疗法为主。多喝水，多食含膳食纤维多的蔬菜，如芹菜、韭菜等，要粗细搭配，合理膳食。养成定时排便的良好习惯，预防便秘。

适当活动

孕期可以多出去散步，适当活动不仅可以促进消化，还有助于血液流通。每天早晚可以做两遍提肛动作，每遍30次左右。每天的大便时间最好形成规律，不管有没有便意，都要坚持如厕，避免发生便秘。

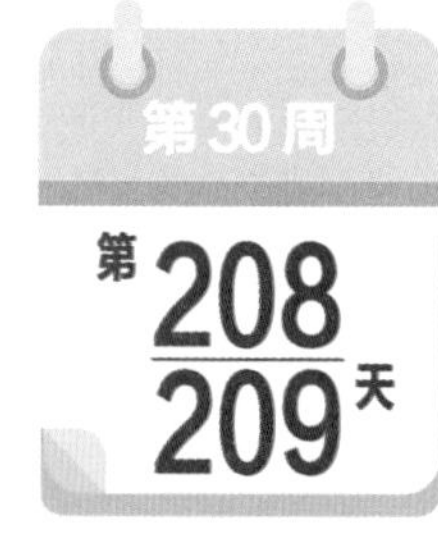

十项注意，不做早产妈妈

早产指所有在孕37周之前的分娩，此时胎宝宝身体功能还尚不能应付出生后的世界，孕晚期孕妈妈要多留心细节，增进母子健康，预防早产。

预防早产的小妙招

· 补充钙、镁、维生素C、维生素E等营养素，有利于安胎，还能降低新生儿患多动症的概率。远离山楂、螃蟹、甲鱼、马齿苋等寒凉食物。

· 不熬夜，增加休息的时间和频率，感到累了就躺下来小憩一会儿，并采取左侧卧位，减少宫腔对宫颈口的压力。

· 按时产检，发现不良状况遵从医嘱。

· 放松心情，减少压力，大龄孕妈妈在孕32周停止工作。

· 避免提拿重物。

· 不做长途旅行，不到人多拥挤的地方去，以免碰到腹部。

· 不长时间站立，更不长时间下蹲。

· 禁止性生活。

· 不过度运动，选择散步等和缓的户外运动。

· 出现下腹部不适，分泌物大量增加、膀胱不适、尿频及阴道出血等状况时，第一时间就医。

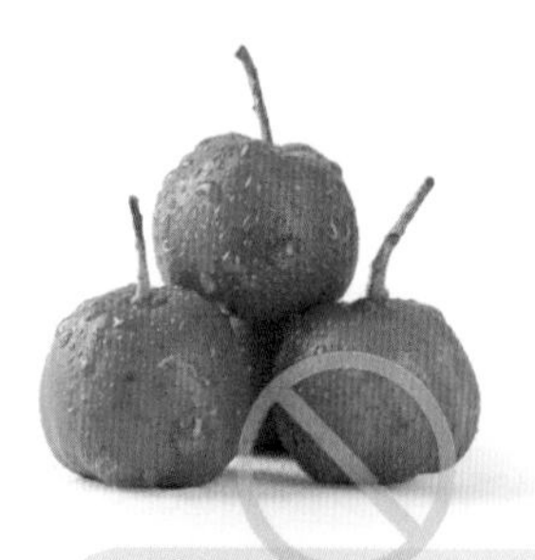

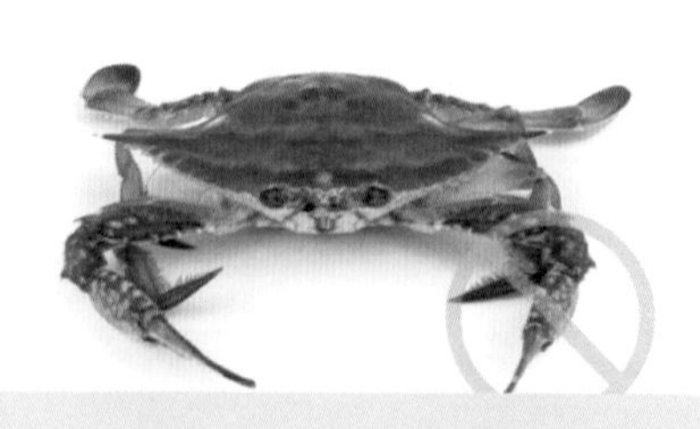

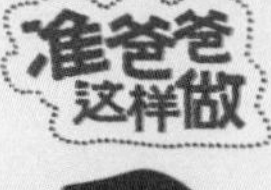

预防早产是孕晚期的重要事项，准爸爸要多提醒孕妈妈注意生活和工作细节，不要让孕妈妈过度劳累。如果心情长期低落、抑郁也可能引起早产。

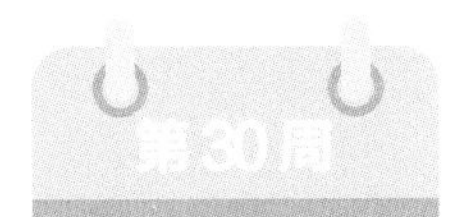

第30周 第210天

分娩知识提早学

进入孕晚期以后，孕妈妈子宫变大，各器官、系统的负担也接近高峰，因而，孕妈妈心理上的压力也是比较重的。为了更好迎接分娩，需要提前做好知识储备。

学习分娩知识

准爸爸可以陪同孕妈妈一起上“孕妇课”，专门学习有关分娩的医学知识，以及孕妈妈在分娩时的配合方法。也可以多和“过来人”交流，这对有效地减轻孕妈妈心理压力，解除思想负担以及做好孕期保健均大有帮助。

为分娩做足准备

分娩的准备包括孕晚期的健康检查、心理上的准备和物质上的准备。一切准备的目的都是希望母婴平安，所以，准备的过程也是对孕妈妈的安慰。

主动向准爸爸倾诉

胎宝宝是夫妻双方爱的结晶，准爸爸有责任陪同孕妈妈一起度过最后的孕育时光。当孕妈妈察觉到自己有焦虑情绪时应该主动向准爸爸倾诉，将自己的担忧与恐惧说出来，相信准爸爸体贴、温暖的话语和行动，会打消孕妈妈心中的很多顾虑。

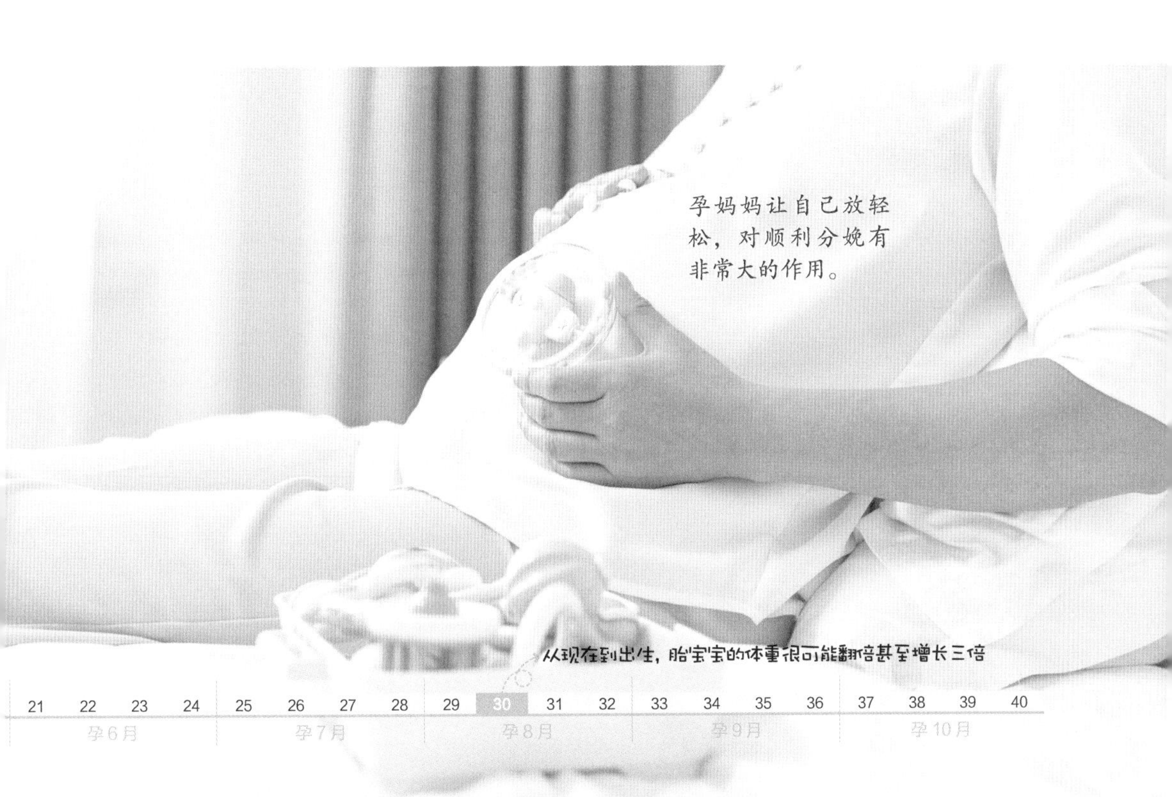

孕妈妈让自己放轻松，对顺利分娩有非常大的作用。

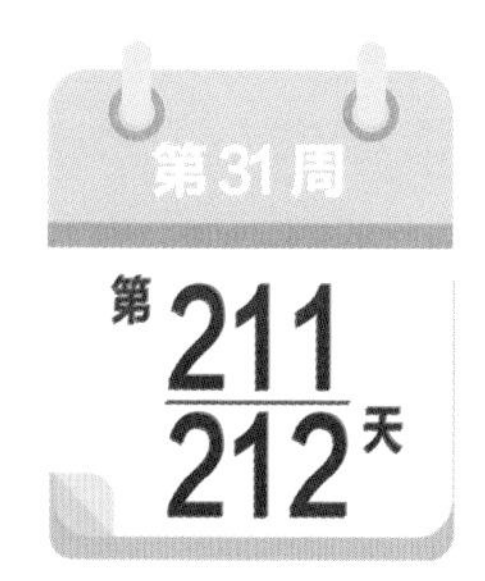

重视骨盆测量

胎宝宝的皮下脂肪不断增加，越来越圆润了。

孕8月孕妈妈要随时注意自己身体的“风吹草动”。这时的产检一般2周一次，而骨盆测量是孕晚期产检的重要事项。

骨盆测量的目的

本月的产检除了常规的体重检查、血压检查、尿常规、胎心监护和B超检查等，还会进行骨盆检查与测量，目的是为分娩做准备，骨盆狭小或畸形骨盆者可选择剖宫产的分娩方式。

如果对分娩、孕育有疑问，也可以在产检时向医生咨询。

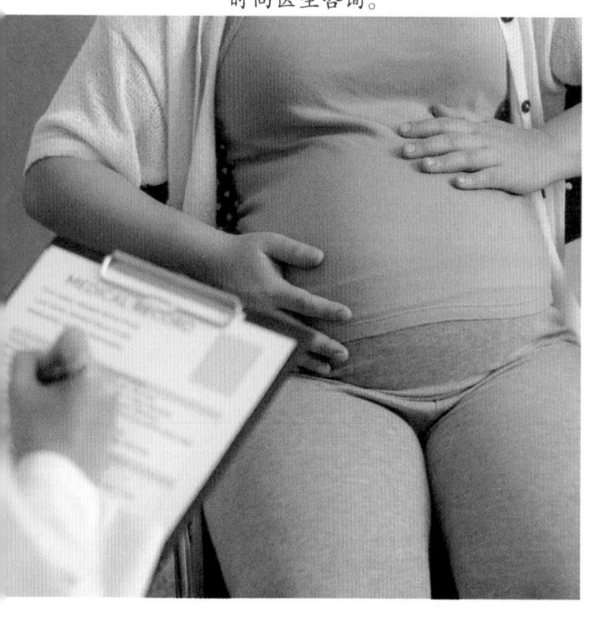

骨盆测量的方法

医生会先为孕妈妈进行骨盆外测量，如果骨盆外测量各径线或某径线结果异常，会在孕晚期进行骨盆内测量，并根据胎宝宝大小、胎位、产力选择分娩方式。骨盆内测量是医生把食指和中指伸到孕妈妈的阴道内，摸孕妈妈的骶骨结节，有些孕妈妈会感到不舒服，甚至疼痛。

骨盆测量别紧张

骨盆内测量虽有些疼，但检查时孕妈妈还是应该放松，避免因疼痛引起喊叫，也不要抬高臀部，这些都会增加检查的难度，也会给孕妈妈自身带来更多疼痛。身心的放松会减轻检查时产生的不适感，也让检查尽快结束。如果检查结果显示孕妈妈骨盆过于狭窄或骨盆畸形，医生会建议选择剖宫产。

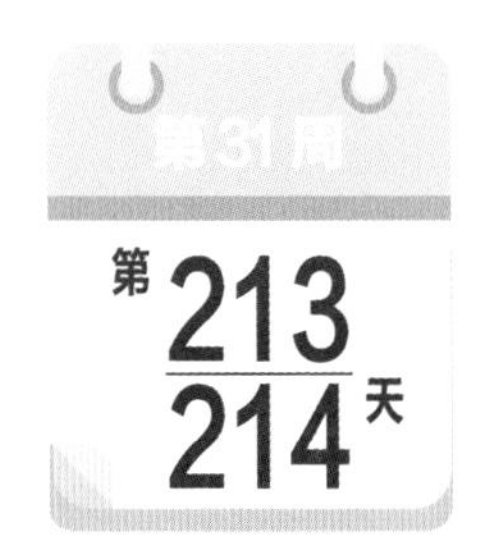

孕晚期要补足蛋白质

根据《中国孕期妇女营养膳食指南》建议，孕晚期孕妈妈每天需要额外增加蛋白质30克，以及热量450千卡，这些额外增加的营养物质需要孕妈妈通过饮食摄入。

保证每天肉禽蛋的摄入

在肉类的选择上，按照蛋白质的吸收率高低为蛋类>鱼肉>禽肉>牛羊肉>豆类；脂肪含量从高到低分别为牛羊肉>禽肉>鱼肉，因此孕妈妈很适合吃鱼肉和禽肉，如鲤鱼、草鱼、鸡肉、鸭肉等，少量吃牛肉，保证每天吃半个鸡蛋，基本上能满足一天所需蛋白质。

动物蛋白与植物蛋白完美搭配

豆类是植物蛋白的主要来源，尤其是大豆，所以孕妈妈还需要保证每天摄入一定量的大豆及豆制品。准爸爸可以为妻子准备豆腐炖鱼这样的菜谱，能完美结合动物蛋白与植物蛋白，有助于蛋白质的吸收。

孕妈妈补钙有技巧

孕晚期，每日补钙增加到1200~1500毫克为宜。除了在肉禽蛋中获得钙质外，孕妈妈最好在孕晚期保证每天300~500毫升奶的摄入。不爱喝奶的孕妈妈可以用酸奶、孕妇奶粉等替换，分别在正餐或加餐时食用，或者用纯牛奶蒸馒头、花卷等方式，来增加奶的摄入量。

如果实在不喜欢喝牛奶，也可以通过服用孕期专用的钙补充剂来达到补钙的目的。

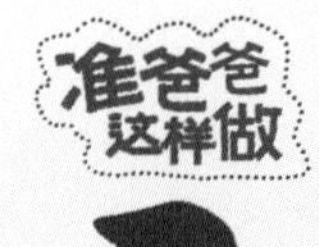

孕妈妈不爱喝牛奶，准爸爸不要逼孕妈妈喝，可以用其他方法让孕妈妈补钙，比如巧做鸡蛋、虾仁，或烹制好吃不长胖的肉菜等，还可以直接吃钙片。孕妈妈有个好心情更重要。

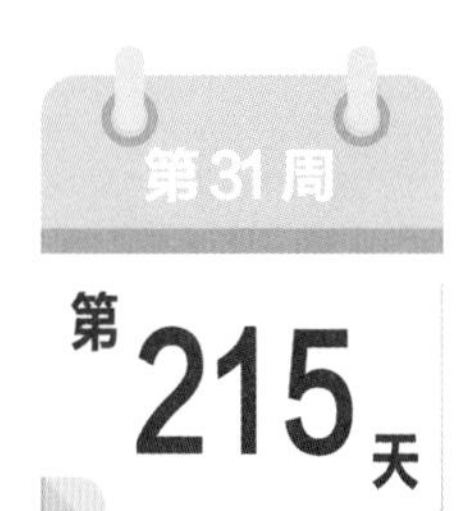

安全又舒适的日常姿势

在日常生活中，孕妈妈的行、走、坐、卧都应尽可能保证自身的舒适感。正确的动作姿势不仅可以达到这一目的，还能将自身的疲劳程度大幅减轻。

站：孕妈妈在站立时，要两脚平行，稍稍分开一些，把重心放在脚心上，还可以用双手扶住腰部，以减轻腰腹的负担。

走：孕妈妈在行走时，要注意骨盆稍稍向前倾，抬起上半身，肩膀稍向后落下，下颏内敛，挺胸收臀，腹部突出，以保持整个身体的平衡。走的时候不要太急，步子要稳。

卧：孕妈妈躺着时，可以在腿下垫上一个枕头，使身体放松。这样有助于消除肌肉紧张，解除疲劳，腿部的水肿也能得到很好的缓解。

坐：最好选择带靠背的椅子，要完全地坐在椅子上，上半身挺直，舒舒服服地靠在椅背上。

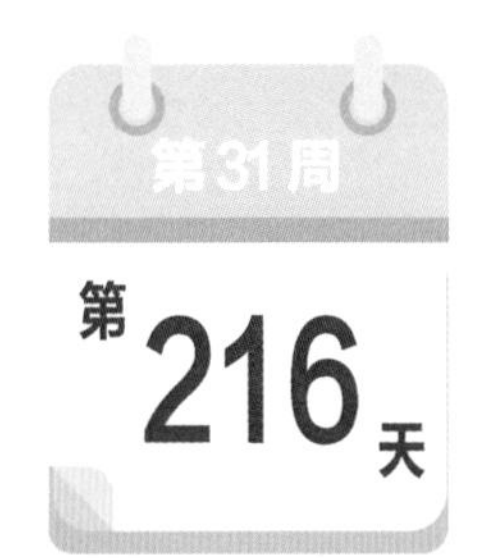

呼吸急促别担心

孕晚期，增大的子宫向上挤压内脏，并压迫到肺，会使孕妈妈呼吸急促，这是正常现象，孕妈妈不用太担心。当胎宝宝胎头降入盆腔后，这种状况就会好转。

缓解呼吸急促的方法

孕妈妈呼吸急促时可放松自己，做深呼吸，如果身体状况不错就出去走走，呼吸一下外面的新鲜空气。不过，如果孕妈妈呼吸急促的同时还出现了胸痛，或者口唇、手指发紫的情况，应立即去医院检查。

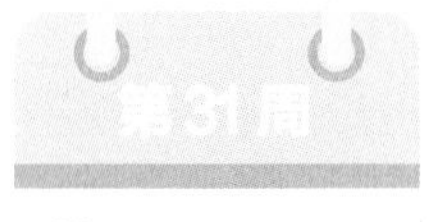

别让过敏影响胎宝宝

有些女性孕前从未有过敏情形，到怀孕时才首次出现，因此很容易失去警惕性。而在孕前有过敏史的孕妈妈更要提高警惕，怀孕往往会加重过敏症状。

穿着以棉质为佳

为防皮肤过敏，孕期衣裤穿着以宽松为主，不要过紧，以免皮肤受压迫。避免穿毛料衣物及使用毛毯，因为毛织物会刺激皮肤且所产生的毛絮及地毯中的灰尘会引发哮喘，而穿棉质衣物不仅可以避免此类隐患，还具有良好的透气性，利于皮肤呼吸。

保持居室清洁

及时丢弃厨余垃圾，将要丢弃的食物密封，以免滋生细菌引起过敏；避免接触尘螨，寝具定期清洗、晾晒；室内湿度最好保持在50%左右，太潮湿的环境会滋生细菌，必要的时候可使用除湿机。注意起居环境的空气清洁，经常开窗通风，必要时可使用空气净化器。

坚持戴口罩

春、夏、秋三季外出戴口罩，可避免花粉传播引起的过敏。冬季外出也戴口罩，可避免吸入冷空气，减少因鼻部及气管吸入冷空气引发的过敏，还可避免手部接触脸，将病毒带入而引起感冒。

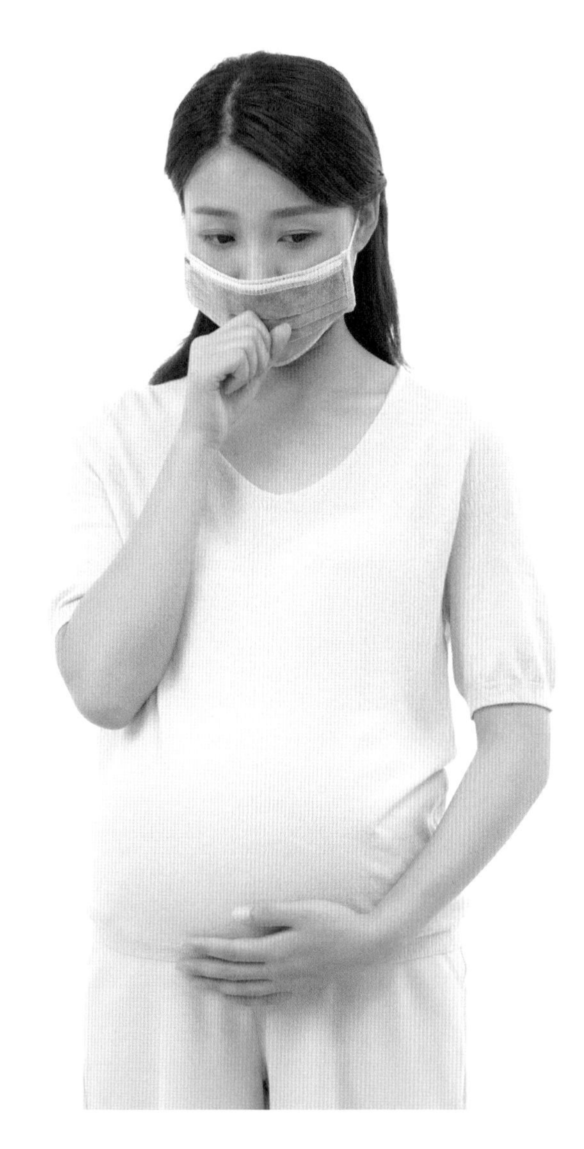

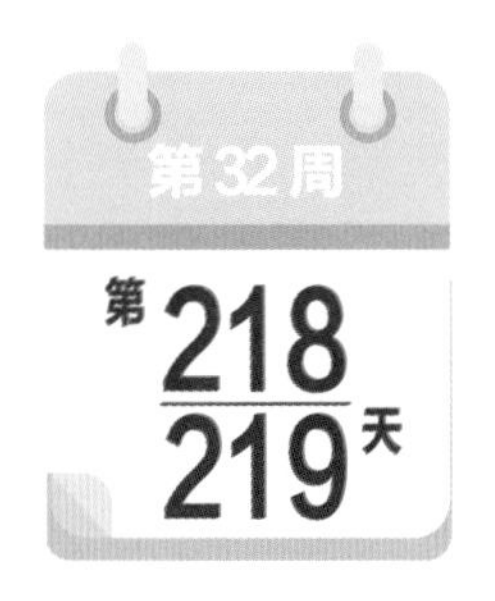

脐带绕颈没那么可怕

胎宝宝体重达 2 千克左右，皮肤变得光滑。

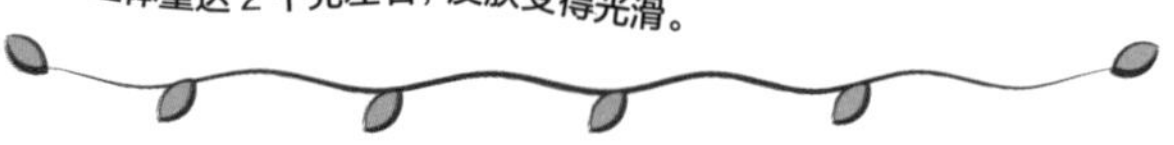

很多孕妈妈听到胎宝宝出现脐带绕颈都会感到惊慌，其实脐带绕颈与脐带长度及胎动有关，不必过度担心。

脐带绕颈很常见

脐带绕颈是常见现象，大约有20% 的胎宝宝生下来会出现脐带绕颈的情况，很多胎宝宝绕了一圈甚至三圈，但并没有影响出生后的健康。通常只要不是绕得太紧都不会发生危险。但如果缠绕得太紧会影响胎宝宝血液循环，严重的会造成宫内窘迫。

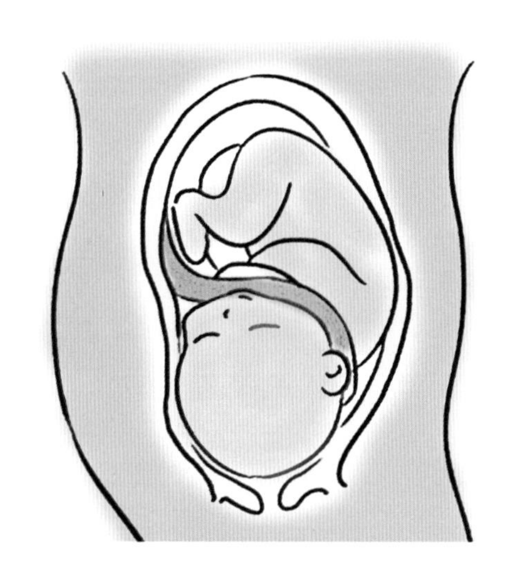

脐带绕颈怎么办

孕妈妈可以通过数胎动来发现脐带绕颈是否造成胎宝宝异常，如果在家数胎动的时候突然发生激烈的大量胎动，要赶紧到医院检查。另外，胎动过少时也应及时去医院检查。羊水过多或过少、胎位不正的孕妈妈更要做好产前检查，通过胎心监测和超声检查等间接方法判断脐带的情况。如果确诊胎宝宝脐带绕颈，孕妈妈要注意的就是减少震动，保持睡眠左侧位。

切勿自我纠正

孕妈妈千万不可以通过锻炼来自行纠正脐带绕颈，因为胎宝宝一直是动的，所以才会有脐带绕颈，但是也有可能通过胎动又解开。自我锻炼纠正是很危险的行为，千万不能乱来。

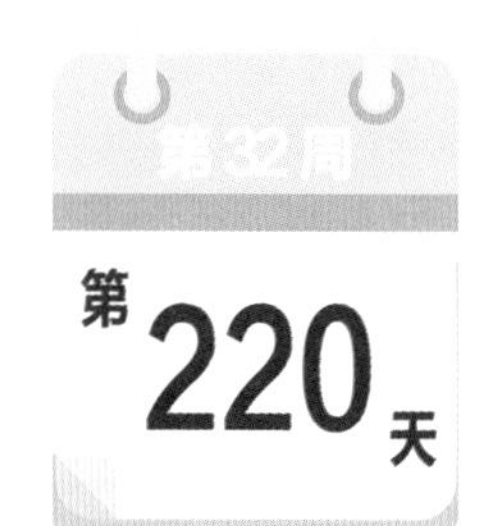

暂时告别夫妻生活

孕晚期，必须禁止夫妻性生活，以防生殖道感染，危害胎宝宝健康。

孕晚期禁止性生活

孕晚期子宫对外部刺激非常敏感，容易引起收缩，因此要避免给予机械性的强烈刺激，以免发生意外。尤其在临产前最后一个月，胎宝宝已经成熟，孕妈妈的子宫已经下降，子宫口逐渐张开，如果此时发生性行为，羊水感染的可能性很大，会增加胎膜早破、宫内感染的概率，还可能会造成早产和新生儿感染。

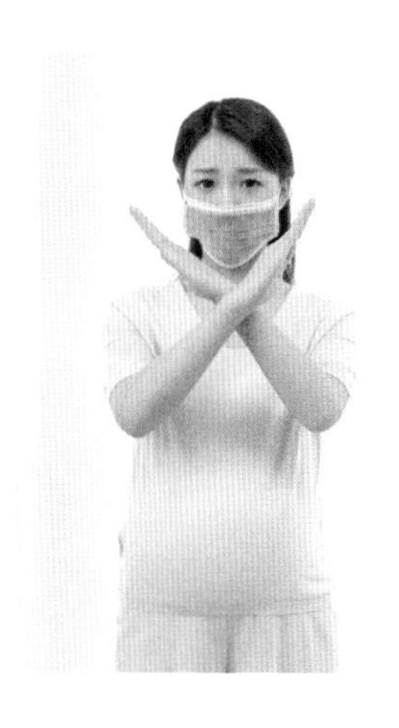

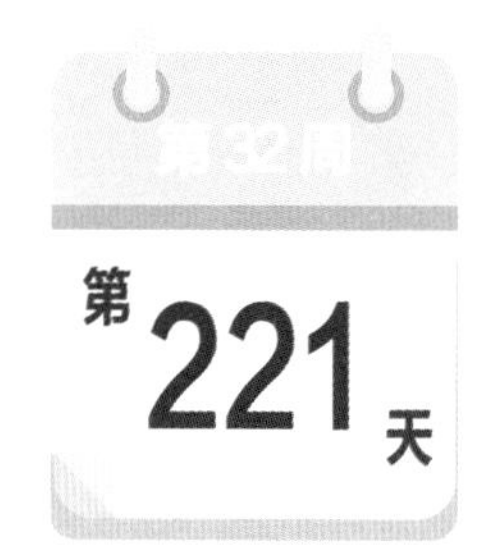

看情况使用托腹带

如果孕妈妈的工作需要长时间站立或走动，则需要穿着托腹带或托腹裤。使用托腹带或托腹裤可以承托腹部，减轻腰部及耻骨负担，让孕妈妈感觉轻松很多。

需要穿托腹带的情况

是否要使用托腹带主要看孕妈妈的腹部情况，如果胎宝宝过大或怀的是多胞胎，站立时腹壁下垂，那么建议使用托腹带。另外，已经生过宝宝，腹壁比较松弛，有悬垂腹征兆或连接骨盆的多条韧带发生松弛性疼痛的孕妈妈都可借助托腹带缓解不适。

挑选适合自己的托腹带

伸缩弹性强、承压能力强的托腹带，可以从下腹部托起增大的肚子，防止子宫下垂，保护腹部的同时还能减轻孕妈妈腰部受到的压力，是比较合适的选择。

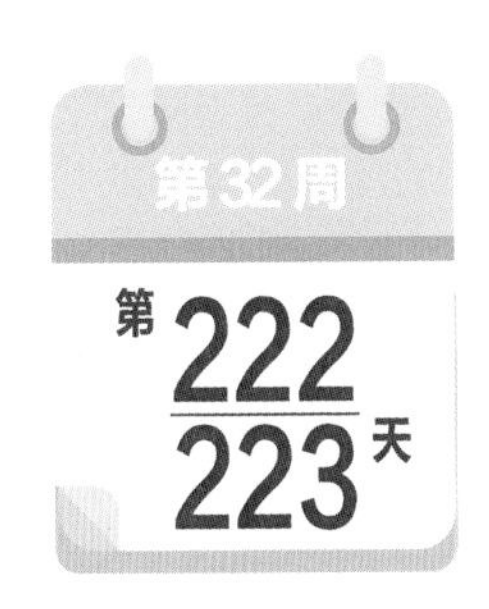

剖宫产二胎妈妈需注意

二胎妈妈虽然有怀孕和分娩经验，但头胎是剖宫产的孕妈妈在孕晚期有许多需要格外注意的事项。

再次分娩应以剖宫产为宜

第一次剖宫产术后再怀孕的孕妈妈，第二次分娩有80%做剖宫产，这样比自然分娩更安全。只要胎宝宝发育成熟，便可进行剖宫产手术，不必非等到临产才做，一般是在39周后。

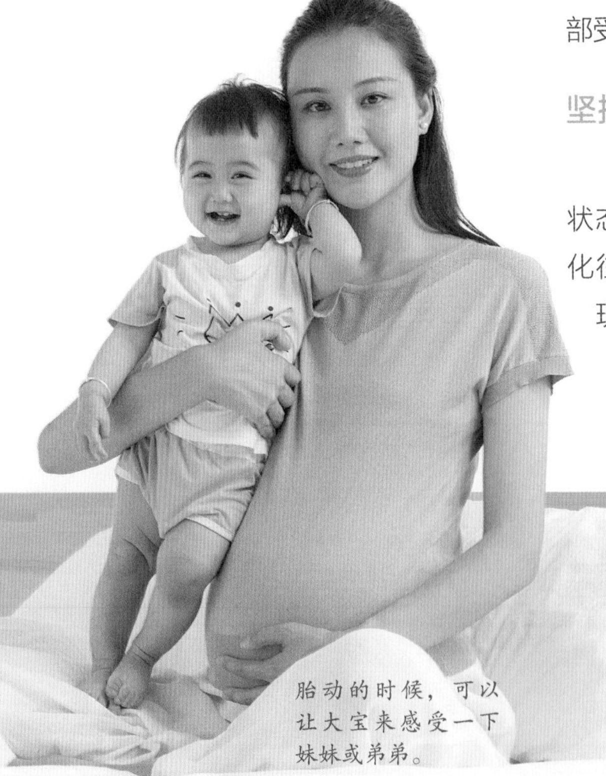

胎动的时候，可以让大宝来感受一下妹妹或弟弟。

避免腹部受挤压

剖宫产后再怀孕的孕妈妈子宫有恢复产生的瘢痕，会比其他处脆弱，因此必须注意预防瘢痕处裂开，不能受到挤压。孕晚期日常生活中，工作、生活等要避开人群，做家务要适当，睡眠建议采取左侧卧，运动应有节制，避免腹部受到挤压或撞击。

坚持数胎动

胎动是孕8月孕妈妈监测胎宝宝状态的有效手段之一。胎动的异常变化往往预示着胎宝宝的状态。如果出现胎动次数突然少于每小时3次或12小时少于30次，甚至停止胎动或者胎动突然加剧然后很快停止，往往预示着胎宝宝出现了异常情况，应立即到医院检查。

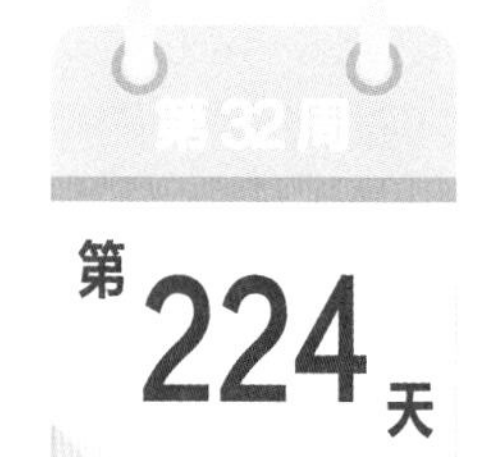

运动胎教：散步、瑜伽和孕期体操

到了这个月末，孕妈妈的身体越发沉重，但不应停止运动。适当的运动对孕妈妈的身体和胎宝宝的发育都有好处，对分娩也有一定帮助。

散步

当孕妈妈以轻松的心情散步时，子宫便会产生有规律的收缩，刺激胎宝宝的皮肤感觉，还能增加对胎宝宝神经系统的刺激，促进发育。孕妈妈散步时宜穿着舒适的鞋袜，脚部如有水肿，应当穿宽松一点的鞋子。散步时要采取渐进的方式来增加散步的时间与速度。心情好的时候也可以一边散步，一边听胎教音乐，一举两得。

瑜伽

瑜伽动作柔软、缓慢，孕妈妈可以借此来减轻身体的压力，通过深度放松的体位得到身心的舒缓。孕期瑜伽运动可刺激脑内啡呔的产生，让孕妈妈与胎宝宝都心情愉快。但要注意的是，并非所有瑜伽动作都适合大腹便便的孕妈妈，挤压腹部、过度拉伸等高难度动作千万不要做。

孕期体操

专为孕妈妈设计的孕期体操是非常不错的孕期运动，时常做体操有助于孕妈妈增加身体柔韧度、增强体力、改善情绪，还有助于分娩的顺利进行。当孕妈妈身体微微出汗时，血液循环加速，能促进胎宝宝的生长发育。

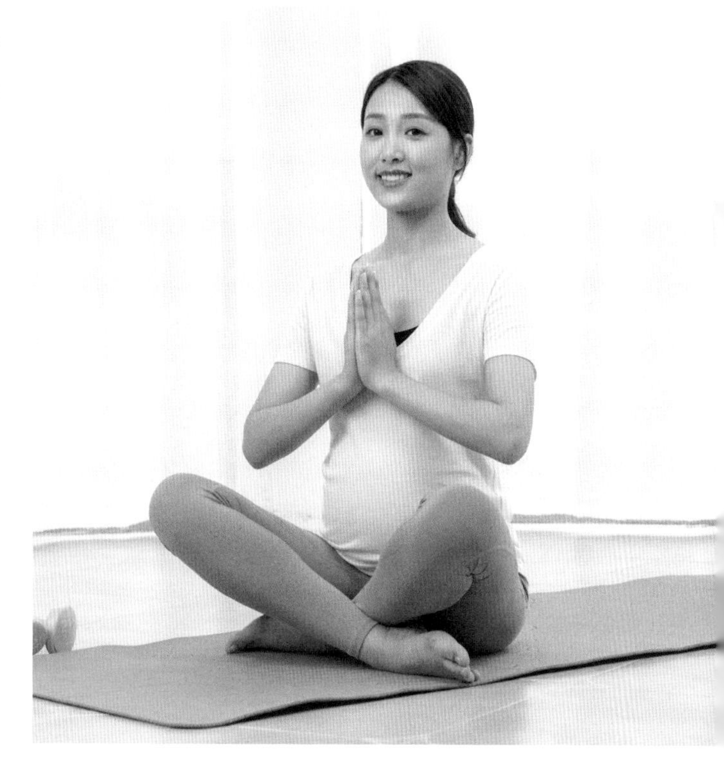

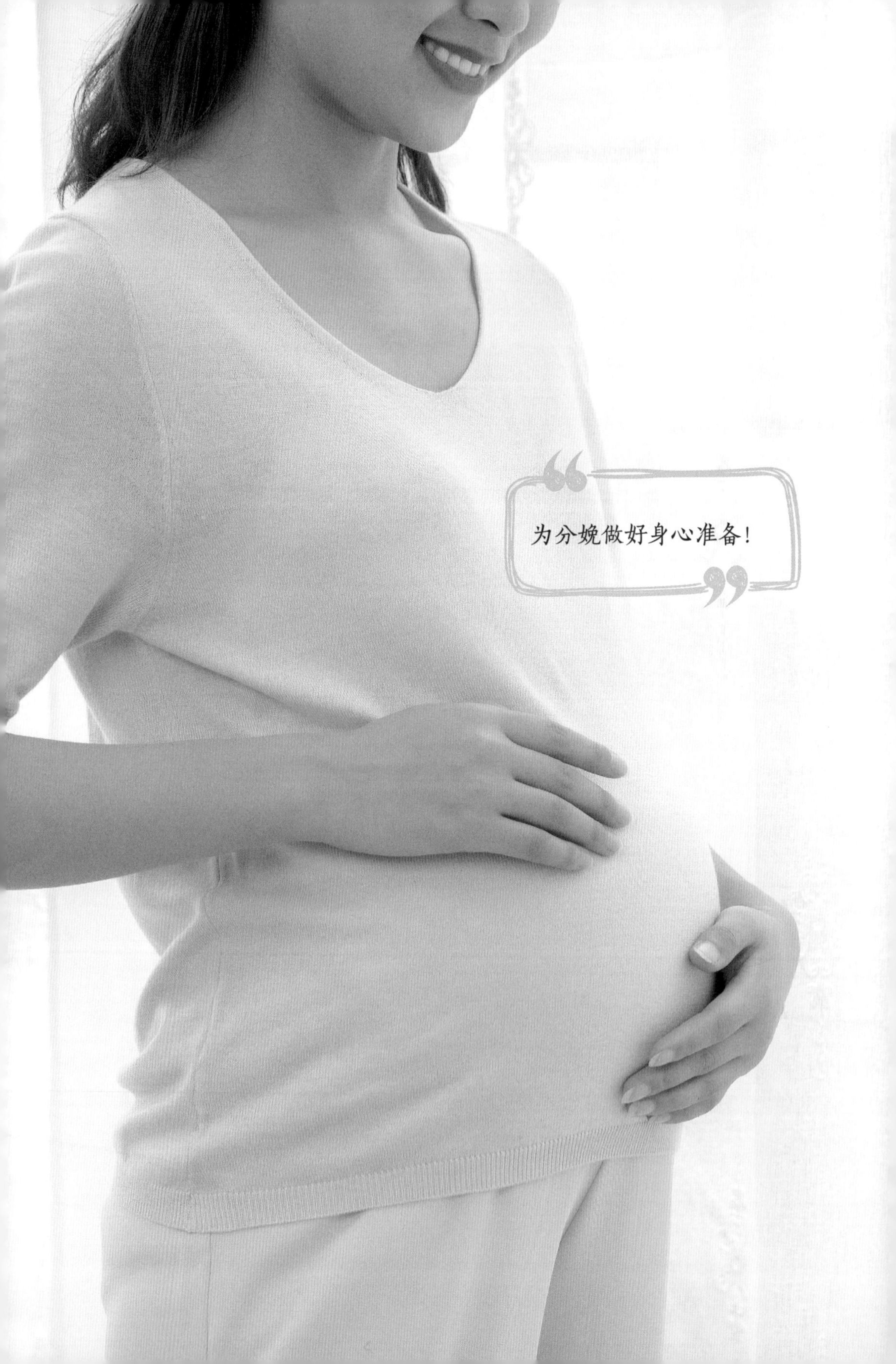
为分娩做好身心准备！

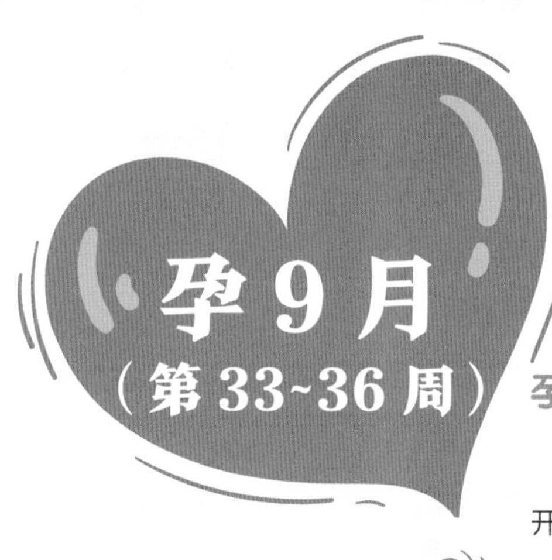

孕9月（第33~36周）

孕妈妈：行动越来越不便

到本月末，大多数胎宝宝的头已经降入骨盆，开始压迫子宫颈了，孕妈妈喘不过气的感觉减轻了，但是下肢水肿和尿频可能更加严重。子宫壁逐渐变薄，孕妈妈常常能看到宝宝手脚、肘部在腹部突显的样子。下腹部坠胀感出现，行动也越来越不便。

胎宝宝：可爱的模样

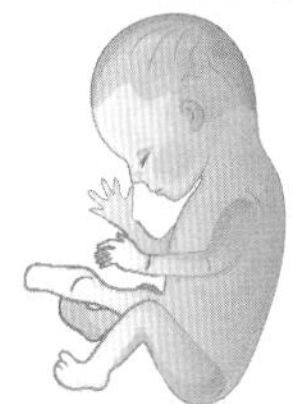

第33周

变得更圆润了

本周胎宝宝身长48 厘米左右，体重2.2 千克左右。呼吸系统和消化系统发育接近成熟。在接下来一个多月，胎宝宝的头会下降至骨盆，为分娩做好准备。

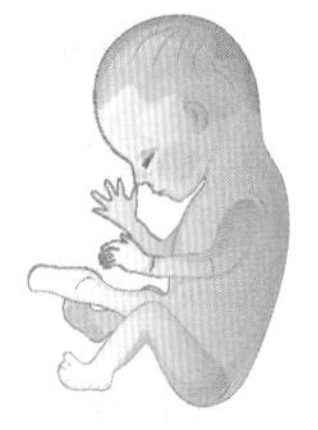

第34周

已经为分娩做好准备

本周胎宝宝体重 2.3 千克左右，头部已进入骨盆，即使立即出生也基本不会出现与早产相关的严重问题了；本周的胎宝宝大多数时间都会沉睡，大脑仍旧在飞速发育。

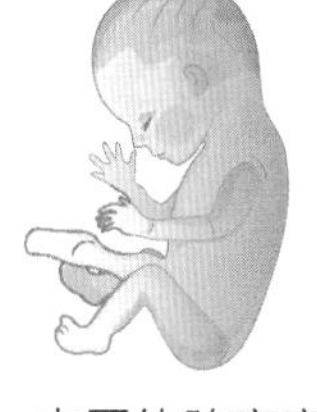

第35周

发育基本完成

本周的胎宝宝身长 50 厘米左右，体重2.5 千克左右。现在的胎宝宝从头发到脚趾甲的发育基本完成，肾脏、肝脏已经工作了一段时间。

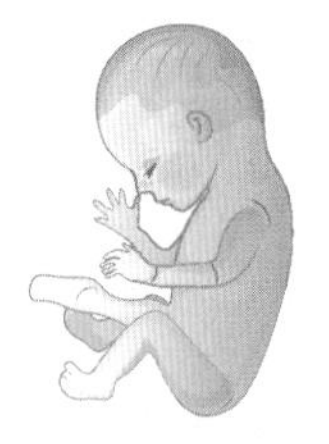

第36周

足月了

从本周末起，胎宝宝可以称作是足月儿了，体重 2.8 千克左右，而且还在持续增加。覆盖着全身的绒毛和胎脂开始脱落，皮肤更加柔软细腻。骨骼已经很硬了，但头骨还可以“变形”。

第33周

第225/226天

提前准备待产包

胎宝宝的呼吸系统和消化系统发育接近成熟。

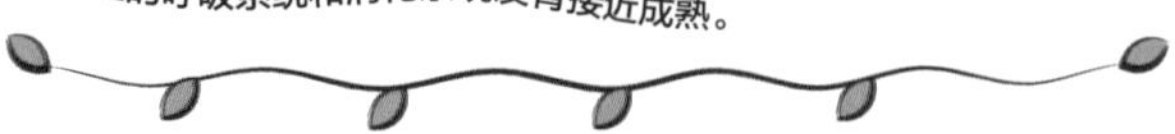

到了孕晚期，宝宝随时可能不期而至，所以孕妈妈至少要比预产期提前一个月准备好待产包，随时迎接小生命的降临。

待产包清单

妈妈洗漱用品：牙膏、牙刷、漱口水、漱口杯、洗面奶、毛巾（4条）、小水盆（1个）。毛巾可以根据实际情况改用一次性用品。

妈妈衣物：大号棉内裤（3条）、哺乳胸罩（2件）、防溢乳垫（若干）、便于哺乳的前扣式睡衣（2套）、束腹带（1条）、保暖拖鞋（1双）。

妈妈的卫生用品：产妇垫巾、特殊或加长加大卫生巾、面巾纸、清洁湿巾等。

妈妈的个人餐具：水杯、汤匙、饭盆、筷子、吸管。

妈妈的方便食品：巧克力、饼干、牛奶、酸奶等。

妈妈的护肤用品：润肤霜等。

宝宝喂养用品：奶瓶、奶瓶刷、配方奶、小勺。

宝宝衣物：“和尚领”内衣（2件）、连体服（2件）、护脐带（2条）、小袜子（两三双）、婴儿帽（一两顶）、出院穿着的衣服和抱被、防风提篮。

婴儿护肤用品：婴儿爽身粉、婴儿护臀霜、婴儿湿巾、最小号纸尿裤、隔尿垫、婴儿专用棉签等。

医疗文件：夫妻双方身份证、医疗保险卡、有关病历、住院手续等。

其他用品：吸奶器、照相机等。

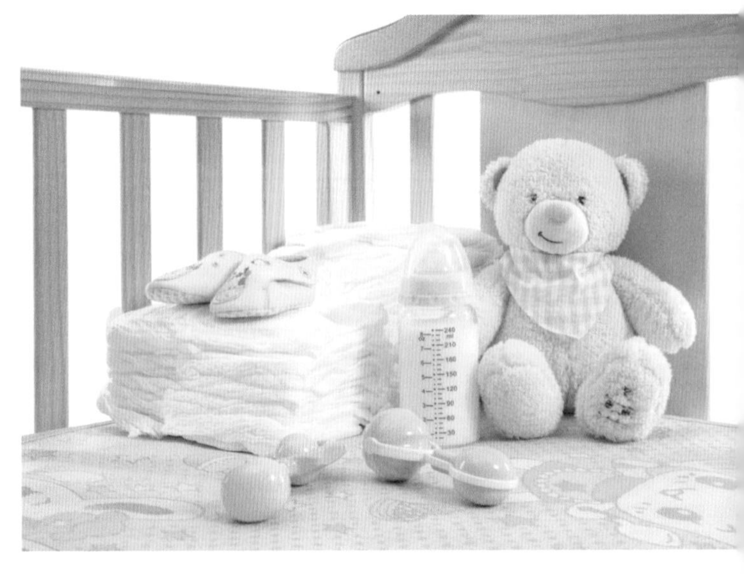

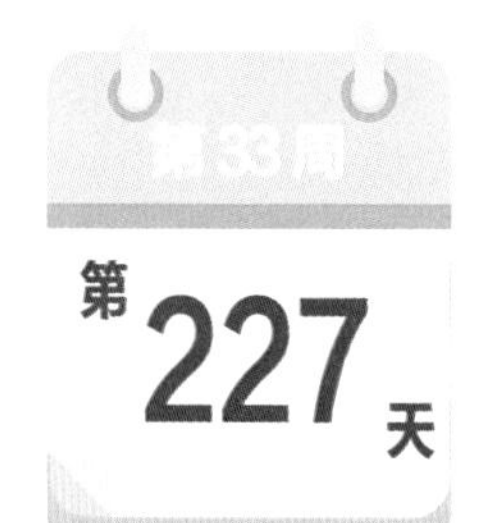

吃点含铜食物，预防胎膜早破

孕妈妈通常忽略补铜，其实，铜在胶原纤维和弹性蛋白的成熟过程中起重要作用，而胶原纤维和弹性蛋白又为胎膜提供了特别的弹性与可塑性。

含铜丰富的食物

孕妈妈对铜的需求量较之前高4倍。经常吃含铜量高的食物基本就可满足人体的需要。富含铜的食物有动物肝脏、豆类、海产类、蔬菜、水果等。

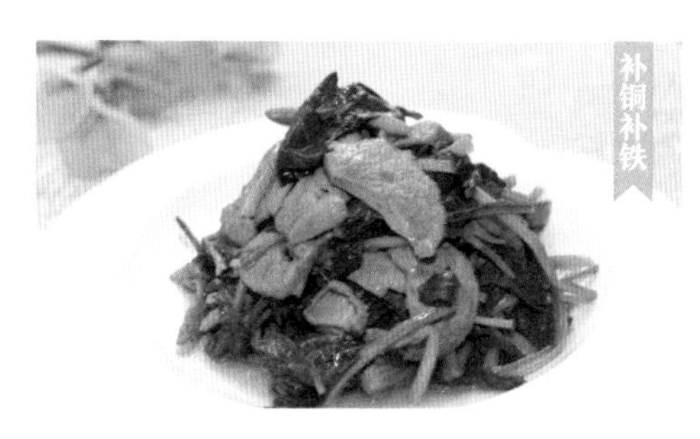

猪肝炒菠菜

原料： 新鲜猪肝100克，菠菜100克，葱段、姜片、水淀粉、盐、油各适量。

做法：

1. 菠菜洗净，切段；猪肝洗净，切片，用葱段、姜片、水淀粉搅拌均匀。
2. 锅内油热，下葱段、姜片爆香，然后下入腌制好的肝片翻炒，将熟时，下入菠菜段，翻炒至熟，出锅前放入盐调味即可。

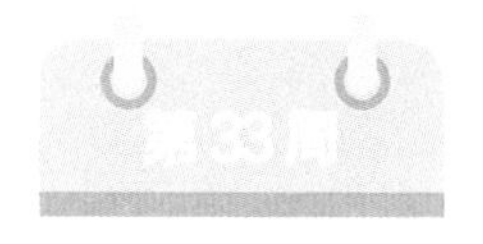

吃鱼安胎防早产

鱼肉中含有丰富的蛋白质和脂肪酸，孕妈妈在孕晚期经常吃鱼可帮助胎宝宝成长，减少新生宝宝体重不足的发生概率。

营养丰富，益智安胎

鱼肉营养丰富，是优质的蛋白质来源，对于孕晚期发育迅速的胎宝宝来说是不可多得的营养来源。鱼肉还富含ω-3脂肪酸，可促进胎宝宝大脑发育，也有助于胎宝宝皮下脂肪的积累。另外，鱼中所含的维生素E具有安胎的作用，孕妈妈在孕晚期多吃鱼，对预防早产有积极作用。

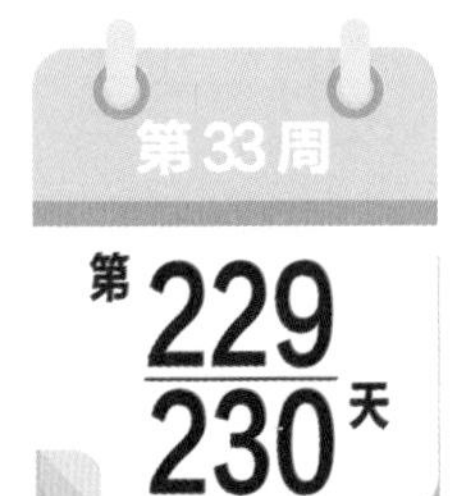

减轻坐骨神经痛

孕晚期，孕妈妈有时伴随大腿内侧酸痛感，甚至阴部也会有痛感，这其实是一种正常的生理现象，分娩后大多会自行消失，不用特别担心。

坐骨神经痛的原因

到了孕晚期，胎宝宝的重量会给孕妈妈的背部增加压力且挤压坐骨神经，从而自腰部以下到腿的位置产生强烈的刺痛感。同时，子宫不断增大进而压迫下腔静脉，使静脉回流不畅、水分潴留在下肢，引起下肢凹陷性水肿压迫坐骨神经，导致疼痛产生。

减轻坐骨神经痛的方法

避免过度疲劳，常休息，穿合脚的平底鞋。平躺时将腿部略微架高，使静脉回流增加。睡觉时左侧卧，并在两腿膝盖间夹一个枕头，以增加流向子宫的血液。不要以同一种姿势站着或坐着太长时间。

游泳和瑜伽都可以减轻对坐骨神经的压力，孕妈妈可以每周尝试一两次。还可以做做局部热敷，用热毛巾或热水袋热敷半小时，增加血液循环，可以减轻痛感。

一般情况下，孕妈妈的坐骨神经痛在分娩之后就会自愈。如果采用以上方法还不能减轻疼痛，且疼痛的程度已经影响到日常生活和休息，就要到医院进行局部镇痛治疗。

孕晚期大多数的疼痛和不适都是生理变化导致的，通过热敷或者按摩可以缓解。准爸爸每天抽出半小时，为孕妈妈热敷下腿部和脚部，或者按揉一下肩背，能缓解孕妈妈的疼痛。

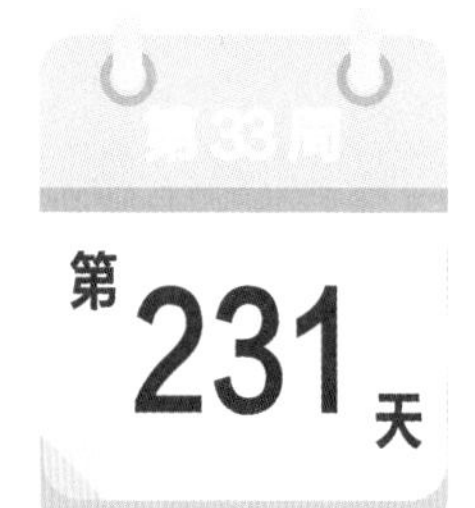

科学布置婴儿房

到了孕晚期，宝宝随时可能降临，孕妈妈和准爸爸要提前布置好婴儿房，随时迎接可爱宝宝的到来。

温度适宜

婴儿房应选择有充足阳光、通风、清洁、安静的房间。新生儿刚出生时体温调节中枢尚未发育成熟，体温变化容易受到外界影响，室内太高或太低的温度对新生儿的健康都不利，建议室内温度保持在18~22℃为宜。

冬季婴儿房要注意保暖，可以采用取暖设备，但不宜过热。夏季要注意居室勤通风，可以使用空调，但注意空调不要直接吹到宝宝，也不宜开太长时间。

湿度适宜

空气过于干燥会使新生儿呼吸道黏膜变干，抵抗力下降，诱发呼吸道感染，所以室内要保持一定湿度，湿度一般在50%~60%为宜。天气干燥时，室内可以使用加湿器，但注意加湿器内要使用纯净水，避免污染空气。

布置简单环保

婴儿房布置简单、清爽、环保最重要。不要为了迎接宝宝而粉刷房间，刚粉刷或油漆的房间会释放甲醛等物质，对宝宝造成伤害。室内使用的婴儿床等家具也要环保，甲醛不可超标。

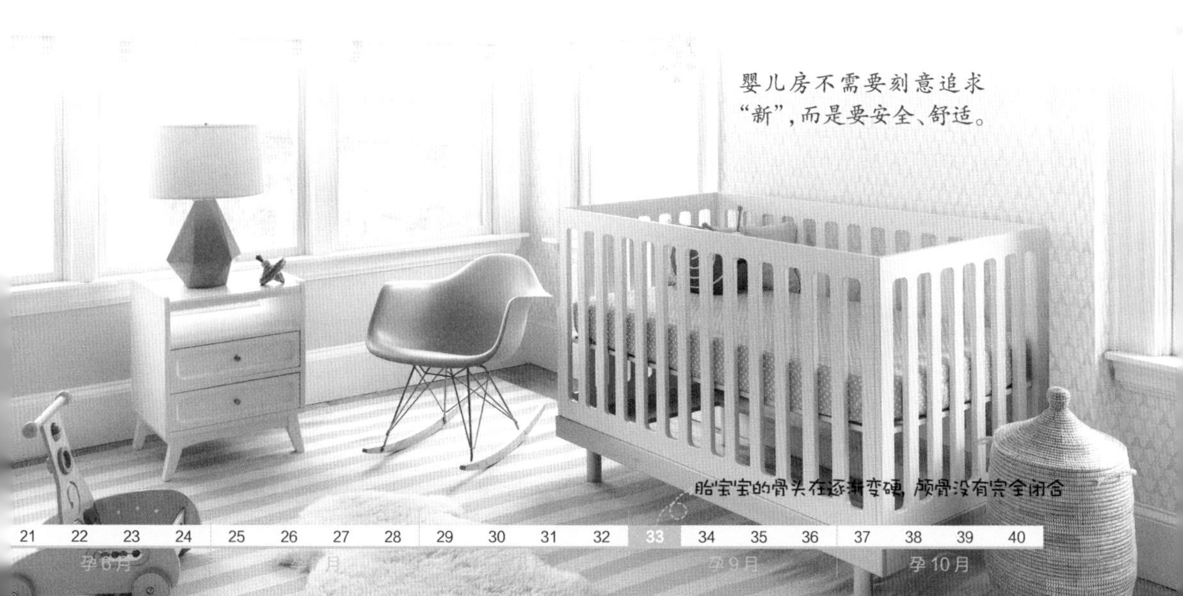

婴儿房不需要刻意追求“新”，而是要安全、舒适。

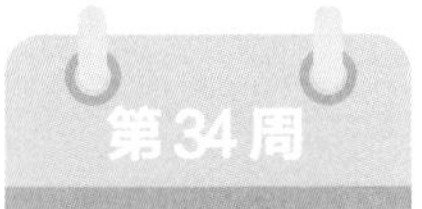

第 232 / 233 天

缓解漏尿尴尬

胎宝宝大部分的器官已经准备就绪，迎接出生后的各项任务。

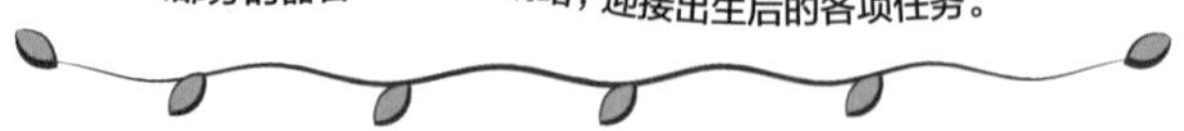

在咳嗽、打喷嚏、大笑的时候，孕妈妈会出现漏尿的现象。这是因为咳嗽、打喷嚏时，横膈膜会收缩进而挤压腹腔，导致子宫压迫膀胱，出现不自主地漏尿。

减少漏尿的方法

孕妈妈不要过度担心，漏尿的现象会在生完宝宝之后慢慢消失。为了避免尴尬，孕妈妈要保证每次排尿都要排干净，平时不憋尿，不管在家还是出门在外，有了尿意都要及时排尿。可以使用卫生护垫解决漏尿尴尬，但护垫每 2 小时要更换一次，防止细菌滋生。想要咳嗽或打喷嚏时，张开嘴巴可减轻对横膈膜的压迫，缓解漏尿的状况。

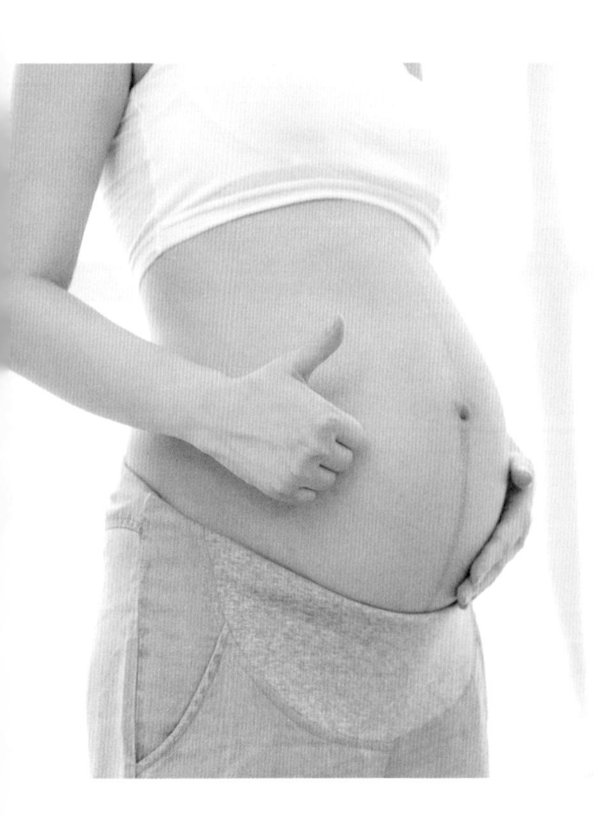

盆底肌肉锻炼

怀孕期间，加强盆底肌肉力量，对缓解孕妈妈骨盆疼痛及帮助顺利自然分娩都很重要，平时有时间的时候要多加练习。

孕妈妈先站稳，一只手扶在一个固定位置，双脚呈外八字站立，然后直立下蹲，膝盖大幅弯曲，用大腿、臀部和手臂的力量帮助自己重新站立起来。

另一个练习盆底肌肉的办法是“憋尿”，可以尝试在排尿时随意停止几次，每天在家练习三四次，每遍收缩与放松 10 次左右，慢慢熟练之后，可加大练习量，增加到每遍 50 次左右。

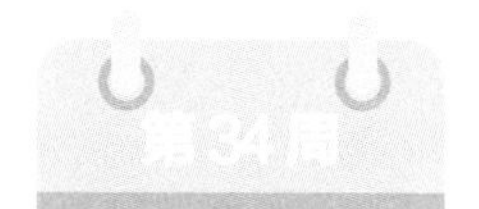

第234天

坚持补充优质蛋白质

胎宝宝处于生长发育最旺盛的时期，需要的蛋白质相对较多。长期缺乏蛋白质，会导致胎宝宝生长发育迟缓，出生体重过轻，甚至影响智力发育。

每日补充100克蛋白质

孕妈妈每日蛋白质需要量增加到100克。多吃富含蛋白质的食物，牛奶、鸡蛋、鸡肉、牛肉、猪肉、羊肉、虾、鱼等。

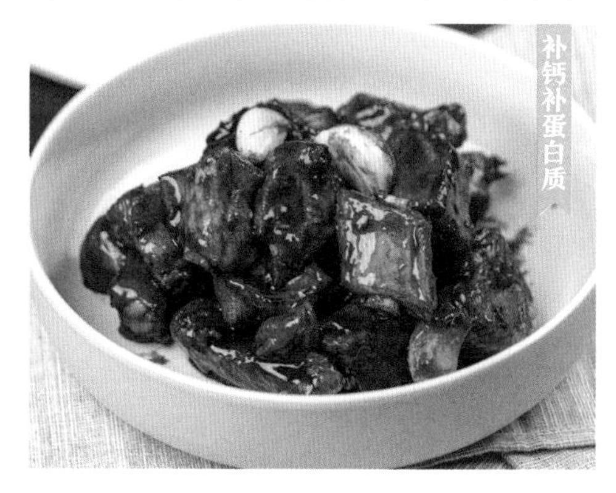

糖醋排骨

原料： 排骨400克，葱段、姜片、冰糖、生抽、老抽、醋、料酒、盐、油各适量。

做法：

1. 排骨洗净、切块，放入加了葱段、姜片、料酒的沸水中焯30分钟，捞出。
2. 锅中倒油烧热，放入排骨炸至金黄，盛出。
3. 锅中留底油，将冰糖放入锅中熬化，放入排骨，放醋、老抽、生抽、盐和水，煸炒收汁即可。

第34周

第235天

加营养不忘控制体重

孕晚期是胎宝宝体重快速增长期，同时孕妈妈的体重增长幅度也会比孕中期和孕早期更大。

保持饮食多元化

孕妈妈要合理科学进补，为胎宝宝提供充足营养。保持饮食多元化，肉、蔬菜、主食、水果尽量种类更加丰富，蔬果最好是应季的，适当增加蔬菜中绿叶蔬菜的比例，最好保证每天摄入绿叶蔬菜500克。需要注意的是，每餐不要摄入过多，以感觉到八分饱为宜，可以在餐后再吃一个水果或者饮一杯牛奶。

第34周

第236天

科学喝汤，合理进补

到了孕晚期，许多孕妈妈为了积攒体力应对分娩，总是吃很滋补的食物，甚至每天都喝浓汤，这其实是不科学的。

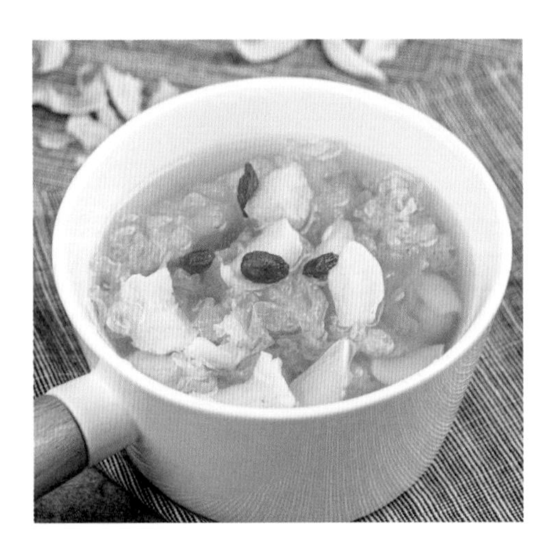

天天喝滋补汤易发胖

孕晚期不宜天天喝浓汤，尤其是脂肪含量很高的汤，如猪蹄汤、鸡汤等，因为过多的高脂食物不仅让孕妈妈身体发胖，也会导致胎宝宝过大，给自然分娩造成困难。比较适宜的汤是富含蛋白质、维生素、钙、磷、铁、锌等营养素的清汤，如瘦肉汤、蔬菜汤、蛋花汤、鲜鱼汤等。

超重也别盲目控制饮食

很多孕妈妈在孕晚期摄入了过多营养，发现体重不知不觉已经超标，想通过克制饮食的方法来控制体重，这种做法无论对孕妈妈的健康、还是胎宝宝的发育都是不好的。

体重超标怎么办

如果在孕晚期出现了体重超标问题，孕妈妈也不要慌，可以咨询医生或营养师，根据自己的情况制订科学的食谱。此时，孕妈妈不宜自行盲目控制饮食。要知道孕晚期，胎宝宝体重增加非常快，需要充足的营养支持，孕妈妈也需要大量的营养来应对自身的生理变化和即将到来的分娩。

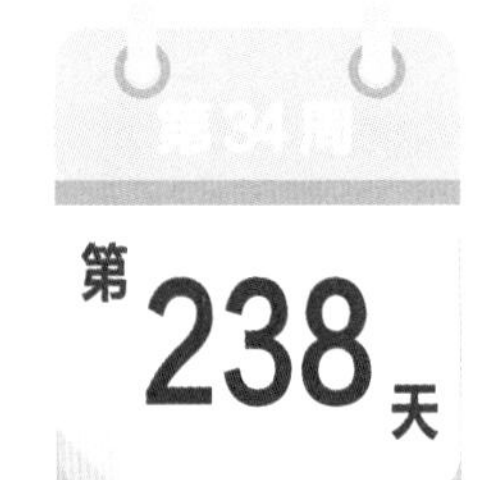

做做分娩准备运动

大多数宝宝不会在预产期那天“准时”诞生，正常妊娠通常在38~42周，所以孕妈妈要提前为分娩做准备。

放松情绪，调整心态

大部分孕妈妈都没有分娩经验，在分娩时孕妈妈将遇到一些问题，比如肌肉紧张，不会用力等。孕妈妈可以多接触一些有关分娩的科学常识，打消自身对分娩的恐惧，感到紧张的时候听一听舒缓悠扬的音乐或找家人聊聊天。

分娩准备训练

分娩准备训练可以帮助孕妈妈消除分娩时的紧张情绪，缓解肌肉的紧张，孕妈妈有时间的时候应多做练习。

1. 浅呼吸，解除腹部的紧张：孕妈妈半卧，嘴微微张开，进行吸气和呼气动作，呼气与吸气之间要间隔相等时间，保持轻而浅的呼吸。做此练习时，孕妈妈可以有意识地感受下腹部的变化，并记住这种感觉。

2. 短促呼吸，集中腹部力量：孕妈妈仰卧平躺着，双手握在一起，集中体力连续做几次短促呼吸，这时候会感到身体的力量都集中到了腹部，借助这种力量可以使胎宝宝的头慢慢娩出。

3. 肌肉松弛法：孕妈妈仰卧平躺着，肘关节和膝关节用力弯曲，接着伸直并放松。该动作是利用肌肉紧张感的差异进行放松肌肉的练习。这个方法如果在孕晚期每天练习30分钟，会在分娩时收到很好的效果。但是运动因人而异，如果孕妈妈觉得不适，请立即停止运动。

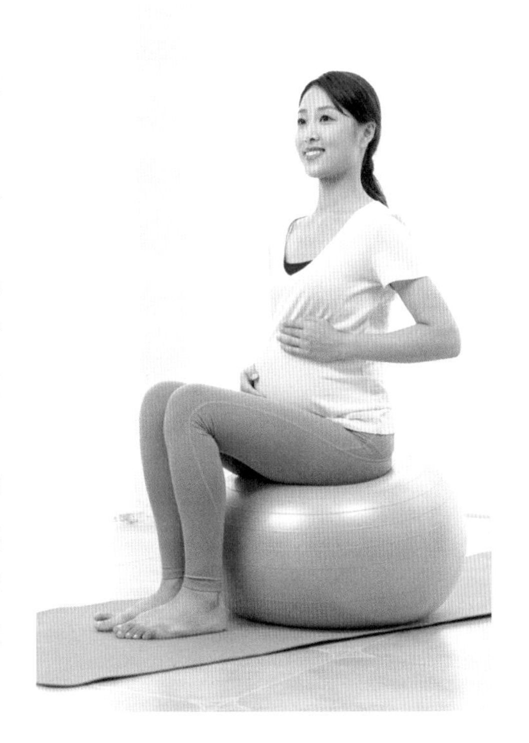

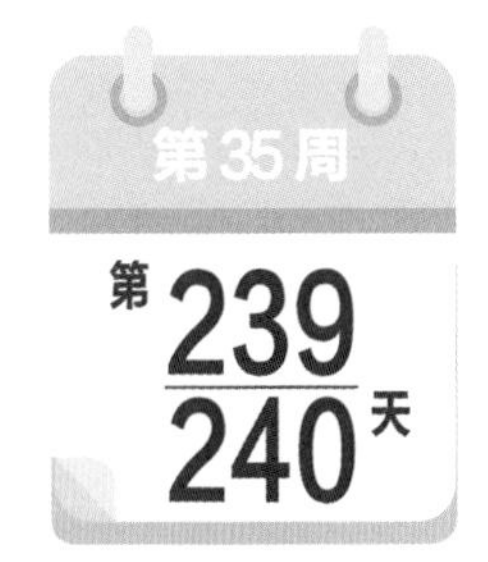

前置胎盘先别急

胎宝宝已经看起来很丰满了，圆乎乎的。

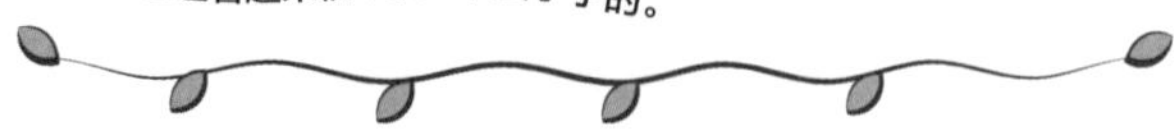

前置胎盘表现为胎盘附着在子宫部位过低，导致出血并阻挡了胎宝宝出生通道。

胎盘前置的症状

并不是所有的胎盘前置都有症状，小部分孕妈妈没有出血或其他任何不适，只是在怀孕后期医生产检时进行例行的超声波检查，才发现胎盘前置。

大部分胎盘前置的孕妈妈是在怀孕32周后出现阴道出血的症状，此种出血症状属于无痛性的阴道出血。因此，怀孕期间如有不明原因的阴道出血，应该就医检查确认原因。另外，已经诊断出前置胎盘的孕妈妈，更要留意身体的状况，如果有阴道出血、腹痛、阵痛等问题，要第一时间赶往医院。

胎盘前置怎么办

孕晚期一旦诊断前置胎盘，需要严密监测。前置胎盘是不能经阴道分娩的，必须采取剖宫产。

胎盘前置的预防

胎盘前置重在预防，平日生活和工作中孕妈妈要格外注意以下几方面。

坚持数胎动：每日留意胎动是否正常，如果觉得胎动明显减少时，需尽快就医检查。

不过度运动：过度运动可能引发前置胎盘出血或其他症状，太激烈的运动要避免。

避免搬重物：不宜搬重物或做让腹部过度用力的动作。

避免性行为：胎盘前置的孕妈妈在整个孕期均不宜有性行为。

出血立即就诊：有出血症状时，不管血量多少都要立即就诊。

挑选合适的产检医院：最好选择有救治条件的医院或医学中心产检，一旦发生早产、大出血等问题时可以立即处理。

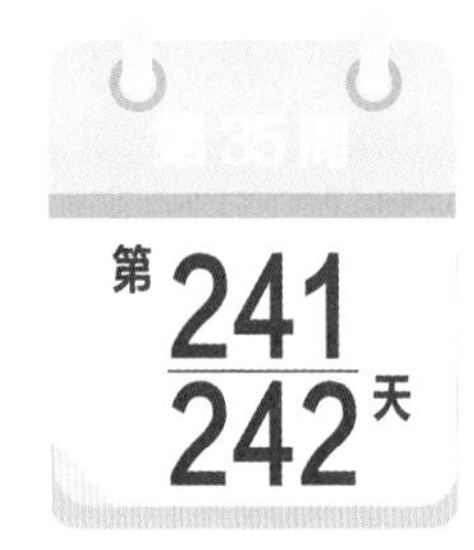

吃点粗粮，健康又不胖

粗粮富含膳食纤维，能有效改善肠胃功能，促进排便。而且粗粮含有丰富的维生素和矿物质，热量相对较低，既能保证营养摄入又能兼顾体重管理。

燕麦

燕麦有降低血清总胆固醇、低密度胆固醇、甘油三酯及β-脂蛋白的作用，并具有一定的升高血清高密度胆固醇的作用，降血脂效果非常明显。

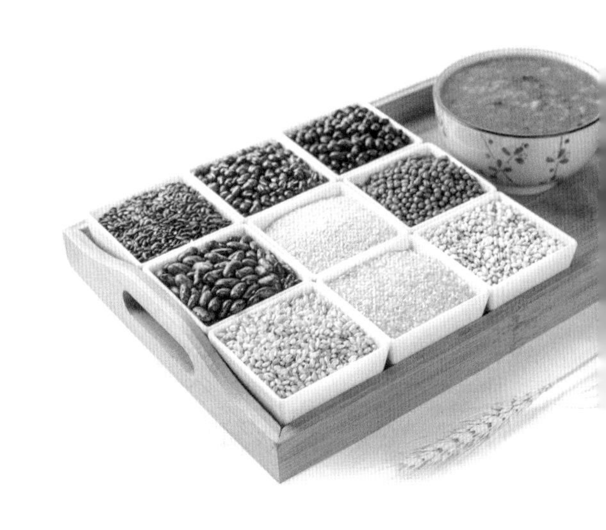

糙米

每 100 克糙米胚芽含有 3 克蛋白质、1.2 克脂肪、50 毫克维生素 A、1.8 克维生素 E 以及含锌、铁各 20 毫克，孕妈妈可以用加了糙米的二米饭代替大米饭，降低热量摄入。

红薯

红薯富含钙、铁等矿物质且所含的氨基酸、维生素 A、B 族维生素、维生素 C 都要远远高于精制细粮。红薯还含有类似雌激素的物质，能令皮肤白皙、娇嫩。

玉米

玉米含有丰富的不饱和脂肪酸、粗蛋白、胡萝卜素、矿物质等多种营养成分，不管是当作加餐主食还是和其他食材一起煲汤，都是不错的营养食材。

准爸爸要充分发挥“后勤部长”的作用，每日饮食粗细搭配，多做一些孕妈妈没吃过的新菜品，提升孕妈妈的胃口，同时减轻肠胃负担，缓解孕妈妈越来越严重的便秘困扰。

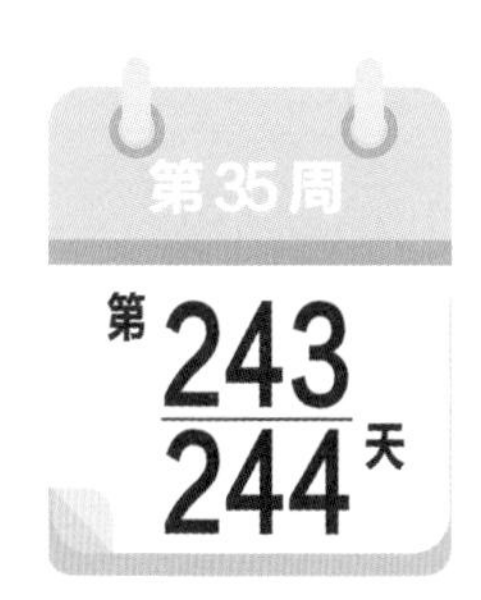

分娩医院如何选

小天使即将降临，孕妈妈是时候和准爸爸一起选择分娩医院了。医院的医疗水平、设施环境和距离家的远近都会影响分娩时的体验，建议综合考虑。

医院的实力和口碑

考察一家医院的实力和口碑最好的办法是提前到医院了解一下情况，再听听“过来人”怎么说。医生的临床经验、产房的环境最好都提前加以了解。

选择哪种分娩方式

对于孕期检查一切正常，想要自然生产的孕妈妈，在最后确定生产医院时一定要优先考虑剖宫产率低的医院，这可以从侧面证明该医院的自然分娩临床经验比较成熟。另外，想要采取无痛分娩的孕妈妈，也要提前到医院联系，确认是否可以提供无痛分娩。

离家的远近

医院如果太远会给家人照顾妈妈和宝宝带来很多困难。分娩时，车子是否能很方便地抵达医院也是要考虑的问题。在做选择之前，准爸爸可以开车从家到医院了解下路况，预估下路程所用的时间。

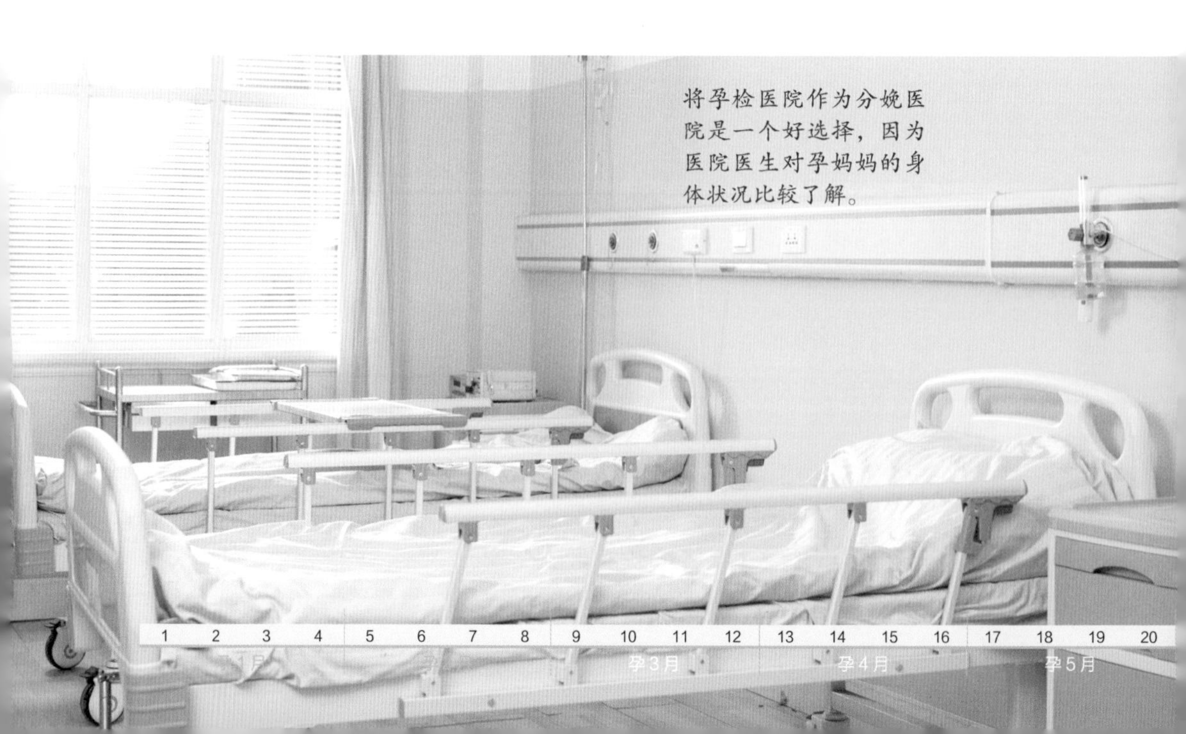

将孕检医院作为分娩医院是一个好选择，因为医院医生对孕妈妈的身体状况比较了解。

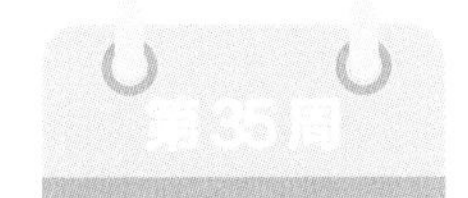

第245天

警惕过期妊娠

有的孕妈妈觉得胎宝宝多在母体内待一段时间，有利于胎宝宝的生长发育，所以对过期妊娠听之任之。其实，过期妊娠对胎宝宝和孕妈妈的健康都有危害，应提高警惕。

过期妊娠的影响

孕妈妈有 5%~12% 的概率会出现过期妊娠。过期妊娠是指妊娠达到或超过 42 周尚未临产，导致胎盘老化，胎宝宝无法从孕妈妈身体吸取营养，也无法顺利排出体内废物。

胎盘功能的最佳时期在孕 38 周左右，随后功能将逐渐减弱，超过孕 42 周从各方面都不适合胎宝宝继续生长，对孕妈妈和胎宝宝的健康都会造成伤害。

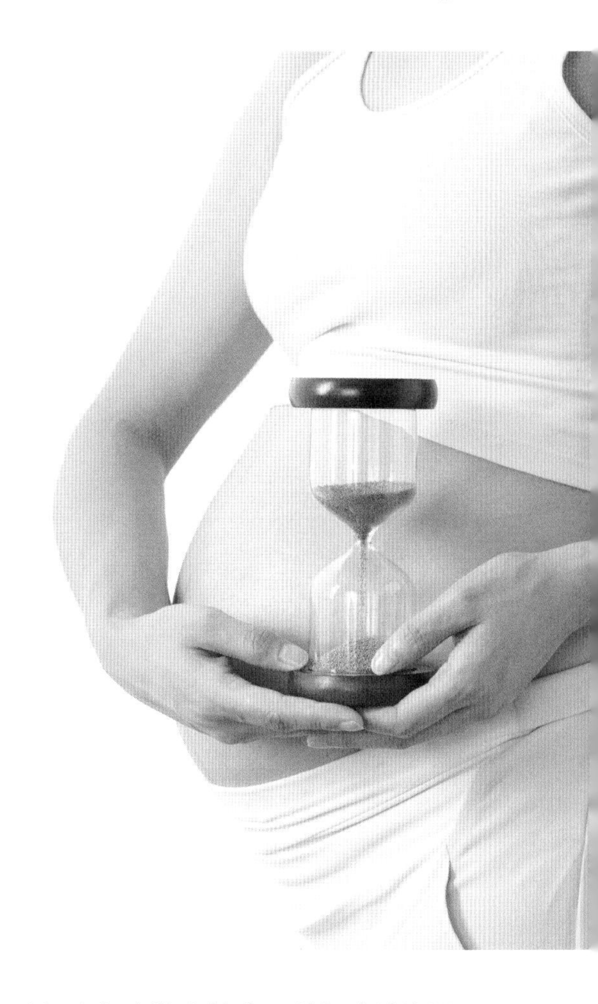

预防过期妊娠

建议孕妈妈从孕 39 周起，可以每天用湿热的软布或毛巾热敷乳房，并轻轻按摩，这样会刺激脑垂体分泌催产素，从而使得过期妊娠的发生率降低。注意两侧乳房应轮流热敷按摩，每侧 10~15 分钟，每天进行 3 次。

如果预产期超过一周还没有任何分娩征兆，孕妈妈应积极到医院检查。医生会根据胎宝宝的大小、羊水多少、测定胎盘成熟度等多项数据来诊断是否为过期妊娠。

第36周

第246 247天

分娩痛，没想象的那么可怕

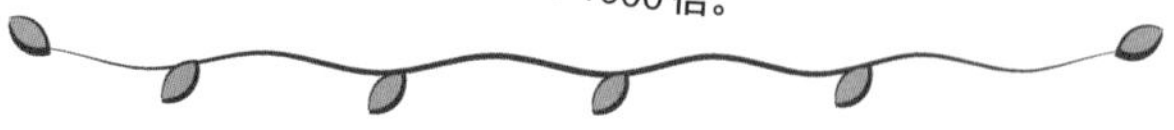

很多孕妈妈对分娩痛有恐惧情绪，越到临产前越紧张。其实，繁衍生息是人类的本能，比起见到小天使的幸福，再痛也值得。

疼痛是宝宝娩出的动力

分娩的疼痛主要来自于子宫的收缩，分娩的过程就是依靠子宫的收缩力把宝宝从子宫和产道中推出来的过程。

随着孕妈妈的疼痛，胎宝宝一点点向外移动。其实，胎宝宝从孕妈妈体内到娩出的路程大约有 10 厘米，但每一步前进都是靠着孕妈妈的疼痛来完成的。

疼痛受心理因素影响

分娩虽痛，但一部分疼痛感来自于心理作用，越害怕疼痛，越会放大疼痛，在身体感受上也就越疼。紧张、焦虑、恐惧等心理因素会引起体内一系列神经内分泌反应，使疼痛的感觉加剧。

疼痛对宝宝有益处

分娩过程中的子宫收缩，能使胎宝宝肺部获得锻炼，利于肺泡扩张，出生后发生呼吸系统疾病的概率降低。子宫的收缩和产道的挤压作用，使胎宝宝呼吸道内的羊水和黏液排挤出来，降低了新生儿窒息和新生儿肺炎的发生率。

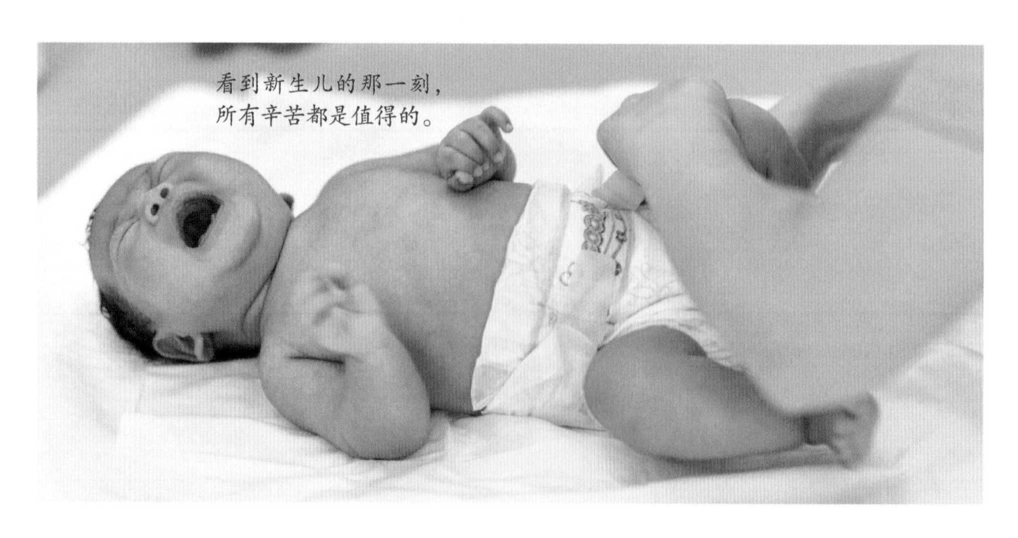

看到新生儿的那一刻，所有辛苦都是值得的。

维生素 B_1 让宝宝更强壮

第36周 第248天

孕晚期，孕妈妈不要只顾着补充蛋白质和矿物质，而忽略了维生素的摄入，尤其是对分娩有影响的维生素 B_1。

缺乏维生素 B_1 影响分娩

孕晚期需要充足的水溶性维生素，尤其是维生素 B_1。维生素 B_1 是人体内物质与能量代谢的关键物质，具有调节神经系统生理活动的作用，可以维持食欲和胃肠道的正常蠕动以及促进消化。

孕妈妈缺乏维生素 B_1，会出现食欲不佳、呕吐等症状，严重时会影响分娩时子宫收缩导致难产，并可导致胎宝宝出生体重低。推荐孕妈妈每日摄入量为 1.5 毫克，只要平时选择标准米面，定期吃些糙米就可以补充维生素 B_1。

维生素 K 预防产后出血

第36周 第249天

维生素 K 具有促进血液正常凝固、防治新生儿出血性疾病等作用，而孕妈妈的维生素 K 营养水平将直接影响胎宝宝出生后的维生素 K 的水平。

富含维生素 K 的食物

孕晚期，孕妈妈适当补充富含维生素 K 可预防产后大出血，同时也能预防宝宝出生后因维生素 K 缺乏引起的出血性疾病。

孕妈妈的维生素 K 来源有两种：一种是人体肠道细菌合成；一种是从食物中摄入。生活中常见的富含维生素 K 的食物有绿叶蔬菜，其次为奶制品和肉类。如果孕妈妈每天饮食中含有 300 克及以上的绿叶蔬菜，基本上能保证维生素 K 的需求。

当然，如果孕妈妈不放心，还可以适当增加饮食中绿叶蔬菜的比例，不仅可以补充维生素 K，对促进孕晚期肠胃蠕动，缓解便秘也有一定的好处。

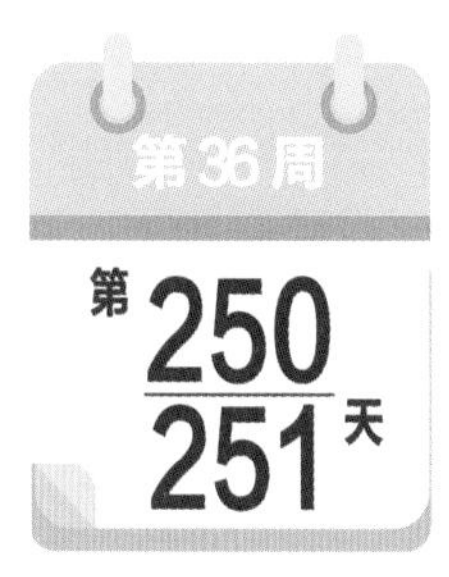

出现5种症状及时就医

孕育宝宝的过程既充满幸福和快乐又可能出现风险。孕妈妈要随时关注自身及胎宝宝的状况，出现风险时及时就医。

腹痛

孕妈妈偶尔感到轻微腹痛，可能是腹部肌肉被拉伸导致，这种情况无需担心。如果是突如其来的腹痛，并且是痉挛性的，要引起重视，立即就医。

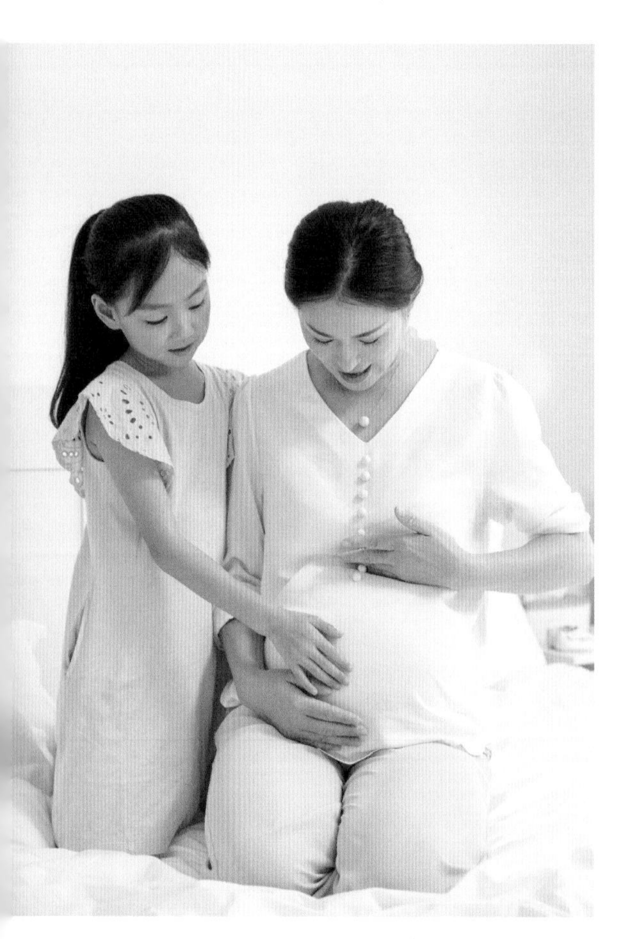

阴道出血

不规则的阴道出血且是较大量的阴道出血，孕妈妈要第一时间就医。

胎动突然减少或增多

当胎盘功能发生障碍，脐带绕颈，腹部受到不良刺激时，都可能引起胎动减少或突然变得剧烈，这都是不正常的，要及时到医院检查。

子宫增长缓慢

不同的孕周对应不同的宫底高度，一旦宫底达不到对应孕周应有的高度，就要警惕胎宝宝宫内生长受限的发生，如果子宫增长缓慢，应立即做相关检查。

子宫强烈收缩

孕中晚期如果出现子宫强烈收缩且伴有下坠感，肚子变硬，破水，见红等，是早产的征兆，要马上入院。

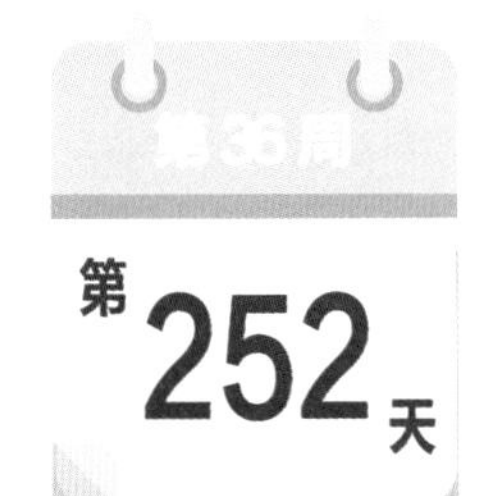

情绪胎教：把快乐传递给胎宝宝

科学研究证明，孕妈妈情绪的好坏，对胎宝宝发育有极大的影响。尤其到了临近分娩的时候，孕妈妈更要保持良好的情绪。

孕妈妈情绪不稳定会影响胎宝宝

情绪受人体内、外环境刺激的影响，这些影响以内分泌的形式传递给胎宝宝，如果孕妈妈受到惊吓、忧伤、烦躁、恐惧或其他严重的精神刺激等，会引起胎宝宝呼吸加速和身体移动。严重的可导致胎宝宝出生后比正常新生儿瘦小，并且往往身体功能失调，易躁动不安，易受惊吓。

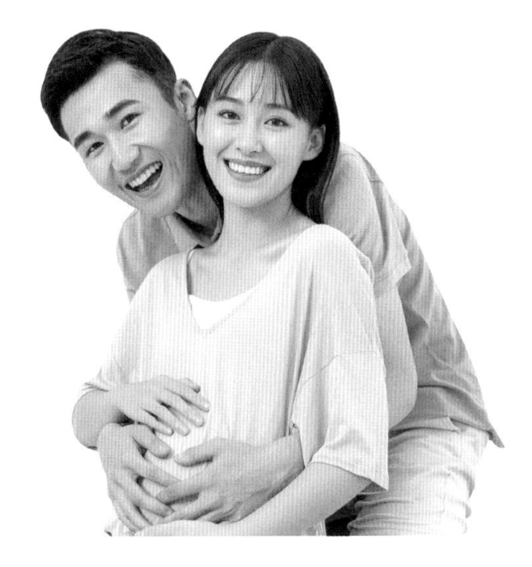

愉快情绪最关键

愉快的情绪可以使血液中氧气充足，孕妈妈和胎宝宝都处于放松、安静的状态，在这种环境下，胎宝宝就会更愿意接触外面这个世界，对一切充满好奇心与期待。

孕妈妈要将快乐、乐观、积极向上的情绪传递给宝宝，让他在愉快的氛围中降生。闲暇时，孕妈妈可以听听音乐，写写日记，将给宝宝准备好的衣物、用品和婴儿玩具收拾整理一番，相信初为人母的喜悦会打消一切不良情绪。

准爸爸参与情绪胎教很有必要，当孕妈妈情绪低落、感到焦虑无助的时候，正是准爸爸发挥作用的时候。准爸爸要时刻准备输出自己的正能量给孕妈妈和胎宝宝。

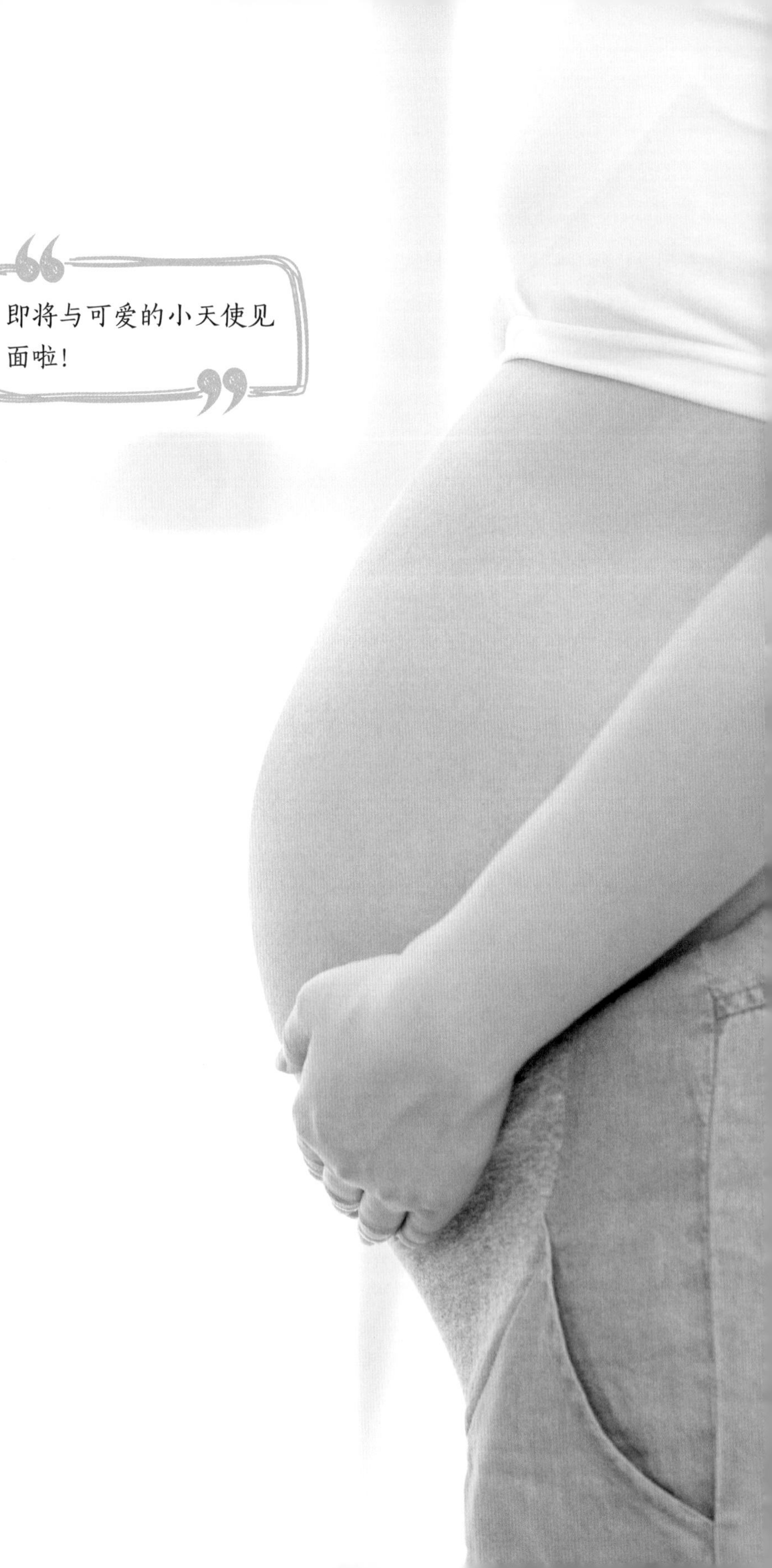

即将与可爱的小天使见
面啦！

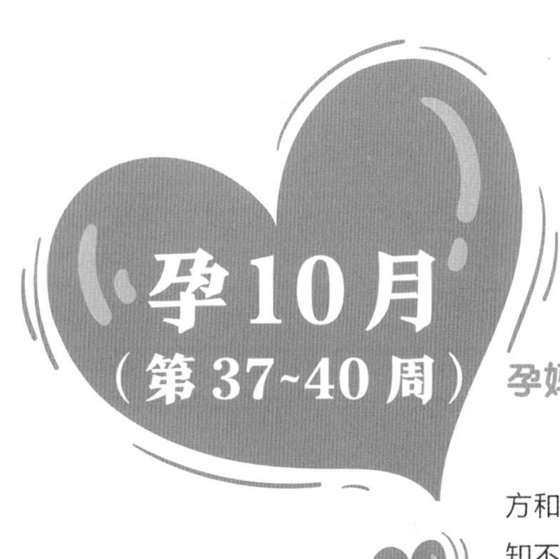

孕10月（第37~40周）

孕妈妈：即将分娩

胎宝宝位置继续下降，孕妈妈会感觉胸部下方和上腹围轻松起来，胸口憋闷感减轻，胃口不知不觉好了起来。临盆在即，孕妈妈心情紧张而激动。最后阶段，依旧要坚持“吃好睡好”，这样才能从容迎接宝宝的降临。

胎宝宝：像个新生儿

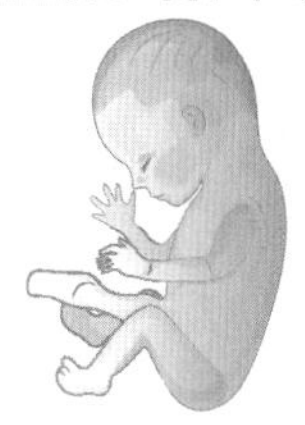

第37周

免疫系统仍在发育

本周胎宝宝已经足月，一些宝宝可能在本周就会与妈妈见面。但胎宝宝的免疫系统仍在持续发育，出生之后的母乳喂养可继续给他提供免疫力。

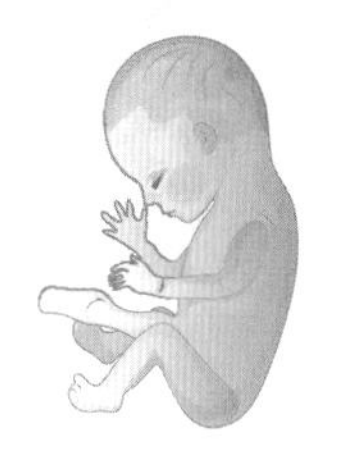

第38周

肠道内聚集胎便

胎宝宝越来越像个有模有样的小人儿了，各个器官在进一步发育成熟，肠道内开始聚集一种黑色的物质，这就是“胎便”，出生后将在宝宝第一次大便中排出。

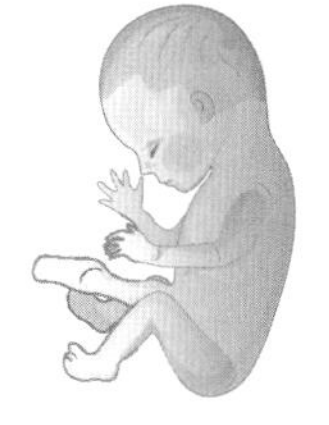

第39周

胎毛胎脂褪去

胎宝宝身上的大部分胎毛渐渐褪去，皮肤表面的大部分胎脂也已经褪去，只在皮肤褶皱处可能还存在少量胎脂。

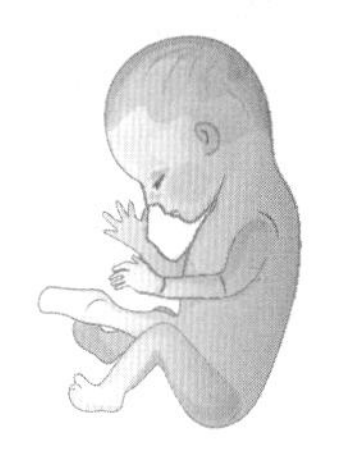

第40周

反射能力形成

宝宝天生自带“神奇”能力，不仅全身的器官发育完好，还具备很多反射能力，完全具备在妈妈体外生存的本领啦。

第37周

第253—254天

自然分娩好处多

胎宝宝体重已达3千克左右，头已经完全入盆。

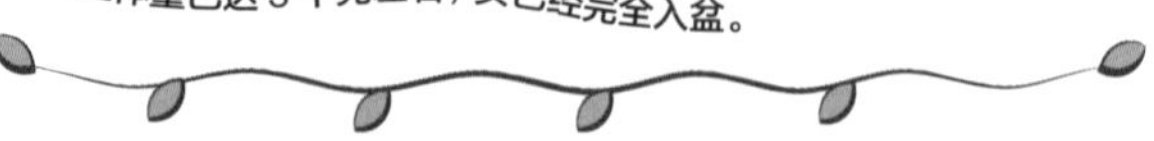

分娩是本月孕妈妈面临的大事，很多孕妈妈想到自然分娩会本能地联想到疼痛，其实自然分娩好处很多，孕妈妈有必要提前了解。

自然分娩对孕妈妈的好处

对很多孕妈妈来说，最担心的是自然分娩时产生的疼痛感。但有过生产经历的女性都知道，自然分娩的痛只是一时的，分娩过程结束后，伤口小，容易恢复，比剖宫产更安全，出血少。对十分注重身材的女性而言，自然分娩会比剖宫产更快、更好地恢复体形。

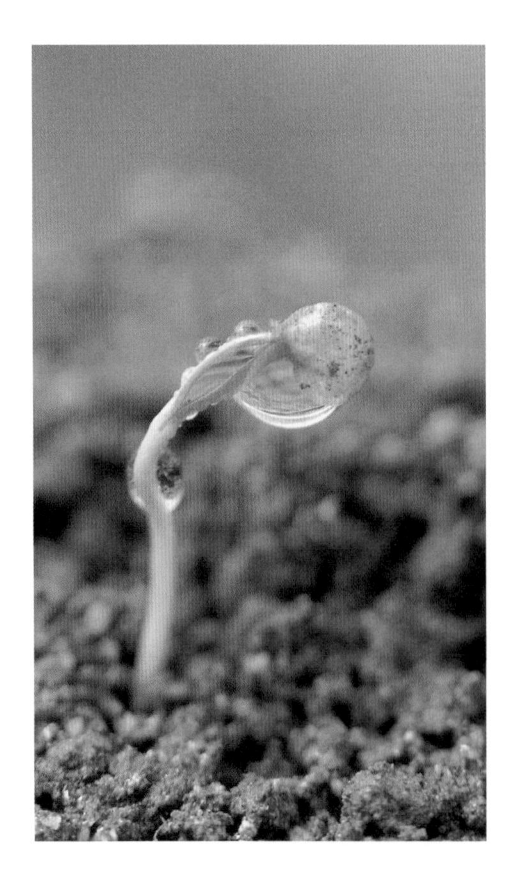

自然分娩对胎宝宝的好处

自然分娩与剖宫产不同的是，胎宝宝会通过阴道的挤压娩出。随着临产时子宫节律性收缩，胎宝宝胸廓接受有节律的压迫，肺受到挤压，使新生儿肺部容易扩张，建立自主呼吸。

胎宝宝经过产道时，经过挤压，有助于将宝宝呼吸道内的黏液挤出来，与剖宫产的宝宝相比，吸入性肺炎发生率低。

分娩时，胎宝宝受压，血液运行速度减慢，有利于血液充盈，兴奋呼吸中枢，建立正常的呼吸节律。另外，皮肤神经末梢得到刺激，其神经、感觉系统发育较好，整个身体协调功能的发展也会比较好。

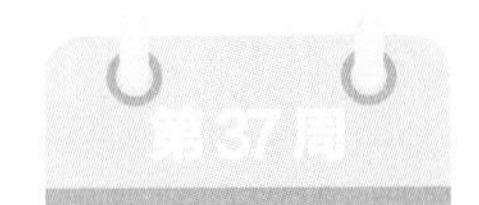

第37周 第255天

试试无痛分娩

既想自然分娩又怕痛的孕妈妈也可以试试无痛分娩，现在无痛分娩技术日趋成熟，既能保证孕妈妈、胎宝宝顺利“分开”，又能减少孕妈妈的痛苦。

无痛分娩的益处

无痛分娩也称为镇痛分娩，通过硬膜外麻醉减轻疼痛感，从而减少孕妈妈对分娩的恐惧；也可减轻疲倦，让孕妈妈在时间最长的第一产程得到休息，当宫口开全想用力时，积攒了足够的体力让接下来的产程更顺利。

第37周 第256天

无痛分娩的方法

更多地了解无痛分娩技术的原理和适用人群，可以帮助孕妈妈更好地做决定。

无痛分娩技术

在孕妈妈腰部的硬膜外腔里注入一些镇痛药和小剂量的麻醉药，并持续少量地释放，只阻断较粗的感觉神经，不阻断运动神经，从而影响感觉神经对痛觉的传递，最大限度地减轻疼痛。使用过程中，孕妈妈可根据情况自行按钮给药，基本上感觉不到疼痛，是镇痛效果最好的一种方法。对绝大多数孕妈妈也都是适宜的。

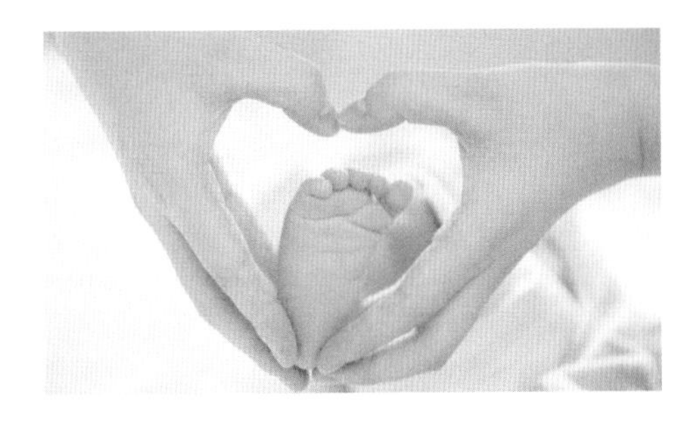

不适宜做无痛分娩的情况

如果有产前出血、低血压、腰部感染、患有脊柱畸形或神经系统疾病等，或胎宝宝发生宫内缺氧等症状，不适宜采用无痛分娩。

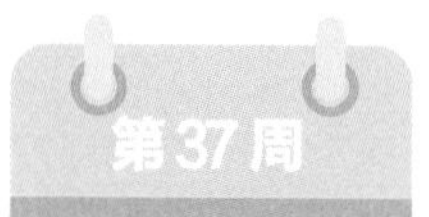

第257天

自然分娩怎样避免“会阴侧切”

会阴侧切是为了让宝宝尽快降生，以免宝宝出现心跳减弱、回旋不能顺利进行等情况，是避免宝宝出现危险的手段。

避免会阴侧切的小方法

控制日常饮食、控制体重、防止胎宝宝过大是避免会阴侧切的有效手段。从孕中期开始要控制摄入富含碳水化合物的食物，并增加蛋白质的摄取，有节奏地控制体重增加的幅度，避免胎宝宝长得过大。

平时多散步、爬楼梯，加强肌肉力量，使产程更顺利。

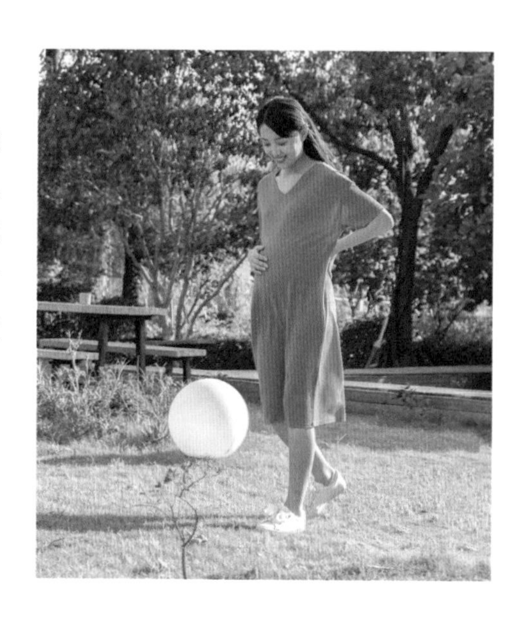

第258天

哪些情况要做会阴侧切

做会阴侧切在初产妈妈中比较常见，分娩时会阴较紧、会阴体长、组织硬韧或遇急产时会阴未能充分扩张的情况都需要做会阴侧切。

二胎妈妈曾做过会阴切开缝合，或修补后瘢痕大，影响会阴扩展。

需要用产钳助产，胎头吸引器助产或初产臀位经阴道分娩者。

早产、胎宝宝宫内发育迟缓或胎宝宝宫内窘迫需减轻胎头受压并尽快娩出者。

孕妈妈患心脏病或高血压等疾病需缩短第二产程者。

第259天

产前大事小情早准备

最后一个月，尽管之前做了诸多准备，可能还是手忙脚乱。临近分娩，建议孕妈妈罗列下分娩前所要做的事情有哪些，自查一遍，以免疏漏。

产前准备清单

如果是二胎妈妈，要安顿好大宝的照料问题。

如果是职场妈妈，及早跟工作单位告知预产期即将来临，把工作做好交接，与单位沟通产假事宜和细节。

到医院登记。

如果有可能，提前到即将分娩的产房看看，熟悉下环境。

在不同时间段开车到即将分娩的医院熟悉下路线，将堵车等情况考虑在内，预估家到医院的时间。

了解分娩所需费用，如果要做无痛分娩需要额外增加多少费用。

与医生商量分娩方式，综合考虑自然分娩和剖宫产分娩的优缺点。

准备好宝宝降生后的全套衣服，包括出院时要用到的小抱被、小帽子等。

准备合适的衣物，如果是比较寒凉或风很大的季节，要给宝宝准备能遮风挡雨的婴儿篮。如果用私家车，需要准备宝宝躺椅。

如果是自然分娩，要准备好分娩当天的饮食，分娩前准备一些高能量的小零食，如巧克力等。不管是自然分娩还是剖宫产都要准备好产后食谱，尤其是准备母乳喂养的妈妈，更要保证饮食营养。

临产前有很多琐碎的事项需要考虑，靠孕妈妈一个人难免手忙脚乱。建议准爸爸此时承担起“顶梁柱”的责任，提前演练“好爸爸”的角色。

第38周

第260～261天

分娩能量之源：碳水化合物

胎宝宝已经完全发育好了，他随时都可能会到来。

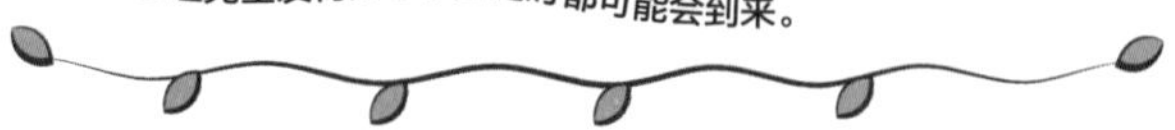

分娩需要大量体力，孕妈妈饮食中碳水化合物不能少。虽然蛋白质也能提供人体热量，但是肉类中蛋白质提供热量的速度远远不能达到分娩时的需求。

碳水化合物的作用

碳水化合物是人体维持正常生理活动的基础。一旦摄入不足，表现出热量缺乏，孕妈妈就会出现消瘦、低血糖、头晕、无力甚至休克，胎宝宝则生长发育缓慢。若摄入过量，可导致肥胖，血脂、血糖升高，产生巨大儿，甚至导致宝宝患 2 型糖尿病。

摄入碳水化合物的时候要注意，应以淀粉类的复合糖为主，避免摄入过多的单糖。孕后期如果过多摄入单糖，患妊娠糖尿病的风险会大大增加。食物中的淀粉主要来源于粮谷类和薯类食物，可以多吃一些红薯、土豆等。

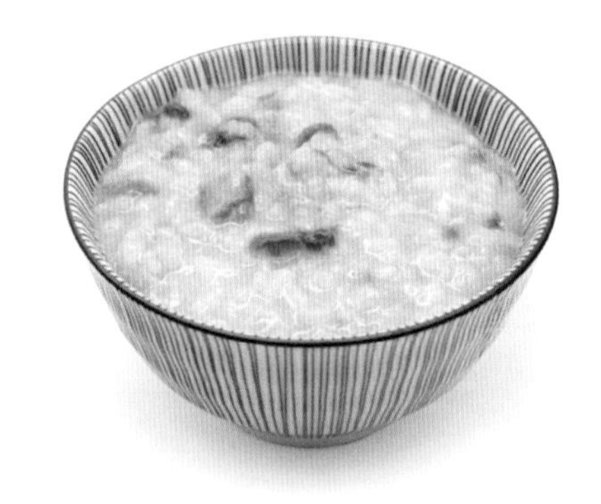

每天摄入 500 克碳水化合物

临产前，建议每天摄入 500 克左右的碳水化合物，三餐中要吃米饭、面条等主食，早餐吃不下米饭时可以用粥代替。为防止便秘，可以多吃粥、汤面等易消化的食物，还要注意粗细粮搭配。

准爸爸这样做

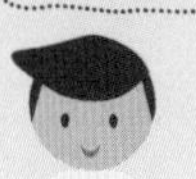

临近分娩，准爸爸要根据孕妈妈的口味做一些清淡易消化的饮食供分娩前后补充能量。另外，还要准备一些零食，比如巧克力、饼干、五谷豆浆、木瓜牛奶羹等，让顺产孕妈妈随时补充体力。

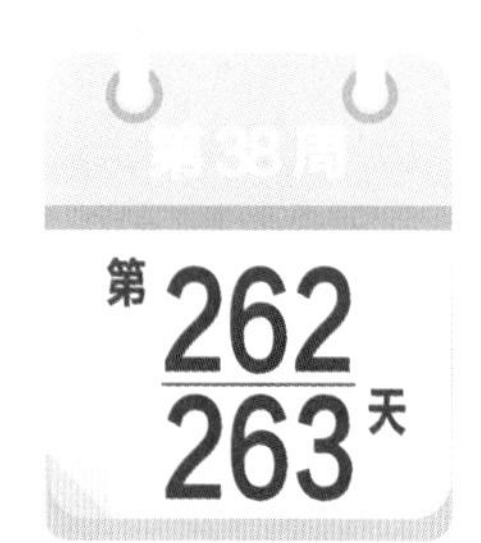

什么情况下采取剖宫产

很多孕妈妈在了解到自然分娩的好处后，很希望能采用自然分娩。但有些情况下，医生会建议孕妈妈采取剖宫产。

需要选择剖宫产的情况

胎宝宝窘迫：胎宝宝由于缺乏氧气而处于危险状态，倘若心跳少于120次/分钟，情况更危急。

胎宝宝过大：胎宝宝过大无法经由骨盆腔生产。

孕妈妈骨盆过小：有些孕妈妈骨盆过小，没有足够空间让胎宝宝经由骨盆腔生产。

不正常的胎位。

孕妈妈曾经接受过剖宫产。

子痫前期：有比较严重的高血压、蛋白尿、水肿症状的孕妈妈，胎宝宝将无法从胎盘获得足够的营养与氧气，也不能承受生产过程所带来的压力，需尽快采取剖宫产。

自然生产过程无法继续进展。

胎宝宝未发育成熟：通常胎宝宝小于36周，以及体重小于2.3千克，可能不能承受自然分娩的压力。

胎宝宝比实际月份小。

前置胎盘：若胎盘附着在子宫颈口部位过低，会导致出血以及阻挡胎宝宝的出生通道。

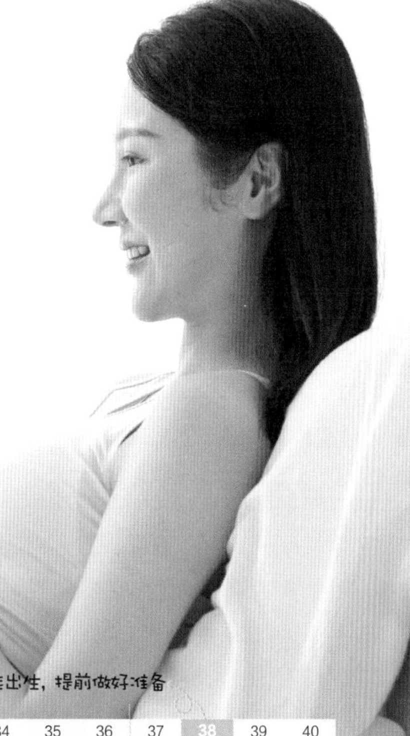

剖宫产也是一种非常成熟的分娩方式，孕妈妈不要怕。

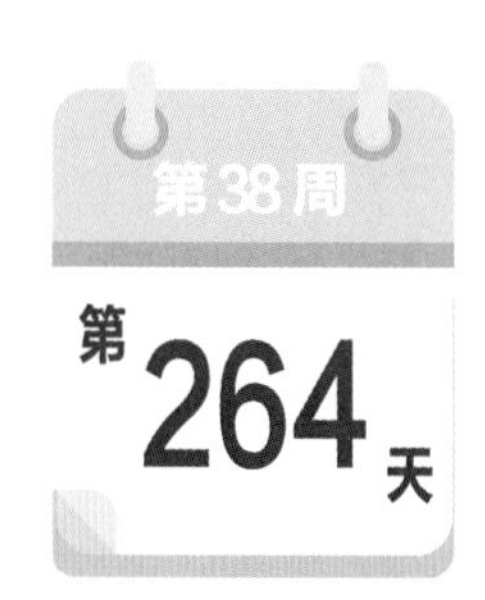

剖宫产对孕妈妈的影响

剖宫产是在特殊情况和特定条件下进行的分娩方式，对孕妈妈的身体会产生一定影响，提前加以了解，有助于综合评估不同分娩方式的利弊。

可能给孕妈妈带来的风险

剖宫产有多大可能性会带来风险，要请医生结合实际情况判断，孕妈妈无需过度担心，剖宫产手术也是非常成熟的分娩手段，绝大多数都能顺利完成。

但是剖宫产手术毕竟也是创伤性手术，还是有一定风险的，如创口感染问题。剖宫产手术后需要插入导尿管排尿，也会给刚刚分娩的新妈妈带来不适。为了避免手术后肠粘连，剖宫产后新妈妈需要忍痛活动，以促进排气。

此外，大宝出生选择了剖宫产，如果想要二宝，二宝出生时，大概率也需选择剖宫产。

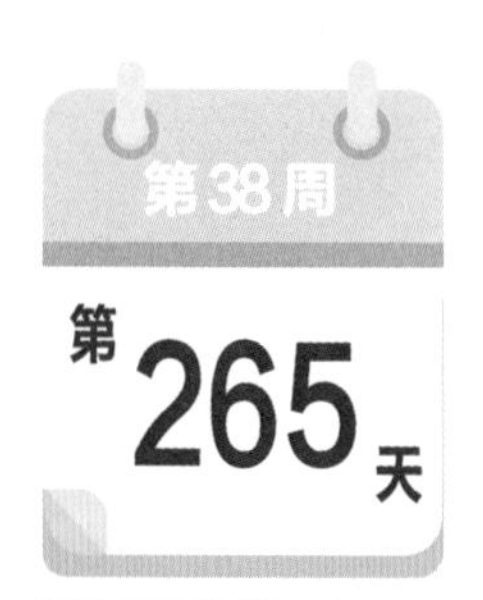

剖宫产对胎宝宝的影响

孕妈妈最关心的便是胎宝宝的健康，相比于自然分娩的宝宝，剖宫产对宝宝也会产生一些影响。但这些影响并非是不可逆的，所以如果医生建议采用剖宫产，还是要调整好心态，尽力配合。

可能给胎宝宝带来的风险

剖宫产是经腹部剖开子宫取出胎宝宝的过程。新生儿没有接受节律性子宫收缩，没有经过产道的挤压，肺部疾患的发生率比自然分娩要高。长大后比自然分娩的宝宝更容易出现运动不协调、精神不易集中、多动等感觉综合失调的问题。当然，绝大多数剖宫产宝宝都是健康的，即使有上述问题也会在养育过程中得到弥补。

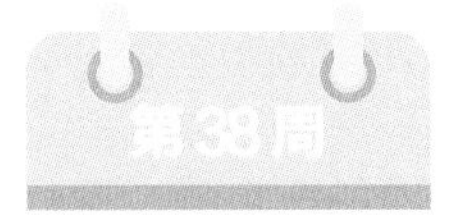

第266天

用对方法，给心情减压

第一次面对分娩的孕妈妈多少会感到压力巨大，担心面对剧烈的分娩疼痛，担心超过预产期而产生意外……焦虑、紧张是这个时期普遍的心理特征。

自我调适

积极倾诉：向准爸爸、家人、有经验的亲友和同事，以及医生倾诉，把自己的压力与担忧说出来，让心情找到出口，才会逐渐开朗。

相信自己：告诉自己，自己是一个勇敢的妈妈，无论什么困难都吓不退。

转移注意力：把时间精力多放在自己感兴趣的事情上，或者趁着天气好的时候多与家人一起出去走走。

亲情来减压

家人永远是孕妈妈艰难时刻的避风港，以准爸爸为首的全家人要行动起来，为孕妈妈实行减压计划，给予孕妈妈加倍的理解和支持。

共同学习如何照顾新生儿，有条件的情况下，准爸爸可以陪孕妈妈一起学习孕产知识，寻求专业人士的指导，减少孕妈妈面对照顾新生宝宝时的焦虑。

准爸爸可每天帮助孕妈妈洗浴，在临睡前给孕妈妈轻轻按摩，缓解孕期酸痛和水肿。可以在浴室内放一些轻音乐，烘托愉悦的氛围。

陪同检查

本月每周都要做一次产检，准爸爸若能陪同前往，将是对孕妈妈最好的鼓励与支持。

在孕妈妈入院前，准爸爸也提早安排好家中的事项，特别是有大宝的家庭，要安排好大宝的衣食住行，请家人代为照顾。并且要记得提前跟工作单位打好招呼，方便陪产的时候请假。

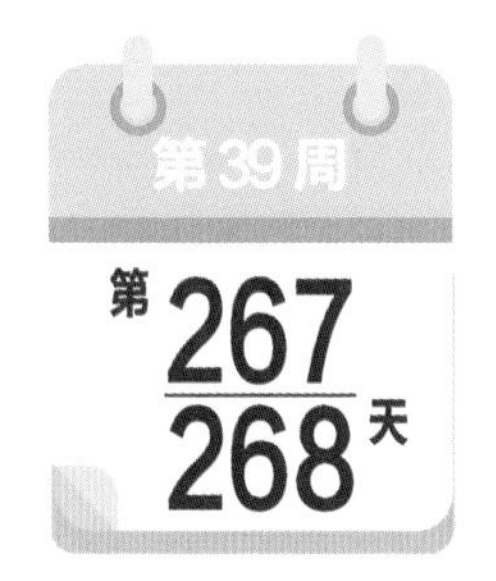

临产前的5个信号

胎宝宝已经完全准备好了。

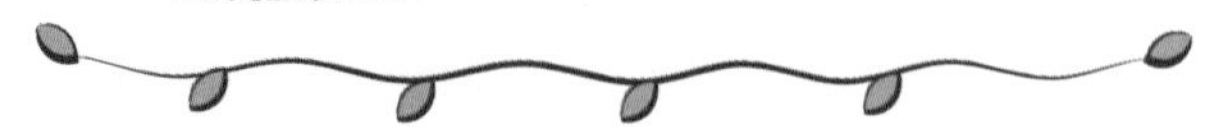

没有生产经验的孕妈妈，容易产生焦虑和担心。临产是孕期的最后时刻，也是非常关键的时刻，多了解一些临产的知识，对孕妈妈和胎宝宝都有帮助。

子宫底下降

临产前两周子宫底会下降，孕妈妈会觉得上腹突然轻松起来，呼吸也变得畅快，胃部受压的不适感减轻，饭量也会随之增加。

下腹部有压迫感

胎宝宝不断下降，胎头已经降到骨盆入口处，孕妈妈下腹部会产生坠胀感，甚至感觉膀胱受到压迫，腰酸腿痛的感觉加重。

规律宫缩

腹部开始有规律地发紧，并且这种感觉慢慢转为很有规律的下坠痛、腰部酸痛，每次持续30秒左右，间隔10分钟。之后，疼痛时间逐渐延长，间隔时间缩短。当规律性的疼痛达到每六七分钟1次，意味着将要临产了，孕妈妈就该着手准备去医院了。

破水

因为子宫强有力的收缩，子宫腔内的压力逐渐增加，宫口开大，胎宝宝头部下降，引起胎膜破裂，导致阴道流出淡黄色的羊水。这时离宝宝降生已经不远，要马上去医院待产。

见红

见红是指阴道排出血与子宫黏液栓的混合液，是分娩即将开始时比较可靠的征兆。如果出血量大，可能是胎盘早剥，需要立即到医院检查。

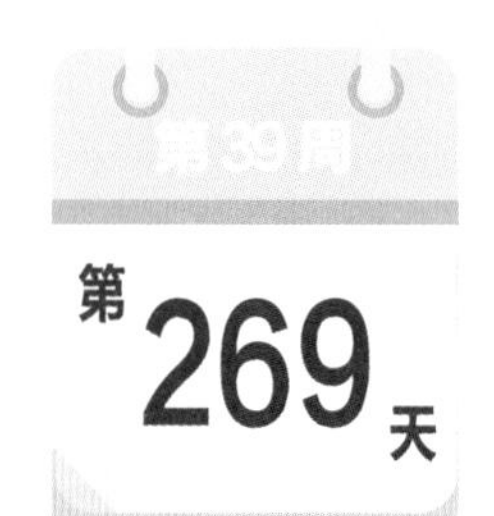

分辨真假临产

对于没有分娩经验的孕妈妈来说，真假临产的特征很容易混淆，如果将假临产当作真临产而急忙赶往医院，会给自己和家人造成紧张和麻烦。

假临产特征

假临产的特征是，孕妈妈经常自我感觉轻微腰酸，伴有不规则的腹坠感，特点是持续时间较短，往往少于半分钟，程度不重而且并不逐渐加强，不伴有子宫颈管长度的改变，也不伴有子宫口的扩张，这便是典型的“假临产”。

真临产特征

真临产表现为，宫缩有规律，每隔几分钟一次，而且宫缩逐渐增强。当行走或躺下来休息时宫缩不缓和，宫缩伴随见红，宫颈口逐渐扩张。

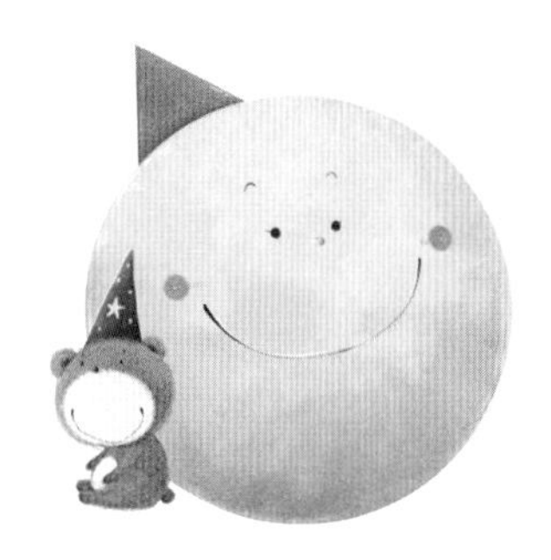

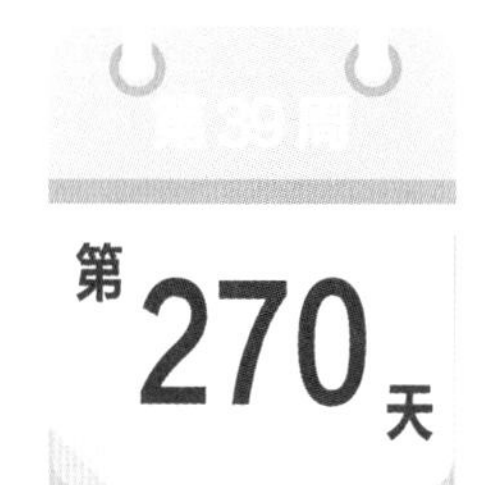

正确看待产前焦虑

产前焦虑是正常的。如果孕妈妈是第一次生宝宝，面对人生中最重要的事，产生紧张情绪是人之常情，但紧张情绪不宜发展成为焦虑。因为几乎每个适龄女性都会经历分娩，而且大多数分娩过程和结果都是顺利的。

孕妈妈应学会自我调节，尽量放松心态，听从医生的指导，充分了解孕产知识，相信自己一定会平安顺利生下宝宝的。如果孕妈妈情绪一直得不到放松，可以找“过来人”聊一聊，将自己的担心和忧虑说出来，看看已经身为人母的妈妈们当时是如何克服这些不良情绪的。

第271天

坚持口味清淡，少食多餐

对于即将临产的孕妈妈来说，要选用对分娩有利的食物和烹饪方法，这样才能保证营养的吸收利用，为关键时刻积蓄体力。

饮食宜温热、清淡

产前孕妈妈的饮食要保证温、热、淡，对于养胎和分娩促产都有调养作用。清淡的饮食更利于营养的吸收利用，不给肠胃增添负担。过于油腻的食物不利于消化，反而达不到提高营养吸收的目的。

增加进餐的次数

进入怀孕的最后一个月，孕妈妈最好坚持少食多餐的饮食原则。孕妈妈可以增加进餐的次数，越是接近临产，就越要多吃富含锌的食物，如瘦肉、猪肝、鱼类、鸡蛋等。分娩时，子宫收缩的能量由子宫肌肉细胞内的ATP提供，ATP酶直接催化ATP分解释放能量，而ATP酶的活性直接取决于产妇的血锌水平。

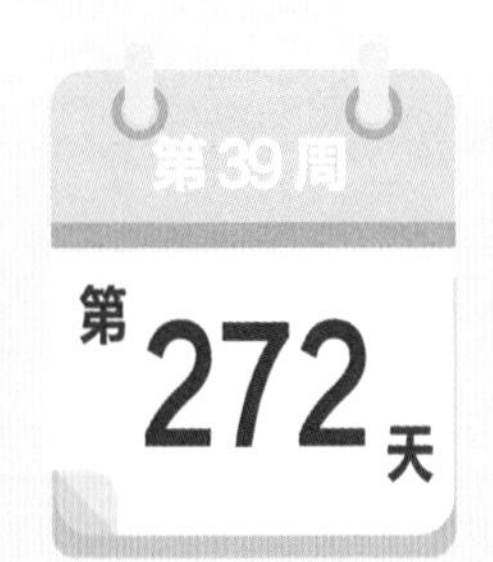

避免暴饮暴食

分娩产程时间长，消耗能量大，孕妈妈要提前做好营养准备。

分娩时的饮食

分娩时需要消耗很多能量，有些孕妈妈就暴饮暴食，过量补充营养，为分娩做体能准备。其实不加节制地摄取高营养、高热量的食物，会加重肠胃的负担，造成腹胀。少而精是此时的饮食原则，可以吃鸡蛋、牛奶、瘦肉、鱼虾和豆制品等，防止胃肠道充盈过度或胀气，以便顺利分娩。

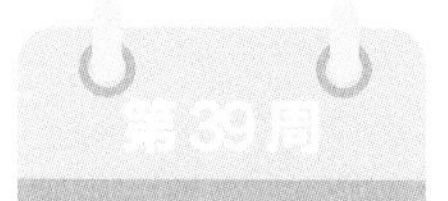

第273天

为母乳喂养做准备

母亲的乳汁是宝宝的最佳食物，所以孕妈妈最好选择母乳喂养宝宝，那么从孕晚期就要开始做母乳喂养的准备了。

完美的营养库

妈妈的乳汁经常被称为“自然的完美食物”，它含有新生儿维持正常生理活动以及完成发育成长所需的全部营养。而且，母乳中含有的免疫球蛋白可以帮助新生儿增强免疫力，降低疾病的发生率，是宝宝健康的保护伞。这一切都是人工喂养无法做到的。

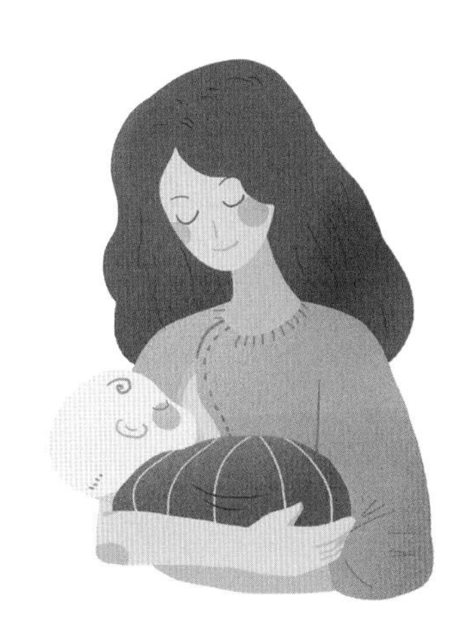

增加优质蛋白质的摄入

在营养均衡的基础上，孕妈妈可以适当多吃富含蛋白质、维生素及矿物质的食物，为产后泌乳做好营养准备。

孕晚期更要注意乳房的保养

经常按摩乳房，疏通乳腺管，按摩乳头增加乳头柔韧性。若孕妈妈有扁平乳头、乳头凹陷等问题，应在医生指导下进行纠正。

想象哺乳的幸福感

新妈妈刚开始哺乳时会有很多不适，如乳房胀痛，宝宝用力吸吮乳头可能导致乳头皲裂产生疼痛等，这些不适会给新妈妈的情绪造成影响。新妈妈也要认识到，这是哺乳必经的过程，想想把软软的香香的宝宝抱在怀里，他以后将会完全信任你、依赖你，甜甜地喊你一声“妈妈”，这一切的不适、疼痛都值得了。

准爸爸可以提前学做一些促进乳汁分泌的营养菜肴，比如鲫鱼汤、花生猪蹄汤、明虾炖豆腐等。另外，要鼓励妻子树立起成功进行母乳喂养的自信。

孕妈妈期待又略带紧张的心情，可以跟准爸爸倾诉一下

第40周

第274 275天

临产前的准备工作

胎宝宝出生时体重3.4~4千克，具备七十多种反射能力。

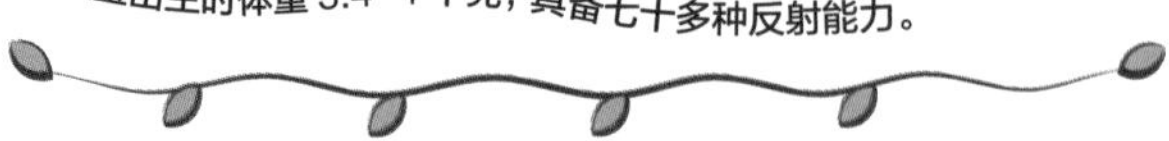

到了本周，孕妈妈随时可能入院待产，要和准爸爸一起提前做好准备，以免到时手忙脚乱。

再检查一遍待产包

待产包几乎囊括了妈妈和宝宝住院期间所需的所有物品，任何一样物品的遗漏都可能带来不便，所以在入院前要重新检查一遍物品是否齐全。

每天洗澡

建议每天洗澡，保持身体的清洁，特别要注意保持外阴部的清洁。头发也要整理好。有的孕妈妈为了坐月子时方便，会提前剪短头发，此时就将头发剪短最合适不过。

吃好睡好

充分摄取营养，充分睡眠、休息，以积蓄体力。如果分娩前没有充分的营养摄入和睡眠保障，会为分娩增加困难。

不要走远了

到了本周，孕妈妈不知道什么时候就会开始宫缩，因此要避免在户外走得太远，而且不管去哪儿最好有家人陪同。

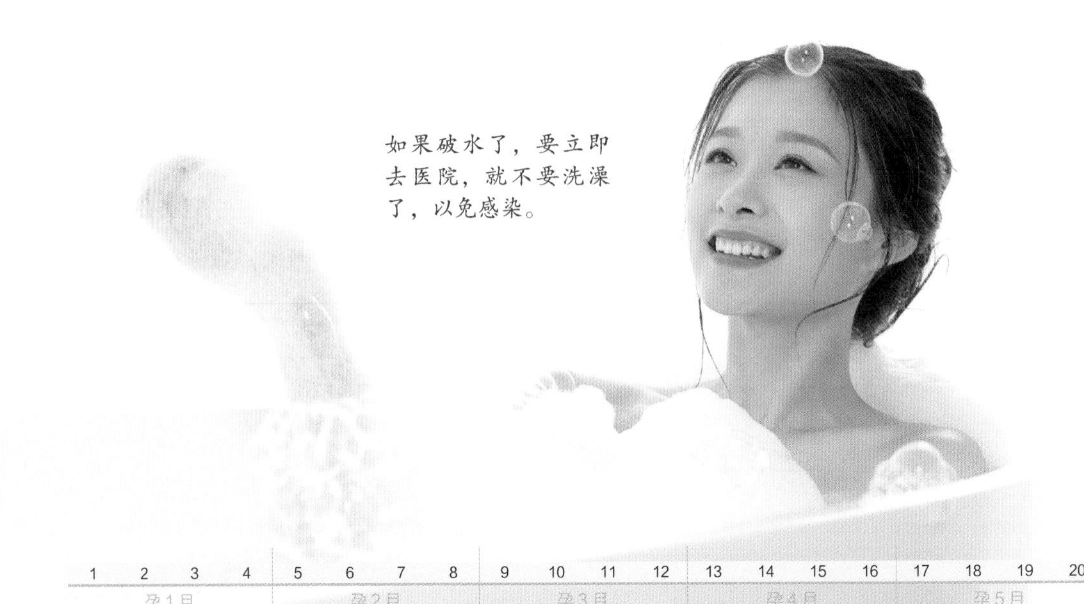

如果破水了，要立即去医院，就不要洗澡了，以免感染。

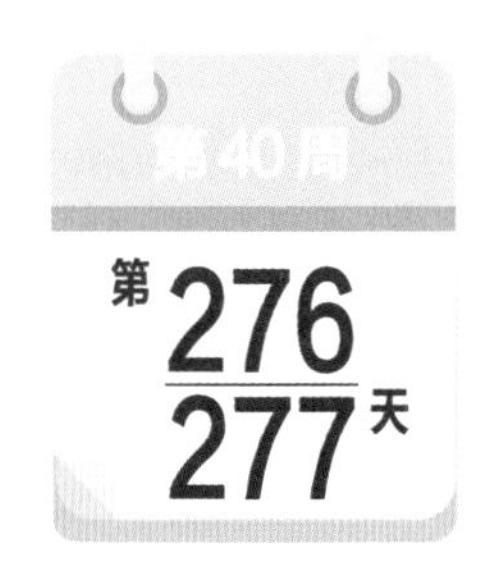

分娩当天怎么吃

不管是分娩还是宝宝出生后的照料都需要体力，这就要求孕妈妈保证营养的摄入，尤其是准备母乳喂养的孕妈妈，在关键时刻一定要保证自己“吃得好、吃得饱”。

待产期间吃点东西

分娩过程一般要经历12~16小时，体力消耗大，所以必须补充能量。这个时候的饮食要富有营养、易消化、清淡，比如牛奶、面条、馄饨、鸡汤等。巧克力是公认的“助产大力士”，孕妈妈可以提前准备几块带进产房，以便随时补充体力。此时，家人也要积极准备食材，做营养又好吸收的饭菜给分娩后的妈妈吃，并且尽量做得色香味俱全，帮助她提高食欲。

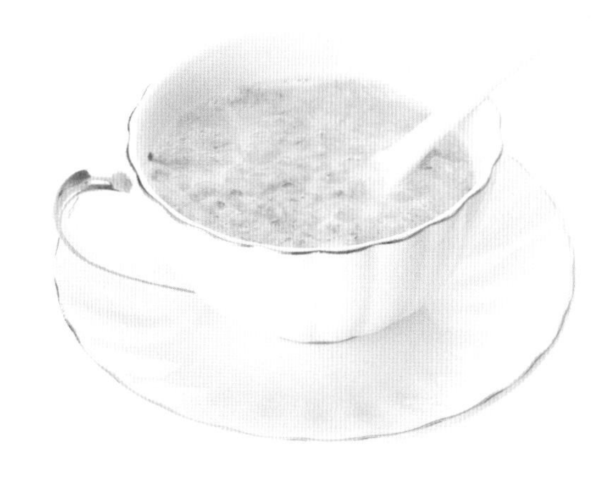

第一产程吃半流质食物

虽然为了保证体力，提倡孕妈妈吃东西，但此时太油腻、不易消化、刺激性的食物是不建议吃的，以免加重肠胃负担，产生不适，影响分娩的进程。第一产程时间比较长，为了确保有足够的精力完成第二产程，孕妈妈只要有胃口就应该多吃一些，但食物应以半流质或软烂易消化的为主，比如粥、面条、芝麻糊等。

第二产程吃流质食物

进入第二产程，子宫收缩频繁、疼痛加剧、体力消耗增加，此时应尽量在宫缩间歇摄入一些果汁、红糖水、清淡可口的汤等流质食物，以便随时补充体力。

剖宫产前禁止吃东西

手术前一天，晚餐要清淡，晚餐后就不要吃东西了。手术前6~8小时不要喝水，以免麻醉后呕吐，引起误吸。

第278
279天

分娩时需要怎么做

对于没有经验的孕妈妈来说，分娩时如何呼吸，如何用力，如何配合医生都需要提前了解。只有这样，才能让分娩的过程更顺利。

第一产程怎么做

第一产程宫口未开全，此时不宜用力，否则可能使宫口肿胀、发紧、不易张开。孕妈妈要做的是放松心情，不过度紧张，呼吸以深、慢、均匀的腹式呼吸为主。当宫缩间隙到来，要及时休息、节省体力。如果胎膜未破，可以下床活动，以促进宫缩，有利于胎头下降。并趁机补充水分，尽量吃些高热量的半流质食物，勤排小便，每 2~4 小时主动排尿 1 次。

第二产程怎么做

第二产程时间短，但需要很多体力。宫口开全后，孕妈妈要注意随着宫缩用力。当宫缩时，两手紧握产床旁把手，先吸一口气憋住，接着向下用力。宫缩间隙要休息、放松，喝点水，准备下次用力。当胎头即将娩出时，要配合接生人员的指挥用力，避免造成会阴严重裂伤。

第三产程怎么做

保持情绪平稳，分娩结束后 2 小时内应卧床休息，可吃些半流质食物补充消耗的能量。如果感觉肛门坠胀，有排大便之感，要及时告诉医生，有可能是软产道血肿。如有其他不适，比如头晕、眼花或胸闷等，也要及时告诉医生以便及时处理。

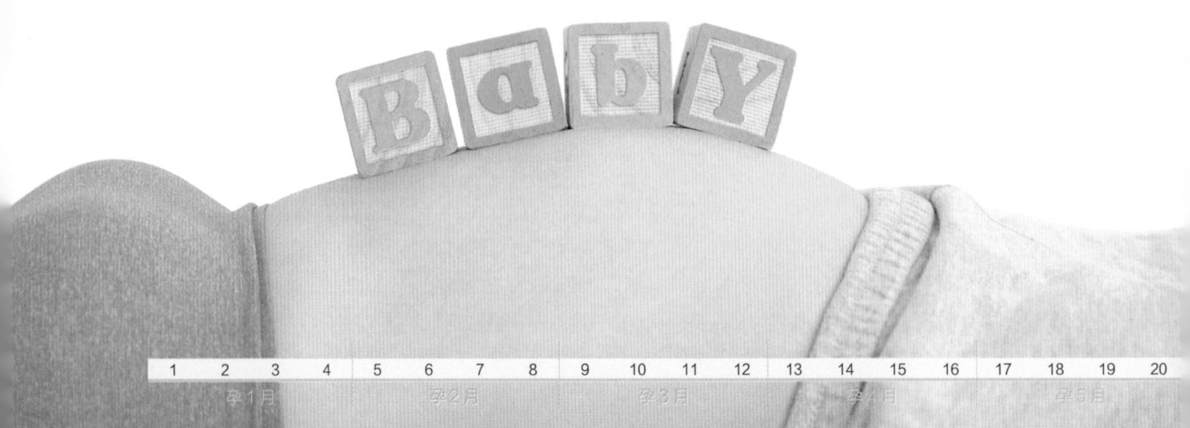

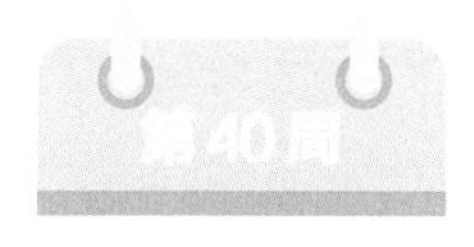

爱的胎教：你是我的阳光

最后一个月的胎教，是胎宝宝在孕妈妈肚子里度过的最后的美妙时光，准爸爸和孕妈妈要抓住这珍贵的时刻，一起享受胎教的甜蜜与幸福。

双语胎教

你是我的阳光

你是我的阳光，我唯一的阳光

当天空是灰暗的时候，你让我内心充满阳光

亲爱的，你从不知道，我是多么地爱你

请不要，把我的阳光带走

你是我的阳光，我唯一的阳光

当天空是灰暗的时候，你让我内心充满阳光

亲爱的，你从不知道，我是多么地爱你

请不要，把我的阳光带走

You are my sunshine

You are my sunshine,

My only sunshine

You make me happy

When skies are gray

You never know, dear,

How much I love you

Please don't take my sunshine away

You are my sunshine,

My only sunshine

You make me happy

When skies are gray

You never know, dear,

How much I love you

Please don't take

My sunshine away

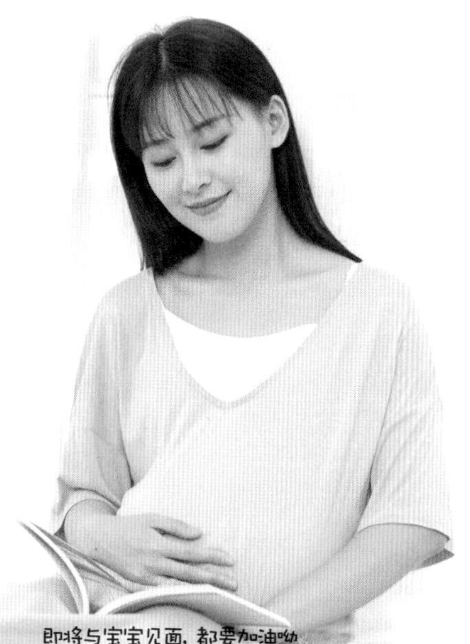

图书在版编目（CIP）数据

北京妇产医院专家王琪：怀孕一天一读 / 王琪主编 - 北京：中国轻工业出版社，2021.1

ISBN 978-7-5184-3232-5

Ⅰ.①北… Ⅱ.①王… Ⅲ.①妊娠期－妇幼保健－基本知识 Ⅳ.① R715.3

中国版本图书馆 CIP 数据核字 (2020) 第 199095 号

责任编辑：高惠京　　责任终审：李建华　　整体设计：奥视读乐
责任校对：晋　洁　　责任监印：张京华

出版发行：中国轻工业出版社（北京东长安街 6 号，邮编：100740）
印　　刷：北京博海升彩色印刷有限公司
经　　销：各地新华书店
版　　次：2021 年 1 月第 1 版第 1 次印刷
开　　本：710×1000　　1/16　　印张：12
字　　数：200 千字
书　　号：ISBN 978-7-5184-3232-5　定价：49.80 元
邮购电话：010-65241695
发行电话：010-85119835　传真：85113293
网　　址：http://www.chlip.com.cn
Email：club@chlip.com.cn
如发现图书残缺请与我社邮购联系调换
200406S3X101ZBW